DIE KLINIK DER ARTERIELLEN THROMBOSEN IM BECKENBEREICH

PATHOGENESE, UNTERSUCHUNGSMETHODEN DIAGNOSTIK UND THERAPIE

VON

DR. MED. ERNST-AUGUST SCHRADER

EHEM. WISSENSCHAFTL. ASSISTENT AN DER II. MEDIZIN. UNIV.-KLINIK
UND POLIKLINIK HAMBURG-EPPENDORF

MIT 51 ABBILDUNGEN

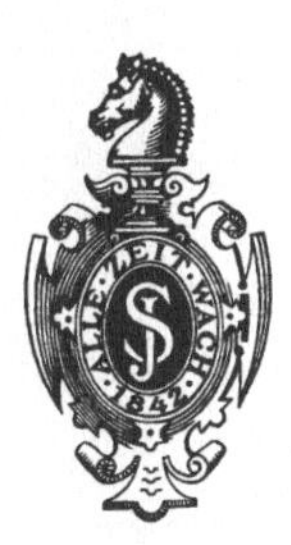

SPRINGER-VERLAG
BERLIN · GÖTTINGEN · HEIDELBERG
1955

ISBN-13: 978-3-642-49011-8   e-ISBN-13: 978-3-642-92656-3
DOI: 10.1007/978-3-642-92656-3

BRÜHLSCHE UNIVERSITÄTSDRUCKEREI GIESSEN

Geleitwort.

Die Thrombose der großen Gefäße der Extremitäten ist ein Gebiet, das der Internist noch wenig kennt, da er es, wie Herr SCHRADER in seinem Vorwort sagt, z. T. als in den Bereich des Chirurgen gehörig betrachtet, z. T. aber deswegen, weil man es erst durch die seit einigen Jahren in die Klinik eingeführten Darstellungsmethoden der Aorta und der großen Gefäße kennengelernt hat. Die Bilder, die uns insbesondere die Aorthographie vermittelte, haben wohl jeden älteren Internisten in Erstaunen versetzt, da man derartig ausgedehnte und hochsitzende Thrombosen früher nicht kannte. Herr Schrader hat sich mit diesem Grenzgebiet seit einer Reihe von Jahren sehr eingehend beschäftigt und sich vor allen Dingen um eine klinische Diagnostik bemüht. Er konnte eine ganze Reihe von Symptomen herausarbeiten, die früher der Aufmerksamkeit entgangen waren, heute jedoch auch ohne Aortographie eine Diagnose ermöglichen. Bei systematischen Untersuchungen stellte sich weiter heraus, daß Häufigkeit und Umfang der Erkrankung beträchtlich sind, und daß sie keineswegs zu den Raritäten gehört. So habe ich die Absicht von Herrn SCHRADER, einmal die Klinik der Thrombose im Beckenbereich zusammenfassend darzustellen, sehr begrüßt und glaube, daß das hier von ihm vorgelegte Werk einem wirklichen Bedürfnis entspricht, da es ein in den letzten Jahren erst entdecktes Neuland der inneren Medizin betrifft.

Hamburg, Mai 1955   A. JORES

Vorwort.

Die Thrombosen der Hirn- und Herzarterien zählen zu den Erkrankungen, die man ohne weiteres dem Ressort des Internisten zurechnet, da ihre Folgezustände bis heute — von wenigen Versuchen abgesehen — durch chirurgische Eingriffe nicht gebessert oder beseitigt werden können. Demgegenüber stellen die Thrombosen der Becken- und Extremitäten-Arterien Erkrankungen dar, denen vorwiegend von chirurgischer Seite Interesse entgegengebracht wird, da die Endzustände dieser arteriellen Thrombosen sehr häufig nur chirurgischen Eingriffen zugängig sind. So spielen die Beckenarterien-Thrombosen bis heute noch für eine Medizinische Klinik die Rolle eines Grenzgebietes. Ich bin deshalb meinem hochverehrten Lehrer und Chef, Herrn Prof. Dr. A. JORES, zu ganz besonderem Dank verpflichtet, daß er es mir gestattete, dieses „Grenzgebiet" an seiner Klinik zu bearbeiten und auszubauen. Seine Großzügigkeit und seine vorurteilsfreie Betrachtungsweise wissenschaftlichen Problemstellungen gegenüber ermöglichten es mir, mich den Untersuchungen zu widmen, deren Ergebnis in diesem Buch zusammengefaßt ist. Seine Führung und sein Interesse förderten die vorliegende Darstellung in maßgeblicher Weise.

Die ersten Anregungen, mich mit dem Gebiet der peripheren Durchblutungsstörungen zu beschäftigen, erhielt ich während meiner Assistentenzeit an der Neurolog. Univ. Klinik und Poliklinik Hamburg-Eppendorf durch Herrn Prof. Dr. H. PETTE und durch den Leiter der Neurochirurg. Abteilung, Herrn Oberarzt Doz. Dr. R. KAUTZKY, denen ich dafür an dieser Stelle meinen herzlichen Dank aussprechen möchte. Herr Doz. Dr. R. KAUTZKY überließ mir in großzügiger Weise die Daten der von ihm operierten Patienten und gestattete mir, die Aortogramme, die ich bei den Patienten vor bzw. nach der Operation auf der Röntgen-Abteilung der Neurolog. Univ. Klinik Hamburg-Eppendorf anfertigte, für diese Arbeit zu verwenden. Ich fühle mich deshalb ihm gegenüber zu größtem Dank verpflichtet.

Herr Prof. R. LERICHE, Paris, gab mir die Möglichkeit, mich an seinem Institut mit der Technik der Aortographie sowie mit den neueren wiederherstellenden Gefäß-Operationen vertraut zu machen. Ihm wie seinem Oberarzt Herrn Dr. J. KUNLIN möchte ich an dieser Stelle nochmals meinen herzlichen Dank sagen.

Gemeinsam mit Herrn Doz. Dr. E. GADERMANN (Leiter der Röntgen-Abteilung der II. Medizin. Univ. Klinik u. Poliklinik Hamburg-Eppendorf) wurde die translumbale Aortographie in unserer Klinik eingeführt. Ein Großteil der in diesem Buch abgebildeten Aortogramme entstand in unmittelbarer Zusammenarbeit mit ihm. Für die großzügige Überlassung der Filme möchte ich ihm auch an dieser Stelle meinen herzlichen Dank aussprechen.

Dem Oberarzt unserer Klinik, Herrn Doz. Dr. H. Goldeck, verdanke ich zahlreiche, für die Entstehung dieser Arbeit ausschlaggebende Anregungen.

Für die Überlassung der Ergebnisse physiologisch-chemischer Untersuchungen, die im Rahmen gemeinsamer Fragestellungen durchgeführt wurden, danke ich Herrn Dr. K. D. Voigt auch an dieser Stelle.

Die photographischen Reproduktionen der Arterio- und Aortogramme führte Herr Knabe an der Photograph. Abteilung unserer Klinik durch. Ich bin ihm für sein Interesse und seine Mühe zu Dank verpflichtet.

Meiner Frau und meinem Freunde, Herrn Dr. med. W. Heinemann, danke ich für ihre verständnisvolle Mithilfe bei der Abfassung und Korrektur des Manuskriptes.

Das Buch ist dem Gedächtnis meiner Mutter gewidmet.

Hamburg, 9. Mai 1954.   Dr. E. A. Schrader
Luruper-Hauptstr. 225   Facharzt f. innere Krankheiten

Inhaltsverzeichnis.

Einleitung.

Unsere Kenntnisse auf dem Gebiet der Gefäßerkrankungen sind in den letzten 10—15 Jahren in einem Umfang bereichert worden, der als echter Fortschritt aufgefaßt werden kann. Mit der Ausweitung dieses alle medizinischen Disziplinen interessierenden Faches ist es für den einzelnen schwieriger geworden, sich einen Gesamt-Überblick zu bewahren. Zwar vermitteln Darstellungen wie M. RATSCHOWs Monographie „Die peripheren Durchblutungsstörungen" einen ausgezeichneten Querschnitt durch das große Gebiet der funktionellen *und* organischen Durchblutungsstörungen, doch muß man aus dem Erscheinen weiterer Einzeldarstellungen über die Pathologie und die Klinik *spezieller* arterieller Gefäßprovinzen den Schluß ziehen, daß offenbar ein Bedürfnis nach detaillierter Beschreibung der jeder Gefäßprovinz eigenen Charakteristika vorliegt. Wir denken an die Monographien von SUNDER-PLASSMANN, BLOCK, BUMM u. a. über die peripheren arteriellen Durchblutungsstörungen, an das Buch von HOCHREIN über den Herzinfarkt und an die Monographie LLAVEROS' über die cerebralen arteriellen Durchblutungsstörungen. RATSCHOW selbst hat zum Ausdruck gebracht, daß er bei Berücksichtigung aller neueren Untersuchungsmethoden und neueren Erkenntnisse, die nicht unmittelbar auf die *peripheren* Durchblutungsstörungen zu beziehen wären, sein Buch in einer Weise ausweiten würde, daß seine primäre Struktur zur Auflösung kommen und einem Nachschlagewerk ähnlich werden könnte. Dadurch mußten — wie auch in der eindrucksvollen Monographie von PÄSSLER — die Stenosen und Thrombosen der Beckenarterien in ihrer Darstellung auf das Nötigste beschränkt werden. Gemessen an ihrer Häufigkeit — ihr Vorkommen kann mit der Zahl der obliterierenden Coronarsklerosen verglichen werden — und gemessen an ihrer Bedeutung scheint jedoch diese „Zurücksetzung" nicht gerechtfertigt zu sein. Wir haben daher den Eindruck, daß eine spezielle Abhandlung der Beckenarterien-Thrombosen diese Lücke füllen könnte.

Die von DOS SANTOS schon vor fast 25 Jahren entwickelte translumbale Aortographie stellt die methodische Brücke dar, auf der die Klinik dem pathologisch-anatomischen Substrat — der Beckenarterienthrombose — näherkam. Durch den Vergleich des pathologisch-anatomischen Bildes, das uns die Aortographie vermittelt, mit den durch einfachere Mittel nachweisbaren klinischen Anhaltspunkten haben sich Syndrome entwickeln lassen, deren Kenntnis schon heute die Notwendigkeit der Aortographie zur Diagnosenstellung einschränkt. Ein Beispiel ist das LERICHE-Syndrom, unter dem die Symptomatik der totalen Aortenthrombose zusammengefaßt wird. Ein weiteres sind die Stenosen der Beckenarterien. Die Beobachtung, daß ein ohne Kompression hörbares systolisches Geräusch über einer pulsatorisch abgeschwächten Leistenarterie bei bestimmtem Beschwerdetyp und bestimmten Oscillometerwerten regelmäßig mit einer aortographisch nachweisbaren Stenose der Aa. ilicae vorkommt, hat uns bereits gelehrt, das Stenosen-Syndrom auch ohne Aortographie wiederzuerkennen. Wir halten es für wahrscheinlich, daß weitere Verfeinerungen der klinischen Diagnostik die Anwendung der Aortographie auf jene Fälle einengen werden, bei denen chirurgische Eingriffe erfolgversprechend erscheinen. Denn für die Gefäßchirurgie ist die exakte Lokalisierung des Prozesses unentbehrlich.

Es ist unsere Absicht, den Kollegen, die aus äußeren Gründen die Kontrastdarstellung der Aorta nicht durchführen können, ein Bild von den Möglichkeiten der Arterien-Pathologie im Beckenbereich zu vermitteln und darüber hinaus die einfachen Untersuchungsmethoden aufzuzeigen, durch die bereits am Krankenbett die Diagnose gestellt werden kann. Da sich aus ihr heutzutage wichtige therapeutische Konsequenzen ergeben können, dürfte die Kenntnis der Beckenarterien-Thrombosen für den praktisch tätigen Arzt von Bedeutung sein.

I. Anatomie.

Mehrere Gründe lassen es erforderlich erscheinen, näher auf die normalen anatomischen Verhältnisse der Arterien im Beckengebiet einzugehen:

Ad 1) ist die Variationsbreite hinsichtlich des Abgangs einiger Arterien so groß, daß ohne ihre Kenntnis die exakte Deutung der Aortogramme sehr erschwert sein würde;

Ad 2) bildet sich gerade aus diesen Arterien, die so sehr wechselndenUrsprungs sind, der Kollateralkreislauf bei Obliterationen der Hauptstämme. Die Kenntnis der Kollateralbildungs-Möglichkeiten gibt z. B. dem Operateur vor dem Eingriff genaue Anhaltspunkte dafür, welche Anastomosen unbedingt geschont werden müssen. Letzteres spielt eine Rolle bei der noch gelegentlich geübten Resektion verschlossener Arterienabschnitte.

Im Rahmen dieser Betrachtung interessieren die anatomischen Gegebenheiten vom Abgang der Nierenarterien bis zum Ursprung der A. profunda femoris. Thrombotische Verschlüsse der Aorta abdominalis über die Aa. renales nach proximal sind mit dem Leben nicht vereinbar und werden somit in der Klinik nicht zur Beobachtung kommen. Die Grenze nach distal bis zur A. profunda femoris wird durch unsere Thematik bedingt.

Die *Nierenarterien* entspringen der Aorta in Höhe der Bandscheibe zwischen 1. und 2. Lendenwirbel, die rechte häufiger kranialer als die linke. Bei Lumbal-Dystopie einer oder beider Nieren können die Aa. renales aus distaleren Partien der Aorta oder aus der A. ilica communis entstammen. Wichtig ist auch die Beobachtung, daß trotz regulären Abgangs der Aa. renales die A. ilica communis und sogar die A. ilica interna einen Ast zu den Nieren entsenden können.

Etwas kaudal von den Aa. renales gehen die *Aa. spermaticae* (= testiculares) von der ventralen Wand der Aorta ab; sie können in einem gemeinsamen Stamm beginnen, können auch einseitig — meist rechts — der A. renalis entstammen. Die A. spermatica zieht mit dem Ductus deferens in das Scrotum. Sie anastomosiert im Leistenkanal mit der A. musculi cremasteris, die wiederum ein Ast der A. epigastrica caudalis ist. *Da letztere aus der A. ilica externa entspringt, wäre also einer Kollateralbildung zwischen A. spermatica und A. ilica externa möglich.*

In Höhe des 3. Lendenwirbels nimmt die *A. mesenterica caudalis* ihren Ursprung aus der ventralen Wand der Aorta. Ihre 3 Äste heißen A. colica sinistra, Aa. sigmoideae und A. rectalis cranialis. Letztere anastomosiert mit den Aa. analis, rectalis caudalis und vesicalis caudalis, die alle der A. ilica interna entstammen. *Kollateralbildung zwischen A. mesenterica caudalis und A. ilica interna auf diesem Wege möglich.*

Die *Aa. lumbales* entspringen an der dorsalen Seite der Aorta; es sind gewöhnlich auf jeder Seite 4. Sie anastomosieren zwischen den Bauchmuskeln mit den Ästen der Aa. epigastricae caudales (entstammen den Aa. ilicae externae), kranial mit den Aa. intercostales und kaudal mit den Aa. iliolumbales und Aa. circumflexae ilium.

Die *Aorta* teilt sich in Höhe des 4. Lendenwirbels (etwa 2 Querfinger unterhalb des Nabels) in die re. und li. A. ilica communis. Nach RAUBER-KOPSCH liegt die Bifurkation unter etwa 9 Fällen 1 mal mehr kaudal, unter etwa 11 Fällen 1 mal mehr kranial als gewöhnlich; bei alten Menschen liegt sie oft kaudaler, was wohl durch die bei Arteriosklerose eintretende Gefäß-verlängerung bedingt ist. Das seltene Vorkommnis der Teilung in Höhe des 2. Lendenwirbels sei der Vollständigkeit halber erwähnt.

Im Bifurkationsbereich findet sich der Übergang vom „elastischen" zum „muskulären" Typ des Gefäßwandbaues. ROTTER und ROTTMANN stellten bei Untersuchungen an 47 Menschen im Alter von 5 Monaten bis zu 69 Jahren bei zahlenmäßig gleichem Verhältnis der Geschlechter fest, daß der Übergang der Gefäßstrecke vom elastischen Typ zum muskulären stufenweise erfolgt. Die distale Aorta — unmittelbar vor der Bifurkation — weist einen noch rein elastisch, später überwiegend muskulär und schließlich rein muskulären Bautyp auf. Im allgemeinen liegt der Umschlag vom elastischen zum muskulären Bautyp in der A. ilica communis. „Eine stärkere Verlagerung der elastischen Strukturen in die muskulären Abschnitte der Strombahn mit zunehmendem Alter war nicht nachweisbar" (ROTTER u. ROTTMANN).

Die *Aa. ilicae communes* setzen sich in einem Winkel

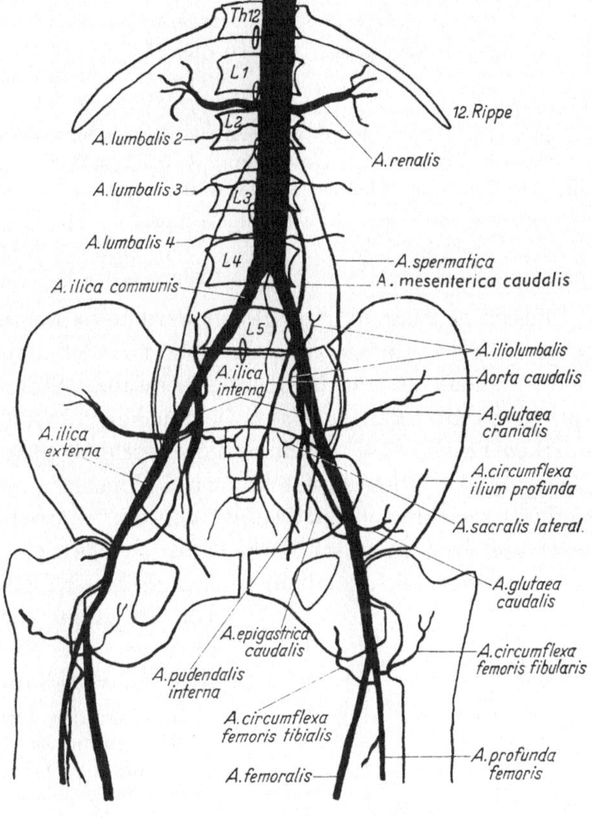

Abb. 1.

von 65—75° auseinanderweichend von der Aorta ab. Zwischen ihnen liegt die Fortsetzung der Aorta abdominalis, die Aorta caudalis; letztere ist ein kleiner Ast, der gelegentlich aus der A. ilica communis entspringen kann. Die Aa. ilicae communes geben im allgemeinen nur unbedeutende Ästchen ab, hin und wieder kann aus ihnen die A. iliolumbalis entspringen.

Sie teilen sich nach einem Verlauf von 4—6 cm in Höhe des Sacroilical-Gelenkes in die Aa. ilicae internae und externae.

Die *A. ilica interna* gibt im wesentlichen 3 Hauptäste ab: Die A. glutaea cranialis, A. glutaea caudalis und die A. pudendalis interna. Nach den Untersuchungen von B. ADACHI an Japanern ergeben sich aus dem wechselnden Abgang dieser 3 Arterien 5 Hauptmöglichkeiten, die ADACHI in weitere 3 Untergruppen (Teilung im Becken oder außerhalb des Beckens) teilte. Letztere werden hier unberücksichtigt gelassen.

Gruppe I: Die A. glutaea cranialis entspringt getrennt aus der A. ilica interna, während die A. glutaea caudalis und A. pudendalis interna in einem gemeinsamen Stamm aus der A. ilica interna hervorgehen.

Gruppe II: Die Aa. glutaeae cranialis und caudalis nehmen ihren Ursprung in einem gemeinsamen Stamm aus der A. ilica interna, dagegen entspringt die A. pudendalis interna separat aus der A. ilica interna.

1*

Gruppe III: Alle 3 Äste entspringen getrennt aus der A. ilica interna.

Gruppe IV: Alle 3 Arterien haben einen gemeinsamen Stamm, der von der A. ilica interna abgeht.

Gruppe V: Die A. pudendalis interna und A. glutaea cranialis entspringen einem gemeinsamen Stamm, während die A. glutaea caudalis getrennt von der A. ilica interna abgeht.

J. L. BRAITHWAITE fand folgende Häufigkeitsverteilung bei 169 anatomischen Präparaten (108 männlichen u. 61 weiblichen) in England:

$$\begin{aligned}
\text{Gruppe I} &= \text{in } 58,5\% \\
\text{Gruppe II} &= \text{in } 15,3\% \\
\text{Gruppe III} &= \text{in } 22,5\% \\
\text{Gruppe IV} &= \text{in } 3,6\%
\end{aligned}$$

In diesem Material wurde ein seitengleiches Verhalten der Gruppen in 52,7% nachgewiesen.

Nach F. VILLEMIN, A. RIGAUD und A. GOUAZÉ fanden sich bei 100 Präparaten (50 ♀, 50 ♂) folgende Teilungsmöglichkeiten der A. ilica interna:

$$\begin{aligned}
1.\ \text{Gruppe I} &= \text{in } 72\% \\
2.\ \text{Gruppe II} &= \text{in } 21\% \\
3.\ \text{Gruppe III} &= \text{in } 7\%
\end{aligned}$$

Zusammenfassend kann gesagt werden, daß man in der Hälfte aller Fälle den Abgang der A. glutaea cranialis isoliert findet und daß die Aa. glutaea caudalis und pudendalis interna in einem gemeinsamen Stamm aus der A. ilica interna entspringen. Mit 50%iger Wahrscheinlichkeit nur kann bei Kenntnis dieser anatomischen Verhältnisse der einen Seite geschlossen werden, daß sich die Gegenseite gleich verhält. Diese Feststellungen sind insofern von Bedeutung, als man bei einseitigen Verschlüssen nur bedingt von der Anatomie der gesunden dargestellten Seite auf die kranke schließen kann; welche Schwierigkeiten der Deutung von Aortogrammen sich somit in pathologischen Fällen ergeben, liegt auf der Hand.

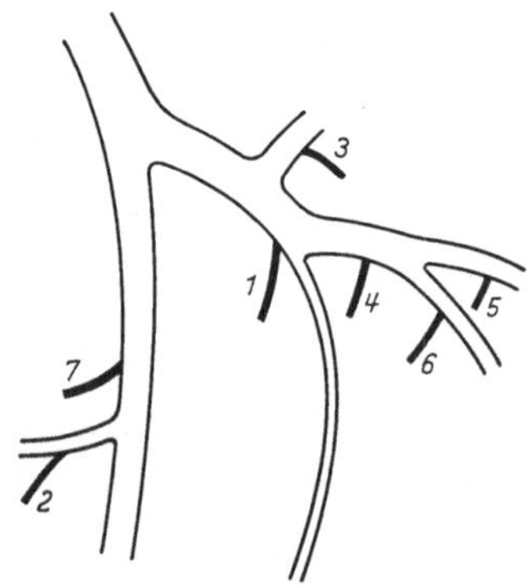

Abb. 2. Die Möglichkeiten des Ursprungs der A. obturatoria. = 1. in 41,4% vom Anfangsteil der A. ilica interna 2. in 19,5% von der A. epigastrica caudalis. 3. in 10% von der A. glutaea cranialis. 4. in 10% vom gemeinsamen Stamm der A. glutaea caudalis und A. pudendalis interna. 5. in 4,7% von der A. glutaea caudalis. 6. in 3,8% von der A. pudendalis interna. 7. in 1,1% von der A. ilica externa. (Abb. und Zahlen nach J. L. BRAITHWAITE, J. Anat., Vol. 86, Part. 4, Oct. 1952.)

Um so empfehlenswerter ist die Vorsicht, die man bei der Namensgebung von Kollateral-Arterien walten lassen soll.

Ein bei der Kollateralbildung wichtiger Ast der A. ilica interna ist die *A. iliolumbalis*, die allerdings auch von der A. ilica communis abgehen kann. Ihr Ramus ilicus anastomosiert caudal von der Crista ilica mit einem Aste der A. circumflexa ilium profunda; letztere entspringt der A. ilica externa in Leistenband-Höhe. *Dadurch ist ein Kollateralkreislauf zwischen A. ilica interna, evtl. auch A. ilica communis mit A. ilica externa möglich.*

Die *A. obturatoria* (Abb. 2) entspringt nach J. L. BRAITHWAITE in 41,4% aus dem Anfangsteil der A. ilica interna. R. QUAIN gibt in 400 Fällen den Ursprungsort der A. obturatoria aus der A. ilica interna 270mal, aus der A. epigastrica caudalis 120mal und aus beiden Gefäßen zugleich mit 5mal an. In den letzten 5 Fällen ging die A. obturatoria von der A. ilica externa ab. Nach S. JASTSCHINSKI kommt ein Abgang der Obturatoria aus der A. femoralis in 0,4% vor. Abb. 2 zeigt die Möglichkeiten des Obturatoria-Ursprungs. J. L. BRAITHWAITE gibt die Häufigkeit von 2 aus verschiedenen Arterien sich ableitenden Stämmen, die sich dann zur Obturatoria vereinigen, mit 6,4% an. In nur 23% fand er ein seitengleiches Verhalten hinsichtlich des Obturatoria-Ursprungs. Die zahllosen Möglichkeiten für die Anastomosierung der A. obturatoria mit anderen Gefäßen werden schon durch ihre inkonstante Abstammung offenbar, so daß in diesem Zusammenhang nur darauf hingewiesen sei, daß durch sie Verbindungen von A. ilica interna mit externa, von A. ilica interna mit A. femoralis oder A. profunda femoris möglich sind.

Von den Ästen der A. pudendalis interna ist besonders die A. penis erwähnenswert, die mit ihren Seitenbahnen die Corpora cavernosa versorgt und somit bei der Erektion eine wesentliche Rolle spielt. Gelegentlich kommt die A. dorsalis penis aus der A. profunda femoris und nicht aus der A. penis.

Die *A. ilica externa* gibt nach ihrem Abgang aus der A. ilica communis bis in die Höhe des Leistenbandes nur unbedeutende Ästchen ab. Kurz vor Durchtritt unter dem Ligamentum inguinale entsendet sie 2 größere Arterien: Die A. epigastrica caudalis und die etwas schwächere A. circumflexa ilium profunda.

Die erstere steht mit der A. obturatoria in Verbindung, soweit diese nicht aus ihr hervorgeht.

Es wurde bereits erwähnt, daß die A. circumflexa ilium profunda mit den Ästen der A. iliolumbalis anastomosiert und somit eine wichtige Kollateralmöglichkeit darstellt.

II. Pathologische Anatomie.

Die arteriellen Thrombosen im Beckengebiet entwickeln sich nach übereinstimmender Ansicht aller Autoren auf dem Boden einer Gefäßwandveränderung, die dem Kliniker als Arteriosklerose imponiert. Das Alter der Patienten (im Mittel 55 Jahre), Kalkschatten im Verlauf der Arterien auf Röntgen-Leeraufnahmen und die Charakteristika im aortographischen Bild (weite, z. T. knollige Gefäße mit stark gewundenem Verlauf und groben Wandveränderungen, siehe Abb. 3), lassen im allgemeinen keinen Zweifel an der Diagnose Arteriosklerose aufkommen.

Inwieweit man mit dieser Namensgebung vom pathologisch-anatomischen Standpunkt aus das Richtige trifft, ist eine Frage, die weitaus schwieriger zu beantworten ist. VIRCHOW deutete die Arteriosklerose als „Endarteriitis deformans nodosa", RÖSSLE nennt die Endarteriitis obliterans „akute Arteriosklerose". H. BREDT betrachtet die Arteriosklerose „als eine herdförmige Erkrankung des Gefäßsystems, dem Begriff der Endarteriitis" zugehörig. Folgen wir den interessanten Ausführungen W. W. MEYERs, so erfahren wir zum Schluß, daß „die Grenzziehung zwischen Thrombangiitis obliterans und Atherosklerose" schwer ist und „eine Unterscheidung beider Gefäßkrankheiten auf Grund des histologischen Bildes allein nicht möglich" ist.

Für die Klinik bedeuten diese einleitenden Bemerkungen, daß Thrombangiitis obliterans und Arteriosklerose im pathologisch-anatomischen Sinne offenbar keine grundlegend wesensfremde Erkrankungen sind.

Beide Prozesse sollen sich dadurch auszeichnen, daß es im Anfang durch das Eindringen einer eiweißreichen Flüssigkeit in die Intima zu einer Schwellung derselben kommt. Später wird die eingedrungene Flüssigkeit zu einem Faserwerk umgebaut. Jene Flüssigkeit wird als „Fibrinoid" oder als „interstitiell abgelagertes fibrinöses Exsudat" bezeichnet. Nach W. W. MEYER tritt dieser Vorgang bei der Thrombangiitis obliterans deutlicher in Erscheinung, jedoch wird er auch bei der nicht geschwürigen Arteriosklerose in der Phase akuter Schübe beobachtet, so daß ihm keine entscheidende differentialdiagnostische Bedeutung zugerechnet werden kann.

Vorläufer der Atherombildung sind sowohl bei der Thrombangiitis obliterans wie bei der Arteriosklerose Nekrosen der tieferen Intimaschichten. Nach G. HOLLE entwickelt sich die Nekrose durch Quellung der Fasern, Verminderung des

Zellgehaltes und schließlich Aufhebung jeder Gewebsstruktur. In späteren Stadien kommt es in dieser Quellungsnekrose zur Verfettung, die als Atherom imponiert. Auch fibrinartige Ausfällungen finden sich im Bereich der „Quellungsnekrose" (HOLLE) und werden anfangs in den tieferen, der Media näherliegenden Intimaschichten beobachtet. Sie heilen im Gegensatz zu den lichtungsnahen Intimapartien nicht in Sklerose aus, sondern führen eine Schädigung des Gewebes bis zur Nekrose herbei.

Es ist bis heute noch nicht entschieden, ob dieser geschilderte Vorgang bei der Arteriosklerose das Primäre ist und die Einlagerung von Lipoiden das Sekundäre, oder ob die Einlagerung der Lipoide primär stattfindet und die Sklerose ihre Folge ist. Die Wahrscheinlichkeit, daß das Eindringen der eiweiß- und im Falle der Arteriosklerose auch lipoidreichen Flüssigkeit vom Lumen des Gefäßes her durch die oberste Intimaschicht erfolgt, ist nach den pathologisch-anatomischen Untersuchungen groß.

Es wird allgemein angenommen, daß dieses Eindringen durch das Endothel der Intima einer Diffusion entspricht. Demgegenüber hat J. B. DUGUID neuerdings wieder den Standpunkt vertreten, daß fetttragende Phagocyten sich dem Endothel der Intima anlagern und dann von einem sie überwuchernden Endothel eingeschlossen werden, so daß diese Fettzellen später *in* der Wand liegen. Experimentell zeigte der gleiche Autor, daß ein Faden, der von außen durch die Wand in das Lumen der A. femoralis gelegt worden war, später im Zentrum eines Thrombus lag, welcher wiederum von einer Endothelschicht überzogen wurde. Das gleiche Verhalten trifft man bei Operationspräparaten nach Thrombendarteriektomie oder Venentransplantation an (siehe S. 110/111). J. B. DUGUID ist der Ansicht, daß es sich bei den arteriosklerotischen Veränderungen weniger um eine Erkrankung der Arterienwand handelt; er glaubt vielmehr, daß Auflagerungen von kleinsten Thromben oder Fettzellen (letztere sollen aus der Leber stammen) auf ein gesundes Intimaendothel den Anreiz für eine Endothel-Neubildung geben, wodurch die Auflagerungen überzogen und in die Wand eingelagert werden.

DUGUIDS pathogenetische Auffassungen basieren auf der experimentell und operativ immer wieder gemachten Beobachtung, daß das Wuchern des Intimaendothels der physiologische Abwehrvorgang bei intraarteriellen Fremdkörpern ist. Durch den Endothelüberzug wird das Gefäßinnere geglättet und die Auflagerung wird in die Arterienwand gebracht. Dort kann sie verfetten und verkalken; in späteren Stadien ist das Endothel über der Auflagerung verdickt, so daß der Fremdkörper (muraler Thrombus oder Fett-Phagocyten) weit entfernt vom Gefäßlumen liegt. H. WAGNER bestätigte diese Auffassung.

Demgegenüber stellt die Annahme, daß es auf Grund einer Permeabilitätsstörung der Intima zum Einwandern von Eiweiß- oder Fettkörpern vom Lumen der Arterie aus kommt, eine zwar einleuchtende, aber unbewiesene Hypothese dar. Auch der Gedanke, daß das Eindringen von Eiweiß- und Fettkörpern durch kleinste, physiologischerweise vorkommende Lücken des Endothels vor sich ginge, ist nach den Untersuchungen von D. SINAPIUS sehr hypothetisch, da diese Foramina sich bisher dem Nachweis entzogen. Der gleiche Autor lehnt auch die Lehre ROKITANSKYS, die im wesentlichen von J. DUGUID vertreten wird (siehe oben), ab.

Der Thrombose sollen sowohl bei der Thrombangiitis obliterans als auch bei der Arteriosklerose „entzündliche Veränderungen im Sinne einer serös-fibrinösen Endarteriitis" (W. W. MEYER) vorausgehen, die sich an den Polstern abspielt. Es kommt zur Bildung einer „Fibrinplatte" über dem erkrankten Intimaabschnitt, so daß die Voraussetzungen für eine Abscheidungsthrombose geschaffen sind.

Nach der Verfettung der „Quellungsnekrose" kommt es häufig zu Einlagerung von Kalk; es kann Knochengewebe entstehen. Durch die Erweichung derartiger mit Lipoiden angereicherter Nekrosen entstehen Hohlräume, die häufig gegen das Lumen der Arterie durchbrechen. Diese mit Cholesterin und anderen Lipoiden gefüllten Hohlräume haben eine gewisse Ähnlichkeit mit den Atheromen der Haut und ihrem breiigen Inhalt, so daß man von *Atheromatose* spricht. Die aufgeplatzten Hohlräume bilden Geschwüre, auf denen sich häufig Thromben ablagern (Abb. 3).

In sehr interessanten Untersuchungen ist W. W. Meyer der Frage nachgegangen, ob die Kalkeinlagerung „der letzte Akt" eines arteriosklerotischen „Dramas" (Hueck, 1948) sei, oder ob eine Auflösung abgelagerter Kalksalze in

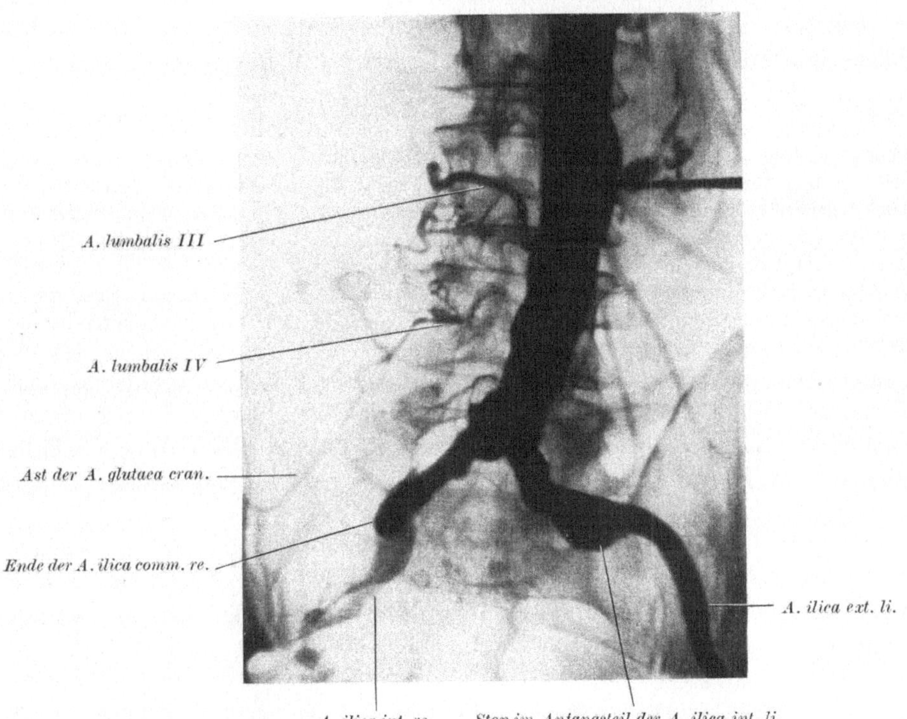

Abb. 3. Beispiel für eine grob-deformierende Arteriosklerosis obliterans. Die stark in das Lumen vorspringenden Atherome sind an typischer Stelle — im Bereich der Aortenbifurkation — ausgeprägt. Re. besteht ein Verschluß der A. ilica externa, die Kontrastmittelfüllung endet im distalen Abschnitt der A. ilica communis. Als indirektes Zeichen des Ilica externa-Verschlusses ist die Erweiterung der Aa. lumbales III u. IV aufzufassen, die mit den Ästen der A. ilica interna anastomosieren und den Kollateralkreislauf bilden. Die IV. A. lumbalis re. ist offenbar an ihrem aortalen Ostium obliteriert und wird durch die A. lumbalis III gefüllt. Li. ist die A. ilica externa durchgängig, dagegen liegt ein Verschluß der A. ilica interna vor. 65 jähriger Mann, kaufmänn. Angest. von Beruf. 1942 Herzinfarkt, seit 1945 Claudicatio intermittens der re. Wade. Leisten- u. Fußpulse re. ∅ *Blutserum:* α_2-Globulin-Erhöhung von 11,8% (normal 7,2 ± 0,8) Lipoproteide normal (α_1 21%, β 79%). Gesamt-Cholesterin 333 mg-% (normal 250 mg-%).

Betracht gezogen werden kann. Er fand, „daß die arteriosklerotischen Polster, die infolge der Plasmadurchtränkung ödemartig aufgelockert werden, nichts mehr von ihren staubförmigen, feindispersen Kalkniederschlägen erkennen lassen". Die benachbarten Intimapartien zeigen dagegen intensiv blau-violett (Hämatoxylin) gefärbte Kalkniederschläge. „Die ödematösen, kalklosen Partien greifen so tief in die Intima hinein, daß der mögliche Einwand, es handle sich nur um ödematöse Auflockerung der ursprünglich kalklosen Intimabezirke, nicht stichhaltig sein kann."

Es ergibt sich aus diesen Befunden der Schluß, daß die Wiederauflösung von Kalkniederschlägen dort möglich ist, wo die Arterienwand für das Blutplasma vermehrt permeabel geworden ist. Umgekehrt ergibt sich, daß man vor allen

Dingen dort Kalkablagerungen erwarten darf, wo der zentrifugale Plasmastrom
durch die Intima fehlt bzw. eingeschränkt ist. Tatsächlich finden sich in den durch
festes sklerotisches Bindegewebe abgeschirmten, dichten Atheromen sehr starke
und offenbar dauerhafte Kalkeinlagerungen.

W. W. MEYER hält die Entkalkung zur „akuten, destruierenden Phase des
arteriosklerotischen Vorganges" gehörig, sie ist eine Teilerscheinung des arteriosklerotischen Umbaues.

Dieser Auflösung von Kalksalzen läuft häufig eine Sequestration des umliegen-
den Gewebes mit folgender embolischer Verschleppung parallel. Letztere ist besonders für die Klinik von Wichtigkeit und erklärt z. T. die so häufigen akuten,
embolieartigen Verschlimmerungen bei arteriellen Verschlüssen.

L. VENET u. L. FRIEDFELD berichten über einen 51 jährigen Diabetiker, der weder unter
Hypertonie, Angina pectoris, Herzinsuffizienz noch Claudicatio intermittens gelitten hatte.
Nach plötzlichem starkem Schmerz im re. Unterschenkel Klinik-Einweisung; man entfernte
einen calcifizierten Embolus an der Teilungsstelle der A. femoralis in die A. profunda femoris,
der 0,7 × 0,5 cm maß und an dessen proximalem Ende ein frischer, 1 cm langer Thrombus saß. Der Embolus enthielt Bestandteile einer Arterienwand wie die Elastica interna,
obwohl er an der Teilungsstelle der A. femoralis keine Adhärenz zur Intima zeigte. Er stammte
offenbar von einem höherliegenden atheromatösen Ulcus, dessen Sitz in Anbetracht der
Größe des Embolus wohl in der Bauchaorta zu suchen ist.

Ist es nach der ödematösen Durchtränkung der Intima zur Sklerose oder
Nekrose mit Lipoid-Kalk-Ablagerungen — also zur Atheromatose — gekommen,
so sind die Voraussetzungen für eine Thrombose zum Teil gegeben. Im einen Falle
findet sie statt, im anderen tritt sie unerklärlicherweise trotz gleichstarker Wandveränderungen nicht auf.

Ein sehr wichtiger Faktor für die arterielle Thrombose scheinen subendotheliale
Intimablutungen zu sein. Bereits 1876 beobachtete KÖSTER eine Vascularisation
der Intima bei der Arteriosklerose, während normalerweise die Vasa vasorum nur
die Media versorgen und die Intima vom Lumen des Gefäßes her ernährt wird. 1936
konnte PATERSON nachweisen, daß die Vascularisation der Intima an den Coronar-
arterien zusammen mit atheromatösen Plaques und intimalen Blutungen infolge
Capillarrupturen stets bei Coronarthrombosen beachtet wird und offenbar in
kausalem Konnex mit der arteriellen Thrombose steht. W. B. WARTMAN bestätigte 1937 diese Ergebnisse und berichtete 1950 über 3 Fälle, bei denen Intima-
und Mediablutungen seines Erachtens die wesentlichen Ursachen für die arteriellen
Thrombosen waren.

2 Abbildungen seiner Arbeit demonstrieren ausgedehnte Blutungen in 2 verschiedenen
Aa. ilicae communes; in beiden Fällen geht die Blutung in die Thromben, die das Gefäß verschließen, über. Der 1. 57 jährige Patient hatte eine Claudicatio intermittens, bei dem 2.
77 jährigen fehlen Angaben über Gehbeschwerden; bei dem 3. 90 jährigen war ein *plötzlicher*
Schmerz im li. Bein aufgetreten, eine Verfärbung der Haut war die Folge.

Nach WARTMAN gleichen die an den Aa. ilicae communes gefundenen Veränderungen denen früher an den Coronarien beschriebenen. Er hält es für wahrscheinlich, daß die Blutungen aus rupturierten Intimacapillaren stammen und
nicht durch einen Intimadefekt mit nachfolgendem Einstrom von Blut verursacht
werden.

Zu den gleichen Schlüssen kommt A. LINDBOM 1950 bei der kombinierten arteriographischen und histologischen Untersuchung der arteriellen Thrombosen der
unteren Extremität. Er beobachtete sie unter 55 Fällen 50 mal und wies nach, daß

die Blutungen im allgemeinen unter einer intakten Endothelschicht in der Intima liegen, diese vorwölben und durch die entstehende Verengung der Gefäßlichtung zur Thrombose führen. Daß ein ursächlicher Zusammenhang zwischen Intimablutung und Thrombose anzunehmen ist, belegte A. LINDBOM dadurch, daß Intimablutungen dort am häufigsten gefunden werden, wo auch Thrombosen ihren Prädilektionssitz haben; z. B. in der A. femoralis im Adductorenkanal. Er beobachtete Fälle, bei denen die Kontinuität des Intima-Endothels unterbrochen war, so daß nicht zu entscheiden war, ob der Endothel-Defekt infolge subendothelialer Blutung und Drucksteigerung entstanden war oder ob nach einer andersartigen Schädigung des Endothels Blut vom Lumen der Arterie aus in die Gefäßwand eingedrungen war. Letztere Entstehungsmöglichkeit schien dem Autor weniger naheliegend. Er machte weiterhin darauf aufmerksam, daß die von ihm an Lebenden arteriographisch dargestellten Intimapolster (Stenosen der A. femoralis z. B.) sich häufig bei histologischer Untersuchung als Vorwölbungen der Intima herausstellen, die durch Blutungen entstanden sind. Auch die Tatsache, daß bei arteriographischen Kontrollen Lebender manchmal in kürzester Zeit das „Aufschießen" von Intimapolstern beobachtet wird (siehe Abb. 24), läßt sich nach des Autors Ansicht gut mit den ebenfalls plötzlich eintretenden Intimablutungen vereinbaren. Nach den Vorstellungen von HORN und FINKELSTEIN entstehen die Intimablutungen durch Ruptur von Capillaren, die in den Außenschichten von Intimaplaques liegen.

A. LINDBOM wies im weiteren darauf hin, daß auch die Intimablutungen und Intimaverkalkungen den gleichen Lieblingssitz haben, und hält es für möglich, daß die Blutungen einem Verkalkungsprozeß verfallen.

Daß die Intimapolster — seien sie durch Blutungen entstanden oder aus Atheromen hervorgegangen — *die* Prädilektionsstellen für Thrombenanlagerungen sind, ist eine allgemein bekannte Tatsache. E. J. WYLIE beobachtete während Gefäßoperationen und an Operationspräparaten, daß sich bei scharf in das Lumen vorspringenden Intimapolstern die größeren Thromben unmittelbar distal in der Konkavität finden. In einigen Fällen sah er, daß Thromben proximal vom Intimapolster die Wand belegt hatten. Diese Befunde könnten eine Stütze für die Lehrmeinung sein, daß die arteriellen Thrombosen mit der Richtung des Blutstroms nach distal wachsen, während die venösen Thrombosen gleichfalls mit dem Blutstrom sich nach proximal vergrößern. Unsere eigenen Erfahrungen besagen jedoch, daß die arteriellen Thrombosen fast immer nach proximal zunehmen (siehe Pat. Gerck., S. 195—198, und 1136). Diese Auffassung wird durch A. LINDBOMs Feststellung unterstrichen: "Thrombosis in the femoral artery nearly always grows in a proximal direction." H. U. ZOLLINGER und N. PAPACHARALAMPOUS gewannen bei der histologischen Untersuchung von 126 Coronarverschlüssen den Eindruck, daß diese Thromben nicht nur in distaler Richtung, sondern auch proximalwärts (herzwärts) wachsen. Ob sich das Wachstum der Thromben in allen Arterien gleichgerichtet verhält, ist eine noch unentschiedene Frage. Vom klinischen Standpunkt ist das *proximale* Wachstum an A. femoralis und Beckenarterien das häufigste.

Bei der Organisation der arteriellen Thromben kommt es zu einer begrenzten Vascularisation. Es entstehen Kanäle mit Endothel-Auskleidung, die mit den Seitenästen des Hauptgefäßes in Verbindung stehen. Diese Äste bleiben bemerkenswerterweise meist durchgängig, obwohl ihr Abgang vom Hauptstamm durch den

Thrombus verschlossen ist. Sie bilden einen wichtigen Teil des Kollateralkreislaufs und halten die Ernährung der Gefäßwand sowie des dem bindegewebigen Umbau verfallenden Thrombus aufrecht. Die Auskleidung dieser im Thrombus befindlichen Kanäle wird durch elastische Fasern bewerkstelligt, deren Zahl und deren Dicke nach den Untersuchungen von Y. Y. Akrawi und G. M. Wilson von der Stärke des Blutdrucks und vom Alter des Thrombus abhängig sind.

Man trifft im medizinischen Schrifttum häufig auf Formulierungen, nach denen die Arteriosklerose im mittleren Lebensalter (zwischen 30—45 Jahren) als Zeichen einer „vorzeitigen Abnutzung des Gefäßsystems", als Symptom „eines frühzeitigen Altersaufbrauches" oder als Folge besonders starker psychischer Belastung („Manager-Krankheit") aufzufassen ist. Diese Meinung ist insofern richtig, als die Arteriosklerose bekanntlich eine Begleiterscheinung des Alterns darstellt. Von diesem physiologischen Alterungsprozeß müssen jedoch *klinisch* jene Formen abgetrennt werden, bei denen es über die physiologische, arteriosklerotische Altersveränderung hinaus zur Verschließung der Arterien kommt; letzteres ist auch im höchsten Alter nicht als physiologisch zu bezeichnen. Es ist die Frage, ob die physiologischen Altersarteriosklerosen und die unphysiologischen Athero-Thrombosen nicht zwei grundverschiedene Prozesse sind, wenn auch eine pathologischanatomische Differenzierung der Wandveränderungen bis heute nicht möglich ist. Dieser Punkt beleuchtet schon die Fragwürdigkeit der oben zitierten Bezeichnungen („vorzeitiger Altersaufbrauch" usw.). Noch problematischer wird diese Nomenklatur, wenn man sich vor Augen hält, daß jene arteriosklerotischen Prozesse, mit deren Name die Vorstellung vom Altern für uns verbunden ist, auch bei Säuglingen im zarten Alter von 2—17 Tagen vorkommen können.

S. Muth beschrieb einen solchen Fall eines 6 Wochen alten Säuglings mit einer ausgedehnten und intensiven Mediaverkalkung der Herzkranzgefäße, der Aa. ilicae und Aa. femorales und mit obliterierenden endarteriitischen Intimawucherungen. Der Tod war durch einen frischen Herzmuskelinfarkt (siehe auch „Manager-Krankheit") verursacht. Eine Krankheitsursache war nicht eruierbar; es kamen weder eine chron. Nephritis (Kalkgicht), noch ein Adrenalin produzierender Tumor (Phäochromozytom), noch eine Epithelkörperchenhyperplasie, noch eine Lues, noch eine Vigantol-Medikation ursächlich in Frage. Die inneren Organe, Muskulatur und Haut zeigten keine Verkalkungen, wie sie bei der Calcinosis interstitialis universalis angetroffen werden kann. Weitere Fälle dieser Art wurden von R. Donat u. W. Iff beschrieben.

Bei den 9 von S. Muth erwähnten Fällen von Mediaverkalkungen mit endarteriitischen obliterierenden Intimawucherungen scheiden Erklärungsversuche wie „vorzeitige Abnutzungserscheinung" oder „vorzeitiger Aufbrauch" von vornherein aus. Es sei aber nochmals betont, daß die bei diesen Säuglingen beschriebenen Arterienveränderungen in keiner Weise von denen zu unterscheiden sind, die uns im Erwachsenen- bzw. „besten Mannesalter" zu Gesicht kommen.

Außer dem genannten Vergleich: Obliterierende „Arteriosklerose" im Säuglingsalter — obliterierende „Arteriosklerose" im mittleren Alter (45—55 Jahre) läßt sich eine weitere Parallele ziehen: Mediaverkalkung ohne Arterien-Obliteration im Säuglingsalter — Mediaverkalkung ohne Arterien-Obliteration im mittleren und höheren (Greisen-)Alter.

Girgensohn u. Mitarb. beschrieben bei einem 16 Std. alten Neugeborenen das gleichzeitige Vorkommen von angeborenem M. Gaucher, von Erythroblastose und von Mediaverkalkung der Arterien vom elastischen Typ. Hier lagen Lipoidablagerungen, Nekrosen oder entzündliche Intimaveränderungen nicht vor, die vom Verkalkungsprozeß betroffenen

Arterien wie die Aa. pulmonales, Aa. carotides, Bauchaorta und Aa. ilicae waren nicht eingeengt und nicht thrombosiert. Die Autoren nehmen einen pathogenetischen Zusammenhang von Erythroblastose und Mediaverkalkung an, diskutieren außerdem, inwieweit die Glykoproteid-Störung des M. Gaucher den Lipoid-Stoffwechsel der Gefäßwand beeinflußt haben könnte. Die Untersuchung der Gefäße auf einen vermehrten Gehalt an Glykoproteiden führte zu keinem eindeutigen Ergebnis.

Dieser Fall läßt erkennen, daß selbst die für das mittlere Lebensalter „monopolisierte" Mediasklerose bei Säuglingen vorkommen kann. Er läßt weiterhin den Schluß zu, daß offenbar eine Vielzahl von pathologischen Prozessen die Mediaverkalkung mit und ohne Thrombose hervorrufen kann.

Diese unterschiedlichen Befunde bei arteriellen Gefäß-Erkrankungen im Säuglingsalter zeigen, daß sich auch die Breite der Reaktionsmöglichkeiten nicht vom Erwachsenen unterscheidet. Daß die Gefäßreaktion (isolierte Mediaverkalkung oder Mediaverkalkung mit Endarteriitis und Thrombosen) im Säuglingsalter alle Spielarten der Arterien-Pathologie, wie sie bei Erwachsenen bekannt sind, darstellen kann, belegt das nächste Beispiel.

Von MESSENT wurde über eine 32jährige Frau berichtet, bei der unmittelbar nach der Geburt 4 Zehen des li. Fußes schwarz wurden. Die Zehen wurden im Alter von 2 Wochen amputiert. Der li. Vorderfuß blieb immer kalt. Im Alter von 32 Jahren entwickelte sich eine typische Claudicatio intermittens li. mit einem Ulcus trophicum am li. Vorderfuß; beide Symptome wurden durch die lumbale Sympathektomie li. günstig beeinflußt. 1 Jahr später trat eine Claudicatio intermittens auf dem re. Fuß auf. Die histologische Untersuchung (Biospie der A. dorsalis pedis) ergab eine Thrombangiitis obliterans; es lagen keinerlei Hinweise für eine Arteriosklerose vor. In den nächsten Jahren trat ein weiterer Progreß ein; der Puls der A. poplitea war einseitig nicht zu fühlen, die Claudicatio-Beschwerde hatte sich auf beide Unterschenkel (früher nur Füße) verlagert. — Aus der Familien-Anamnese ist von Wichtigkeit, daß der Vater mit 40 Jahren eine Gangrän der 5. Zehe bekam und nach lang dauernden Behandlungsversuchen am Unterschenkel unterhalb des Knies amputiert wurde. Er starb mit 72 Jahren an einem Herzleiden.

Die vielfältigen Überlegungen, zu denen dieser Fall Anlaß gibt, sollen hier nicht erörtert werden. Es ist in hohem Maße wahrscheinlich, daß der Gefäßprozeß, der zur Gangrän unmittelbar nach der Geburt führte, der gleiche ist, der 32 Jahre später als Thrombangiitis obliterans imponiert. Somit zeigt der Fall, daß auch die Thrombangiitis obliterans eine Erscheinungsform der Arterien-Pathologie im Säuglingsalter sein kann.

Bisher bezog sich die Betrachtung vorwiegend auf die Morphologie der speziellen Wandveränderungen. Für den Kliniker sind diese nur insoweit von Interesse, als sie Rückschlüsse auf die Pathogenese und das weitere Schicksal des Arterienlumens zulassen. Die Frage: Wird durch eine bestimmte Wandveränderung die Lichtung der Arterie eingeengt oder verschlossen? ist für den Patienten wie auch für den behandelnden Arzt das wesentliche Problem. Denn für den Kliniker stellen z. B. die Alters-Arteriosklerosen und die arteriosklerotischen Thrombosen zwei völlig verschiedene Krankheitsbilder dar. Mit der 1. Form kann beschwerdefrei das höchste Alter erreicht werden, die 2. Form wird häufig die Ursache schwerer Krankheitsbilder im sogenannten „besten Mannesalter". Diese begriffliche Trennung wird erfahrungsgemäß nicht immer genügend beachtet. Man spricht von *der* Arteriosklerose und sollte sich vor Augen halten, in welch mannigfaltigen Formen vom Säuglings- bis zum Greisenalter diese Arterienveränderung als Krankheitsursache und als physiologisches Alterns-Zeichen auftreten kann. Welche Bedeutung die begriffliche Klärung des Wortes „Arteriosklerose" beinhaltet, geht z. B. daraus hervor, daß die Versuchsbedingungen, die experimentell zu einer „Arteriosklerose" führen, sowohl mit den pathogenetischen Faktoren der „Alters-Arteriosklerose" als auch mit denen der „Athero-Thrombose" identifiziert werden können.

Durch die arterielle Thrombose wird eine Durchblutungsminderung der distal von ihr gelegenen Gewebsbezirke hervorgerufen. Bisher liegen im Schrifttum nur wenige Mitteilungen darüber vor, welche Veränderungen sich in den minderdurchbluteten Muskeln abspielen.

SCALABRINO und BIANCHI führten Muskelbiopsien bei thrombangiitischen und arteriosklerotischen Arterienverschlüssen durch. Die Muskelstückchen wurden jeweils aus dem bei Belastungen schmerzhaften Muskel (meist M. gastrognemius) entnommen. Die Autoren fanden 3 Stadien, die sie der Schwere der Veränderungen nach folgendermaßen nannten: 1. Stadium = «état marbré» (= marmoriert); 2. Stadium = «état zébré» (= Zebra-ähnliche Streifung); 3. Stadium = «nécrose parcellaire». Diese Veränderungen zeigen keine Abhängigkeit von der Natur des arteriellen Gefäßverschlusses, sie entsprechen vielmehr der Schwere und Dauer der Durchblutungsstörung. Sie sind hinsichtlich der Pathogenese der arteriellen Obliteration „unspezifisch". Die Veränderungen der Muskelfibrillen sind nach Ansicht der Autoren ein weiterer Grund für die schlechte O_2-Utilisation des arteriell minderdurchbluteten Gewebes. PASQUARIELLO wies die herabgesetzte Sauerstoffausnutzung durch vergleichende Untersuchungen von Blutproben nach, die er jeweils der A. femoralis und V. femoralis entnahm. — In weiteren Arbeiten haben die Autoren die genannten 3 Stadien in Farbphotographien eindrucksvoll demonstriert.

DODEN u. Mitarb. fanden, daß der Kaliumgehalt der Muskulatur bei arteriosklerotischen Verschlüssen normal, bei endangiitischen Obliterationen vermindert ist. Der Kreatiningehalt der Muskulatur war bei beiden Verschlußtypen deutlich erniedrigt. Pathologischanatomisch boten sich an der Muskulatur vacuolige, wachsartige und schollige Degenerationszeichen. Sie kommen zu dem Schluß, daß der feingeweblichen Veränderung des Muskels ein Absinken seines Kalium- und Kreatinin-Gehaltes und ein Unwirksamwerden des kreatininaufbauenden Fermentes parallelläuft. Die Untersuchungen wurden an Muskeln amputierter Extremitäten und an Muskeln durchgeführt, die während Sympathicus-Operationen entnommen wurden.

Im Rahmen dieser Abhandlung kann die pathologische Anatomie der arteriellen Thrombosen nicht erschöpfend abgehandelt werden. Dieses Kapitel ist vielmehr durch eine bewußte Auswahl entstanden, bei der klinische Gesichtspunkte maßgeblich waren. Es wurde daher die Formalgenese der Arteriosklerose nur insoweit berücksichtigt, als es für die Erklärung und das Verständnis klinischer Symptome notwendig war. Die Tatsache, daß nur von der Arteriosklerose als Grundkrankheit für die arteriellen Thrombosen im Beckengebiet die Rede war, könnte den Eindruck einer starken Vereinfachung erwecken. Es sind Beckenarterienthrombosen bei relativ jugendlichen Patienten beschrieben worden; die Autoren vermuteten in diesen Fällen auf Grund des Alters, daß es sich um eine End- oder Thrombangiitis obliterans handeln müßte. Als Beispiel sei auf den 27jährigen Patienten mit einer Aortenthrombose hingewiesen, den MOREL veröffentlichte. Daß das Alter nicht das entscheidende Kriterium in differentialdiagnostischer Hinsicht ist, geht jedoch aus der Beobachtung E. J. WYLIES hervor, der bei einer Beckenarterienthrombose eines 30jährigen die Thrombendarteriektomie durchführte und makro- wie mikroskopisch die „typischen" Veränderungen einer Arteriosklerose fand. Wir halten es nach unserer Erfahrung für berechtigt, die den Beckenarterienthrombosen zugrunde liegende Gefäßwanderkrankung als Arteriosklerose zu bezeichnen, da sie in der überwiegenden Zahl der Fälle angetroffen wurde. Diese Ansicht wird weiterhin von V. F. PATARO u. Mitarb., die

24 Fälle von aorto-ilicalen Obliterationen beobachteten und z. T. histologisch (sie resezierten aus therapeutischen Gründen 25 mal — z. T. doppelseitig — thrombosierte Aorten bzw. Aa. ilicae communes, externae und internae) untersuchten, sowie von F. MARTORELL geteilt.

Eingangs wurde bereits erörtert, daß auch die feingewebliche Untersuchung im allgemeinen keinen Aufschluß darüber geben kann, ob sich die vorliegende arterielle Erkrankung aus einer Entzündung oder einer degenerativen Veränderung entwickelt hat. „In diesem Sinne bleiben Intimaödem und Intimaquellung ätiologisch vieldeutig" (D. SINAPIUS). Um so interessanter ist der Versuch v. ALBERTINIs, ein *makroskopisches* Kriterium, nämlich die unterschiedliche Weite der arteriosklerotisch veränderten Arterien zur Differentialdiagnose: Entzündung — primäre Degeneration heranzuziehen. Danach sollen die stenosierende Arteriosklerose einem Spätstadium der Endarteriitis und die „weite" Form der Arteriosklerose der primären degenerativen (Stoffwechselstörung im Lipoidhaushalt?) Arteriosklerose entsprechen. Wir erwähnen diese Vermutung v. ALBERTINIs, die bisher noch eine Hypothese darstellt, deshalb, weil die Beurteilung der Weite arteriosklerotischer Arterien auch in der Klinik (Aortographie) möglich ist. Bei Bestätigung dieser Auffassung wäre der Klinik eine relativ einfache Handhabe zur differentialdiagnostischen Klärung gegeben. Als Beispiel diene der Vergleich von Abb. 3 (deutlich erweiterte Aorta bei gleichzeitiger Atheromatose) mit Abb. 32 b (verengte Aorta bei Atheromatose). Auch J. B. DUGUID glaubt, auf Grund der unterschiedlichen Weite 2 differente Arterienprozesse annehmen zu können.

III. Überlegungen zur Pathogenese der Arteriosklerose und Thrombose.

Im Kapitel „Pathologische Anatomie" wurde herausgestellt, daß die Arterio- und Atherosklerose den Boden für die Thrombose abgibt. Da es bei ihr regelmäßig zu einer starken Einlagerung von Lipoproteiden in die Intima kommt, steht seit langem der Lipoproteid-Stoffwechsel im Vordergrund der Diskussion. Tierexperimentell gelingt es mit großer Regelmäßigkeit, durch eine cholesterinreiche Kost die Arteriosklerose zu erzeugen. Beim Menschen wurden im Falle der Arteriosklerose erhöhte Serum-Cholesterin-Spiegel beobachtet, wie sie auch bei unseren Patienten (siehe Kasuistik) in der Mehrzahl zu finden sind. D. M. GRAHAM u. Mitarb. konnten mittels der Ultrazentrifuge zeigen, daß sowohl bei der tierexperimentellen wie auch menschlichen Arteriosklerose bestimmte Lipoproteide im Serum vermehrt sind, die sich durch ihre Sedimentationskonstante (S_f) 10—20 auszeichnen. 1952 brachten die gleichen Autoren weitere Stützen für ihre Annahme, daß die Vermehrung der Lipoproteid-Moleküle der Sedimentationskonstante S_f 10—20 eng mit der Arteriosklerose vergesellschaftet ist:

1. haben Kinder einen niedrigeren Spiegel als Erwachsene,

2. liegen die Werte bei jungen Frauen tiefer als bei gleichaltrigen Männern,

3. zeigen beide Geschlechter im Alter ein Ansteigen, so daß sich die Differenz zwischen Frauen und Männern zwischen dem 50.—60. Lebensjahr verwischt.

4. Die Moleküle der S_f 10—20 Lipoproteide sind bei Patienten mit Herzinfarkt und Angina pectoris vermehrt.

5. Diese Moleküle zeigen bei Hochdruck-Kranken mit Gefäßkomplikationen eine Vermehrung, während Hochdruck-Kranke ohne Gefäßkomplikationen normale Werte aufweisen können.

6. Der S_f 10—20 Lipoproteid-Spiegel ist bei Diabetikern mit Gefäßprozessen höher als bei solchen ohne Gefäßkomplikationen.

7. Eine Vermehrung jener Lipoproteide wird bei einer Gruppe von Krankheiten angetroffen, die z. T. mit einer vorzeitigen und ausgedehnten Arteriosklerose einhergehen können: a) beim nephrotischen Syndrom, b) beim Myxödem, c) beim Xanthoma tuberosum und d) bei der familiären Hypercholesterinämie.

Diese Ergebnisse wurden im wesentlichen durch K. JAHNKE und W. SCHOLTAN bestätigt, nach deren Befunden die Durchschnittskonzentration an S_f 10—20-Lipoproteiden bei der Arteriosklerose etwa das Doppelte gegenüber anderen Krankheitsgruppen betrug; an dieser Stelle sei auch erwähnt, daß nach den Untersuchungen von H. L. CHANDLER u. Mitarb. die Werte der S_f 12—20-Lipoproteide keine Schwankungen innerhalb 24 Std. zeigen, die über die methodische Fehlerbreite hinausgehen. Dagegen wurden derartige Tagesschwankungen bei den S_f 20—100-Lipoproteiden von den gleichen Autoren beobachtet. —

E. NIKKILÄ berichtete 1953, daß er mittels der Papierelektrophorese bei 32 Patienten mit obliterierender Coronarsklerose eine β-Lipoproteid-Vermehrung gefunden habe. Im gleichen Jahr konnten K. D. VOIGT und E. A. SCHRADER an 21 Patienten mit arterio- und aortographisch gesicherten arteriellen Thrombosen zeigen, daß klinisch sichere Arteriosklerose übereinstimmend einen erhöhten α_2-Globulinwert, eine Vermehrung der β-Lipoproteide und eine Erhöhung der Serum-Cholesterine aufweisen, während klinisch sichere Endangiitis obliterans-Fälle keine der genannten Abweichungen erkennen lassen. Die Vermehrung des α_2-Globulins und des Serum-Cholesterins kann auch ohne β-Lipoproteid-Erhöhung nach Ausschluß anderer Erkrankungen für eine Arteriosklerose sprechen. Zur gleichen Zeit führten J. P. SOULIER und D. ALAGILLE ähnliche Untersuchungen durch. Sie gelangten zu der Feststellung, daß in $^2/_3$ ihrer 48 Arteriosklerotiker eine Vermehrung des α_2-Globulins und der β-Lipoproteide vorlag. Auch CH. KROETZ und F. W. FISCHER fanden bei 166 frischen, 52 drohenden bzw. überlebten Herzinfarkten, 68 Hirnthrombosen und 22 Diabetikern die genannten Verschiebungen im Lipoproteid-Spektrum des Blutserums. Nach A. SIBILLE und J. SONNET, die 35 frische Herzinfarkte untersuchten, kommt es 24—72 Std. nach eingetretenem Infarkt zu einer α_2-Globulin-Erhöhung, die bei günstigen Fällen nach etwa 4 Wochen auf normale Werte reduziert wird, während bei prognostisch ungünstigen der Wert erhöht bleibt. In Analogie zu diesen Befunden liegt der Gedanke nahe, daß das Fehlen oder Vorhandensein der α_2-Globulin-Vermehrung bei Obliterationen anderer arterieller Gefäßprovinzen (Beckenarterien-Thrombosen) von der Aktivität des obliterierenden Prozesses abhängig sein könnte.

Auch mit der von F. KNÜCHEL angegebenen unspezifischen Seroreaktion kann eine in gewisser Weise charakteristische Umlagerung der Werte bei der Arteriosklerose nachgewiesen werden.

Über das Verhalten der Kohlenhydratkomponenten, die alle Serumproteinfraktionen besitzen (CH. WUNDERLY und S. PILLER), lagen bisher für die Arteriosklerose noch keine Mitteilungen vor. 1955 fanden K. D. VOIGT u. E. A. SCHRADER eine signifikante Erhöhung der Gesamt-Glykoproteide.

E. KEESER machte darauf aufmerksam, daß bei der Entstehung der Arteriosklerose weniger die Höhe des Cholesterinspiegels im Serum als vielmehr die Löslichkeitsbedingungen des Cholesterins die entscheidende Rolle spielen, so daß seiner Ansicht nach die Ernährung ein unwesentlicherer Faktor sei als bisher angenommen. THANNHAUSER unterstreicht ebenfalls die Bedeutung der Löslichkeitsverhältnisse: „Wenn aber die kolloidale Lösung des Cholesterins (als Cholesterin-Phosphatid-Protein-Aggregat) ein geschädigtes arterielles Gewebe passieren muß und mit geschädigten Gewebskolloiden und mit fibrös veränderten Gewebsteilen in Berührung kommt, so wird der kolloidale Zustand der transsudierenden Cholesterinlösung verändert oder aufgehoben, so daß Cholesterin aus seiner kolloidalen Lösung ausflockt und als amorphe oder kristallisierte Substanz extracellulär in den erweiterten Gewebsspalten liegen bleibt."

G. L. DUFF und G. C. McMILLAN betrachten die Herabsetzung der Stabilität des Cholesterins im Plasma gleichfalls als das zentrale Problem, wobei immer noch ungeklärt bleiben müsse, wie letztlich die Fettkörper in die Intima gelangen. Wie R. C. BUCK und R. J. ROSSITER betonen, finden sich in der Aortenwand bei physiologischen Alters-Arteriosklerosen Gesamt-Lipoide, Gesamt-Cholesterine und Gesamt-Phospholipoide in verstärktem Maße in der *Media* abgelagert, während sie bei stärkeren, das Physiologische übersteigenden Arteriosklerosen in der Intima lokalisiert sind.

Aus dem Gesagten geht die Bedeutung des Lipo-u. Glykoproteid-Stoffwechsels für die Arteriosklerose hervor. Diese Ausführungen erscheinen uns im Hinblick auf die später zu besprechenden therapeutischen Maßnahmen von Wert. Wenn auch die meisten Fragen nach dem Wie und Warum offenbleiben müssen, so sind doch unsere Vorstellungen über die Pathogenese der Arteriosklerose durch die genannten Untersuchungen bereichert worden und lassen gewisse praktisch-klinische Ansatzpunkte erkennen.

Weitaus unübersichtlicher liegen die Verhältnisse bei der eigentlichen Thrombose und ihrer Genese. Immer wieder wurde versucht, Störungen im Gerinnungsmechanismus im Sinne der Thrombophilie auch bei den arteriellen Thrombosen herauszuarbeiten. M. E. EISEN u. Mitarb. verwandten den „Glas-Wolle-Filter-Test" nach S. E. MOOLTEN zur Bestimmung der Haftfähigkeit der Thrombocyten. 200 durchgeführte Teste an Normalpersonen besagen, daß die Zahl der „adhärenten" Thrombocyten normalerweise zwischen 42—72 000 liegt. Sie untersuchten mittels des Testes 35 Fälle von Endangiitis obliterans und 60 Fälle von Arteriosclerosis obliterans und fanden, daß eine Vermehrung der „hyperadhärenten" Thrombocyten nur bei der Endangiitis obliterans vorkommt.

Nach R. JÜRGENS sagt die Zahl der Thrombocyten wenig über eine Neigung zur Thrombose oder eine stattgehabte Thrombus-Bildung aus. Zwar finden sich bei Vermehrung der Thrombocyten (Polycythhämie, Thrombocytosen nach Splenektomie usw.) häufiger Thrombosen, jedoch ist das Umgekehrte (bei Thrombosen Thrombocytosen) nicht der Fall. Im Beginn der Thrombenbildung steht ein durch die Alteration der Blutplättchen bedingter Vorgang, an den sich die Fibrinentstehung durch Thrombinwirkung anschließt. Die Plättchenagglutination scheint nach R. JÜRGENS unabhängig vom Profibrin oder Fibrin abzulaufen und wird offenbar durch Veränderungen der Plättchen-Oberflächen und durch den Ausgleich elektrischer Potentiale verursacht. Eine gewisse Stütze erfährt diese Anschauung durch die Untersuchungen von P. N. SAWYER und J. W. PATE.

Diese Autoren stellten fest, daß die Intima gegenüber der Adventitia aortae negativ geladen ist. Durch ein Trauma oder eine Wandveränderung kann die normale Polarität umgekehrt werden. Leiteten sie einen in physiologischen Grenzen liegenden Strom in der der normalen Polarität entgegengesetzten Richtung durch eine Aorta, so entstand eine Thrombose im durchströmten Gefäßbezirk, die histologisch den spontanen arteriellen Thrombosen glich.

Diese experimentellen Daten sind im Hinblick auf die ebenfalls experimentell erzielten Ergebnisse von R. Jürgens von Interesse, doch geben sie uns keinen Aufschluß darüber, warum bei gleichartigen Gefäßveränderungen und wahrscheinlich gleichartig gestörten elektrischen Polaritätsverhältnissen im einen Falle die Thrombose entsteht und im anderen nicht.

R. Jürgens und Dialer wiesen durch die Ultrazentrifuge einen „Antiheparin-Faktor" im Thrombocytenextrakt nach, der möglicherweise bei Zerfall der Plättchen frei wird, die Hemmwirkung der Heparinoide im Blut abschwächt und die Thrombose fördert. Bereits W. H. Howell u. Mitarb. hatten 1918 bei der Entdeckung des Heparins angenommen, daß die Thrombokinase eine Antiheparinwirkung entfalten könne.

Die bisherigen Untersuchungsergebnisse ermutigen nicht, bei den arteriellen Thrombosen auf dem Boden einer Arteriosklerose einen Mechanismus zu vermuten, der dem "Platelet thrombosis syndrome" etwa ähnlich wäre, zumal unter diesem Terminus technicus klinisch völlig andersartige Erkrankungen verstanden werden. Zur Zeit spricht alles dafür, daß die mechanische Einengung des Arterien-Lumens durch ein Intimapolster die natürlichen Voraussetzungen für eine Thrombose schafft, ohne daß man eine Thromboseneigung postulieren müßte. Erinnert man sich der Befunde E. J. Wylies und betrachtet man unsere Abbildungen von arteriellen Stenosen (Abb. 7, 8, 23a und 25), so muß man zu dem Schluß kommen, daß es erstaunlich und verwunderlich ist, daß es trotz Reduzierung des Lumens auf 10% und weniger *noch nicht* zu einer verschließenden Thrombose gekommen ist. Alle Voraussetzungen zur Thrombenabscheidung — Stase des Blutes in der Gefäßlichtung, Aufrauhung der Intima-Oberfläche — sind gegeben, und dennoch werden diese Stenosen z. T. über längere Zeit (siehe S. 128) von der verschließenden Thrombose verschont.

Hält man sich diese Tatsachen vor Augen, so ist es einleuchtender, daß man bisher keine Störungen im Gerinnungsmechanismus gefunden hat; denn die Klinik liefert keine Beiträge für ihre Existenz. Um nicht mißverstanden zu werden, sei wiederholt, daß sich diese Ausführungen nur auf die arteriellen Thrombosen der Beckenarterien beziehen; daß sich die Thrombangiitis obliterans im jüngeren Lebensalter und bei Lokalisation in den distalen Partien der unteren Extremitäten-Arterien anders verhalten kann, sei erwähnt. Wie Klostermeyer nachwies, fehlt bei diesen jugendlichen arteriellen Thrombosen häufig jede Intimaveränderung, so daß die Erklärung, wie sie sich für die Beckenarterien-Thrombosen aufdrängt, in diesen Fällen nicht zutreffen kann.

IV. Untersuchungsmethoden.

1. Die Oscillometrie.

Neben der Kenntnis der Anamnese, des Beschwerdetyps und des Pulsbefundes ist die Oscillotonometrie die wichtigste Untersuchungsmethode. So schwierig die Erklärung der dabei zu beobachtenden Phänomene ist (siehe Monographie H. v. Recklinghausen), so einfach ist ihre Durchführung und die Deutung der gemessenen Werte. Durch das Oscillometer wird die Pulswelle größenmäßig erfaßt. Ihre Größe ist a) vom Blutdruck und b) von der Durchgängigkeit der großen Arterien abhängig. Letzteres interessiert in diesem Zusammenhang.

Die Oscillotonometrie gestaltet sich hinsichtlich ihrer Durchführung noch einfacher als die Blutdruckmessung; bei letzterer wird die Auskultation mittels Stethoskop benötigt, was beim Oscillotonometer fortfällt.

Technik: Wir benutzen das Oscillotonometer nach VON RECKLINGHAUSEN. Wie man auf der Abb. 4 erkennt, besteht die Skala aus einem nicht ganz geschlossenen Kreisbogen. An seiner äußeren Circumferenz finden sich Zahlen von 0—300, die wie beim Blutdruckapparat mm Hg entsprechen. An der Innenseite des Kreises sind in roter Schrift die Zahlen 0—400 eingetragen, die nach cm H_2O gerechnet werden.

Nach Anlegen der Manschette am Ober-, später am Unterschenkel wird diese aufgepumpt. Man geht z.B. bei einem Blutdruck von 120/80 auf 125, d.h.: Die Skalanadel weist auf die schwarze Zahl 125 am äußeren Umfang des Kreises. Dann drückt man den Hebel (siehe Pfeil auf Abb. 4) herunter und sieht nun, daß die Skalanadel Ausschläge beschreibt. Diese bewegen sich pulssynchron z. B. zwischen den roten Zahlen 160—210 an der Innenseite des Kreises: Der Oscillometerwert beträgt demnach bei einem Druck von 125 mm Hg 50 cm H_2O und wäre normal. Die Zahl 50 ist die Differenz zwischen Ruhelage und größtem Ausschlag der Nadel.

Im weiteren läßt man stufenweise den Manschettendruck ab:

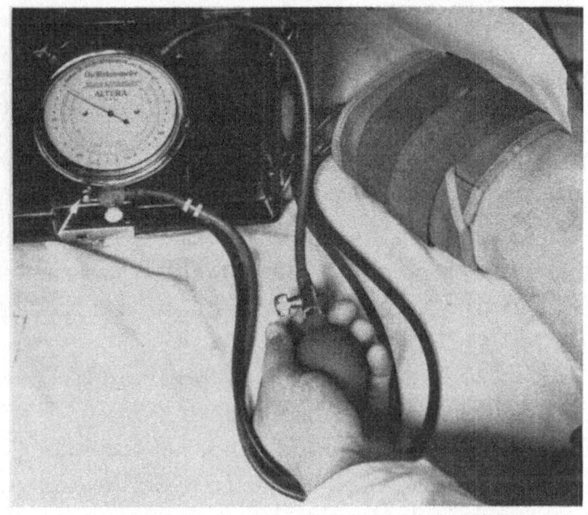

Abb. 4. Oscillotonometer nach V. RECKLINGHAUSEN mit um den Unterschenkel gelegter Manschette. Der Pfeil (→) deutet auf den Hebel, der heruntergedrückt werden muß, um die Ausschläge des Skalazeigers in Erscheinung treten zu lassen.

von 125 auf 115, dann auf 105 usw. und mißt jedes Mal durch Herunterdrücken des Hebels die Ausschläge. Wir pflegen den jeweiligen Manschetten-Druckwert dem gemessenen Ausschlag in einer Tabelle gegenüberzustellen, wie in der Kasuistik angegeben ist (s. S. 129).

Im Routinebetrieb genügt es zur raschen Orientierung, jeweils nur einen Wert an Oberschenkel und Unterschenkel zu messen. Man geht im Manschettendruck dann etwa 10 Teilstriche unter den bekannten systolischen Blutdruck und vergleicht die so gewonnenen Werte der rechten und linken Seite.

Auf einige Besonderheiten, die in der Praxis der Oscillotonometrie immer wieder auffallen, sei noch hingewiesen.

1. Der Umfang des Oberschenkels bzw. seine Muskelmasse beeinflussen bei adipösen oder sehr muskulösen Menschen maßgeblich die Ausschläge. Offenbar wird die Pulswelle, die zu einer momentanen Massenzunahme des Gliedteils führt, durch die Muskelpolster gedämpft und die Fortleitung der Massenzunahme gehemmt. Zum Teil liegt es auch daran, daß die Manschette bei sehr starken Oberschenkeln zu kurz ist und nicht ganz den Oberschenkel umfaßt. So haben wir häufig gefunden, daß eine angiologisch als normal zu bezeichnende Person am Oberschenkel nur Werte von 20 aufwies, daß ein Patient mit einem langen Verschluß der A. femoralis und *dünnem* Oberschenkel ebenfalls 20 oscillometrisch bot. Diese Fehlerquelle muß bei der Beurteilung der absoluten Werte, auf die wir noch zu sprechen kommen, berücksichtigt werden.

Damit steht in Zusammenhang, daß die am Unterschenkel gewonnenen Werte häufig höher als die am Oberschenkel festgestellten sind. Dieses paradoxe Verhalten erklärt sich ebenfalls aus der Tatsache, daß die stärkere Oberschenkelmuskulatur die Massenzunahme im Moment des Durchlaufens der Pulswelle schlechter leitet als die im allgemeinen geringere Unterschenkelmuskulatur. Wir sehen dieses Phänomen auch auf einigen mit dem Oscillographen geschriebenen Kurven (s. S. 147, Abb. 43).

Es ergibt sich hieraus, daß man zur einmaligen, orientierenden Messung besser den Unterschenkel als den Oberschenkel benutzt. Sind die Werte am Unterschenkel normal, so kann daraus geschlossen werden, daß Aorta, Becken-, Oberschenkel- und Kniekehlen-Arterien weder eingeengt noch verschlossen sind.

2. Die Oscillometer-Werte liegen bei Hypotonen auch ohne Gefäßverschluß unter der Norm-Grenze. Das Gegenteil findet man bei Hypertonikern, wenn auch hier der Blutdruckeinfluß bei bestehendem Verschluß nicht so stark zum Ausdruck kommt.

3. Gesenius, der als einer der ersten in Deutschland Oscillogramm und Arterio- oder Aortogramm vergleichend betrachtete, verdanken wir die Beobachtung, daß durch eine Hemiparese — d. h. durch eine Tonusstörung zentraler Genese — die Oscillometer-Werte herabgesetzt sein können. Bei seiner 36jährigen Patientin, die 2 Jahre zuvor eine Hirnembolie durchgemacht hatte, lagen die Amplituden oscillographisch am Oberarm und Oberschenkel der paretischen Seite deutlich niedriger gegenüber der gleichzeitig geschriebenen gesunden Seite. Aortographisch erschienen die Beckenarterien der paretischen Seite kleinkalibriger.

Die normalen Oscillotonometer-Werte bewegen sich (gemessen mit dem Oscillotonometer nach v. Recklinghausen) zwischen 40—70. Dabei müssen die Höhe des Blutdrucks und die Muskelmasse des Extremitätenteils in Rechnung gestellt werden (siehe oben).

Eine Vielzahl von Modifikationen apparativer und methodischer Art sind für die Oscillotonometrie beschrieben worden. Sie haben sich entweder auf Grund ihres Kosten- oder Zeitaufwandes bisher weder in der Klinik noch in der Praxis einbürgern können. Nach unseren Erfahrungen ist auch für die Klinik die Oscillotonometrie in der beschriebenen Art als diagnostische Hilfe völlig ausreichend und genügt allen Ansprüchen auch bei der Kontrolle operativer Resultate. Für den Interessierten seien einige Erweiterungen der oscillometrischen Technik kurz skizziert.

Von Kappert wurde die Bedeutung des Ruhe- und Belastungs-Oscillogramms herausgestellt. Der Autor verwendet eine größere Apparatur, die die Simultanschreibung aller 4 Extremitäten erlaubt.

Dortenmann empfiehlt den von ihm entwickelten „oscillographischen Stautest". Er beobachtete, daß bei Wiederholung einer Messung — also bei der 2. Messung — trotz gleicher Patienten- und Manschettenlage und im Abstand von wenigen Minuten der 2. Wert höher als der 1. lag. Er führt die Erhöhung der Oscillationen auf den Staureiz der 1. Messung zurück, der eine reaktive Hyperämie zur Folge hat. Der Test wird folgendermaßen durchgeführt: Nach der üblichen oscillometrischen Messung bleibt der Patient ruhig liegen, die Manschetten werden in gleicher Lage belassen. Nach 1 min wird die Messung wiederholt und soll bei normalen Personen eine gewisse Erhöhung der Amplituden zeigen; bei Patienten mit Gefäßverschlüssen der Hauptarterien bleibt diese aus.

Windus und Mertens verstärken mittels eines Zusatzgerätes die Oscillations-Amplituden und schreiben letztere mit einem Elektrokardiographen. Auf diese Weise gelingt es, kleinste, mit dem üblichen Oscillotonometer nicht erfaßbare Pulswellen noch nachzuweisen.

Kasner und Hersh berichteten über ein „electronic oscillometer"; mit diesem werden die Volumzunahmen einer Extremität im Moment der Pulswelle wie üblich erfaßt, die Übertragung auf die Manometernadel erfolgt ohne Verlust auf elektrischem Wege.

S. S. Samuel sieht den Wert des "Elektronen-Oscillometers" in folgendem: Seiner Erfahrung nach haben Patienten, deren mechanisch gemessene Oscillometerwerte bei 0 liegen, im allgemeinen eine schlechte Prognose hinsichtlich der Erhaltung der Extremität. Doch machte er hin und wieder die Beobachtung, daß auch Gangränen mit Werten von 0 spontan heilten, während andere mit gleichem Meßwert der hohen Amputation zugeführt werden mußten. Auf Grund der hohen Empfindlichkeit des "electronic oscillometer" fand der Autor, daß sich die bisherigen „0-Gruppen" doch weiter aufteilen ließen: 20 Patienten mit Oscillometerwerten von 0 (gemessen mit „Tycos sphygmomanometer") zeigten bei der Messung mit dem "electronic oscillometer" in 9 Fällen Werte von 20, in 3 Fällen von 10 oder über 10 und in weiteren 3 Fällen von 8. Der Vergleich dieser Messungen mit dem Ergebnis der konservativen Therapie berechtigt nach S. S. Samuel, den Zahlen prognostische Bedeutung beizumessen: Er demonstrierte in eindrucksvollen Abbildungen, daß Werte von 10 oder über 10 — gemessen mit dem "electronic oscillometer" — die Fortsetzung der konservativen Therapie mit hoher Wahrscheinlichkeit auf Erfolg rechtfertigen und zu der Hoffnung Anlaß geben, daß die hohe Amputation vermieden werden kann. Es könnte dadurch gelingen, den Patienten, die mit Gangrän und Werten von unter 5 der Amputation zugeführt werden müßten, einen unnötigen, lang dauernden und schmerzvollen konservativen Therapieversuch zu ersparen.

Die von Ejrup beschriebene "Tonoscillography after exercise" hat besondere Beachtung gefunden. Bei arteriellen Thrombosen werden die Oscillometer-Ausschläge nach Belastung der kranken Extremität kleiner — im Gegensatz zu Gefäßgesunden, bei denen die Ausschläge zunehmen. Nach einer gewissen „Erholungsphase", die zwischen 3—20 min liegen kann, nehmen die Ausschläge Gefäßkranker (Obliterationen) wieder zu. Man versucht sich dieses Phänomen dadurch zu erklären, daß die Muskulatur während der Arbeit die Venen auspreßt und bei arteriellen Gefäßverschlüssen der Nachschub zu gering ist, um das „ausgepreßte" Gefäßsystem wieder aufzufüllen. Nach Ejrup antworten die Arterien distal vom Stop auf die Entleerung mit einer reaktiven Vasokonstriktion, so daß die Oscillometer-Ausschläge über die eigentliche Arbeitsphase hinaus kleiner als gewöhnlich bleiben.

Eine Möglichkeit, die Belastungsoscillographie ohne größere apparative Konstruktionen durchzuführen, wurde von A. Rotzler angegeben. Der Autor benutzte den Oscillographen von H. Gesenius und Keller; es wird ein Ruhewert in Horizontallage des Patienten gemessen bzw. geschrieben. Anschließend werden die Beine für die Dauer von 2 min hochgelagert (z. B. durch einen umgekippten Stuhl) und erneut oscillographiert. Dabei zeigen sich bereits häufig — allerdings auch bei Gefäßgesunden — niedrigere Ausschläge, die sich im Falle von Gefäßverschlüssen noch weiter vermindern, wenn der Patient Plantar- und Dorsalflexionen des Fußes solange ausgeführt hat, bis ein Wadenschmerz auftrat. Der Autor bringt 3 Abbildungen, auf denen die Ruhe-, Hochlagerungs- und Arbeits-Oscillogramme eines Patienten zu sehen sind; falls die Abb. a—c nicht beim Druck verwechselt wurden, hat man allerdings eher den Eindruck, daß die Ausschläge nach Arbeitsbelastung *höher* liegen, als es beim Hochlagerungsversuch der Fall ist. Leider werden vergleichende arterio- oder aortographische Untersuchungen nicht mitgeteilt, so daß die Frage nach dem organischen Substrat im Einzelfall offen gelassen werden muß.

Auf die Strömungskalorimetrie, die von Matthes entwickelten „fortlaufend registrierenden Methoden" und die Plethysmographie soll hier nicht näher eingegangen werden, da diese Methoden an anderer Stelle ausführlich gewürdigt worden sind (Ratschow).

2. Die Oscillographie.

Zum Zwecke der Registrierung oscillometrischer Kurven wurde von Gesenius und Keller ein Gerät entwickelt, bei dem 2 Extremitäten zugleich erfaßt werden können. Die in der Kasuistik bei fast jedem Patienten abgebildeten Kurven wurden mit diesem Gerät geschrieben. Seine Verwendung ist besonders dort angezeigt, wo es auf das objektive Festhalten oscillometrischer Werte ankommt: Vor und nach Therapie, vor und nach restaurierenden Gefäßoperationen, fortlaufende Registrierung bei sich entwickelndem Kollateralkreislauf (siehe Gesenius) usw. Seine Handhabung ist einfach; zur Durchführung einer oscillographischen Messung wird nur wenig mehr Zeit benötigt, als es bei der Oscillotonometrie der Fall ist. Letztere ist aber selbst bei Verwendung des Oscillographen notwendig, da der Oscillograph die Pulsamplituden nicht in absoluten Zahlenwerten angibt. Diese müssen in jedem Fall mit einem Oscillotonometer festgestellt werden.

Zum Schluß dieser Kapitel möchten wir auf einige in der Kasuistik mitgeteilte Oscillometer-Messungen hinweisen, die den Wert und die Bedeutung dieser Untersuchungsmethode beleuchten.

1. Bei d. Pat. Ko. (S. 121, Abb. 20a u. b) machten Anamnese und Beschwerdetyp einen arteriellen Gefäßverschluß im Bereich der re. unteren Extremität wahrscheinlich. Die minimale Differenz der Leistenpulse zuungunsten re. vernachlässigten wir anfangs; bei der Oscillometrie sprachen die Werte am re. Oberschenkel von maximal (= „oscillometrischer Index") 10 und die des re. Unterschenkels von maximal 3 für einen Verschluß der re. A. femoralis mit evtl. Ausdehnung desselben in die A. poplitea. Die Arteriographie (percutan) an der re. Leistenarterie ergab einen kombinierten Femoralis-Poplitea-Verschluß (s. Abb. 19b). Wir waren erstaunt, daß trotz des distalen Sitzes der Obliteration die oscillometrische Messung in der *Mitte* des Oberschenkels so erniedrigte Werte zeigte. Es wurde diskutiert, ob es sich um ein Interferenz-Phänomen handeln könnte dergestalt, daß die durch den Verschluß verstärkte Rückstoßwelle die Pulswelle abschwächen könnte und so zu einer Verringerung der Ausschläge führte. Die Erklärung schien uns nicht hinreichend begründet, da wir früher bei derartigen Verschlüssen nie herabgesetzte Werte am Oberschenkel gefunden hatten. Daß sie am Unterschenkel — distal des Verschlusses — stark erniedrigt waren, bedurfte keiner weiteren Erklärung. Wir vermuteten deshalb, daß oberhalb der A. femoralis re. noch eine Stenose in der A. ilica externa sein könnte, die noch zu keiner wesentlichen Abschwächung des Leistenpulses geführt hatte. Die daraufhin durchgeführte Aortographie klärte die Verhältnisse: Es lag ein etwa 5 cm langer Verschluß der A. ilica externa vor (siehe Abb. 19a), den wir retrospektiv schon auf Grund der Anamnese hätten vermuten können: Der Patient gab an, daß das re. Bein plötzlich von der Leiste bis zum Fuß kalt geworden sei! (s. Text in der Kasuistik.)

2. Ein 2. instruktives Beispiel für den diagnostischen Wert der Oscillometrie bietet der Patient C. (S. 123, Abb. 22 u. 23). Die an beiden Oberschenkeln herabgesetzten Werte von maximal 12 bzw. 15 ließen andere Untersucher an einen Femoralisverschluß bds. denken. Während das für die re. Seite bedingt zutraf (Poplitea-Verschluß re.), auf der man am Unterschenkel auch stark erniedrigte Werte von maximal 3 fand, konnte das für die li. Seite mit den Unterschenkelwerten von maximal 15 nicht angenommen werden; diese entsprachen den Oberschenkelwerten li. von maximal 15 vollkommen, so daß eine arterielle Verlegung zwischen Ober- und Unterschenkel li. auszuschließen war. Da die Arteriographie li. damals keinen Verschluß zeigte, deutete man die Beschwerden als durch „Spasmen" bedingt.

Die deutlich herabgesetzten Oberschenkelwerte weisen im Zusammenhang mit fast seitengleich schwachen Leistenpulsen, und mit dem Waden-, später Oberschenkel-Claudikatio-Typ, auf eine hochsitzende Stenose hin. Diese wurde aortographisch (siehe Abb. 21 u. 22) bestätigt.

Die Zahl der Beispiele ließe sich beliebig vergrößern und in der Kasuistik finden sich einige weitere instruktive Beobachtungen. Wir haben diese beiden Fälle ausgewählt, weil aus ihnen ersichtlich wird, daß Anamnese, Beschwerdetyp und Oscillotonometrie bei Kenntnis der pathologisch-anatomischen Möglichkeiten die Diagnose eines arteriellen Gefäßverschlusses im Beckengebiet weitestgehend ermöglichen. Daß die Gefäßdarstellung letztlich allen diesen Methoden an Exaktheit und Sicherheit überlegen ist, erleben auch wir immer wieder. Das Gros der Kranken kann jedoch durch die einfachen Hilfsmittel erkannt, der Gefäßverschluß mit größer Wahrscheinlichkeit lokalisiert und in seiner Ausdehnung umrissen werden.

3. Die translumbale Aortographie.

a) Technisches Zubehör. Wir verwenden 2 Kanülen von 150 mm Länge und 15 mm äußerem Umfang. Bei sehr adipösen Patienten reicht die Länge der Kanüle gelegentlich nicht aus, so daß wir stets auch 2 Kanülen von 200 mm Länge und 14 mm äußerem Umfang bereit haben. Alle Kanülen sind mit einem Mandrin versehen.

Zur Injektion benutzen wir eine 60 cm³ fassende Rekordspritze. Man kann diese auf ein Gerät setzen, wie Abb. 5 zeigt; dieses Gerät wurde nach unseren Angaben (E. Gadermann u. E. A. Schrader) von der Firma W. Link (Hamburg 33, Steilshooperstr. 155) hergestellt. Es ist ebenfalls möglich, die Spritze mittels 2er Klemmen zu fixieren, so daß der Metallzylinder, auf dessen Hartgummikopf die Rekordspritze ruht, unnötig ist.

Spritzen von kleinerem Fassungsvermögen haben wir nie benutzt, da wir mit E. J. Wylie der Ansicht sind, daß die Kontrastmittelmenge mindestens 40—50 cm³, besser aber 60 cm³ betragen sollte. Auch J. Weis hält mindestens 40 cm³ Kontrastmittel zur kontrastreichen Darstellung für erforderlich.

b) Röntgen-Technik, Röntgenschutz. Der Patient befindet sich in Bauchlage auf dem Bucky-Tisch. Die Röntgenröhre, deren Abstand von der Filmkassette 1 m beträgt, wird auf den Beginn der Rima ani zentriert; in diese Höhe wird auch die Mitte der Filmkassette eingestellt. Die beschriebene Einstellung kann verändert werden, wenn aus klinischen Gründen z. B. der Gefäßverlauf bis Oberschenkelmitte wichtiger als die Aortenpartie oberhalb der Bifurkation ist. In solchen Fällen wird auf die Mitte der Rima ani zentriert und die Filmkassette entsprechend nach distal verschoben.

Die Größe des Filmes beträgt 30/40 cm. Wir verwandten häufig eine Ultra-Folie (Siemens-Reiniger).

Belichtungszeit: 2 sec
Kilovolt: 60 kV
Milliampere-Sekunden: 220 mAs

Die Erfahrung hat gelehrt, daß ohne die Bucky-Blende nicht auszukommen ist. So gibt z. B. Pässler an, daß er die Versuche mit Serienaufnahmen bei Benutzung einer Tunnelkassette wieder aufgeben mußte, da die Bucky-Blende schlecht zu entbehren wäre.

Röntgenschutz: Überraschenderweise sind im in- und ausländischen Schrifttum nur höchst selten Angaben über den notwendigen Röntgenschutz bei Arterio- und Aortographien gemacht worden. Wenn es sich im allgemeinen auch „nur" um Streustrahlen handelt, die das Personal treffen, so ist doch bei

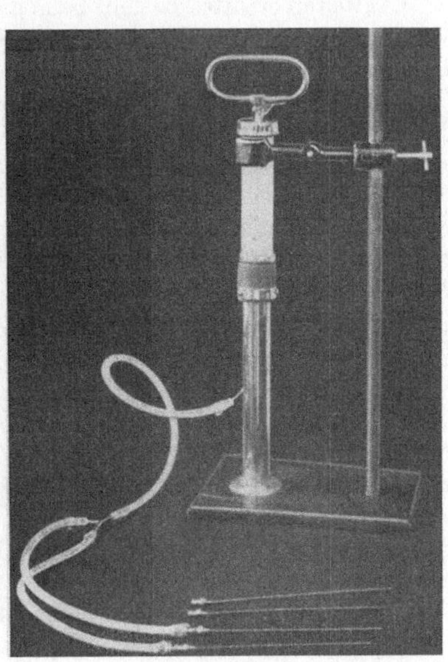

Abb. 5. Die Abbildung demonstriert das *gesamte*, für die Aortographie notwendige Instrumentarium. Die 60 cm³-Spritze ruht auf dem Gummikopf eines Metallzylinders. Der Zylinder hat an der Vorderseite einen vertikalen Schlitz, aus dem das Verbindungsstück zwischen Schlauch und Rekordspritze ragt. Das Verbindungstück besteht aus einem Metallkatheter. Die Kanülen sind auf die Schläuche bzw. deren Konus gesetzt; neben ihnen liegen die Mandrins.

häufiger Durchführung von Aortographien mit einem Summationseffekt zu rechnen. Bei uns werden im Durchschnitt 2—4 Patienten pro Woche aortographiert, so daß die Toleranzdosis im Verlauf eines Jahres schnell überschritten werden dürfte, wenn nicht entsprechende Vorsichtsmaßnahmen getroffen werden.

Wird der Patient nicht narkotisiert (z. B. „Inactin"-Kurznarkose i.v.), so befinden sich nur Patient und Arzt im näheren Bereich der Strahlen. Durch die Länge der Schläuche wird für den Arzt ein gewisser Abstand gewährleistet. Darüber hinaus ist die Verwendung einer möglichst starken Bleischürze und starker Blei-Gummi-Handschuhe notwendig. Bei unserer Technik kann die Injektion mit diesen Handschuhen durchgeführt werden; der injizierende Arzt hat außer dem muskulären Druck keine feineren Verrichtungen zu vollbringen, so daß die Handschuhe, die wir dringend empfehlen möchten, nicht hindern. Es ist völlig unnötig — soweit der Patient nicht vollnarkotisiert ist —, daß sich weiteres Personal im Raum aufhält.

c) Anaesthesie. Handelt es sich um ruhige, ausgeglichene Patienten, bei denen die dem Eingriff vorausgehende Schilderung der Methode und des zu Erwartenden keine überängstlichen Reaktionen hervorruft, so verzichten wir auf jedes Sedativum und auf jede Basisnarkose; nach unserer Erfahrung stellt die Lokalanaesthesie in solchen Fällen keine wesentlich schmerzlindernde Maßnahme dar, denn auch bei ihr müssen die Nadeln in das nicht anaesthesierte Gebiet vorgeschoben werden. Zum anderen ergibt sich gelegentlich, daß man zur

Aortenpunktion nicht den anaesthesierten Stichkanal benutzt, da sich Schwierigkeiten (Querfortsatz usw.) eingestellt haben, die die Führung der Nadeln in anderer Richtung (in evtl. nicht anaesthesiertes Gebiet) lenken.

Dieser Verzicht auf jede Sedierung hat sich bei ambulanten Patienten — soweit diese psychisch ausgeglichen waren — insofern bewährt, als die Nachwirkung mancher Sedativa (SEE, Dolantin usw.) sich unangenehmer gestaltete, als die leichten postpunktionellen Beschwerden es taten.

Ein weiterer Vorteil besteht beim nicht narkotisierten Patienten darin, daß man durch das Vorspritzen von 5 cm³ Kontrastmittel sich über die Lage der Kanülen orientieren kann: Die Patienten geben bei Lage der Nadeln im Aortenlumen ein Wärme- bzw. Hitzegefühl im Gesäß, in den Genitalien und in den Oberschenkeln an. Ist eine der Nadeln beim Anschließen der Schläuche aus dem Lumen gerutscht und ist beim Vorspritzen ein kleines Extravasat entstanden, so äußern die Patienten einen leichten paravertebralen Druck (siehe S. 129 und Abb. 27). In solchen Fällen läßt sich die Kanülenlage leicht korrigieren. Sollte der seltene Fall einer Mesenterica caudalis-Punktion vorliegen, berichten die Patienten über ein Wärmegefühl im Bauchraum! In dieser Situation müssen beide Kanülen an anderer Stelle in die Aorta geführt werden.

Bei ängstlichen Patienten verwenden wir die ,,Inactin''-Kurznarkose mit bisher sehr gutem Erfolg. Das ,,Inactin'' zeichnet sich durch gute Verträglichkeit, schnelle Ausscheidung und deutliche postnarkotische Euphorie aus. Im allgemeinen kommt man für die Aortographie mit $^1/_2$ g i.v. aus. Ein Nachteil entsteht dadurch, daß die narkotisierten Patienten während der Belichtungszeit atmen, während wir bei den nicht-narkotisierten Patienten das Kommando zum Luftanhalten geben können. So fällt bei der Betrachtung der Aortogramme häufig eine leichte Unschärfe auf (siehe Abb. 7 u. 8), die als Veratmungseffekt zu deuten ist. Dieser technischen Schwierigkeit kann durch Verwendung von sehr kurzen Belichtungszeiten begegnet werden. Wir waren bisher zu Belichtungszeiten von 2 sec gezwungen, bei denen der Veratmungseffekt doch deutlich herauskam.

Die Patienten erwachen aus der ,,Inactin''-Narkose wenige Minuten nach Beendigung der Injektion; durch die euphorische Stimmungslage werden die leichten postpunktionellen Beschwerden wie Druckgefühl in der li. Lendengegend fast völlig verdeckt und bleiben meist unbemerkt. So sind wir bei stationären Patienten immer mehr zur Kurznarkose übergegangen; Hepatopathien und Diabetes mellitus stellen gewisse Kontraindikationen dieser Narkose gegenüber dar.

Die Spinalanaesthesie (s. E. FELDMAN u. Mitarb.) in ihren vielen Varianten haben wir nie verwandt; wir glauben, daß sie im Verhältnis zur Aortographie ein zu ,,schweres Geschütz'' ist.

d) Aorten-Punktion. Wie im folgenden noch zu begründen ist, ist es zur optimalen Darstellung der Beckenarterien und zur sicheren Vermeidung einer Punktion höher liegender Aortenäste ratsam, die Kanülen dicht oberhalb der Aortenbifurkation einzuführen.

Einstich-Ort: Mitte zwischen 12. Rippe li. und li. Beckenkamm. Handbreit oder mehr (Adipositas) li. v. d. Mittellinie (Abb. 6). Um den Einstich durch die Haut mit den biegsamen Kanülen zu erleichtern, läßt man die Haut von einer Hilfsperson spannen. Nach dem Einstich führt man die Nadel mit leicht nach distal gerichteter Spitze auf die Vorderkante der Wirbelkörper zu. Es handelt sich meistens um den 3. LW. Stößt man nach Einführung der halben Kanülenlänge bereits auf knöchernen Widerstand, so liegt die Nadel an einem Wirbelquerfortsatz. Die Nadel muß dann ganz zurückgezogen werden und etwas mehr proximal oder auch distal am Querfortsatz vorübergeführt werden. Bei langsamem Vorgehen fühlt man evtl. bei fast ganz eingeführter Kanüle wiederum einen knöchernen Widerstand: Es kann sich dabei 1. um die laterale vordere Wirbelkörperfläche handeln. In diesem Falle erneutes Zurückziehen um $^1/_2$ der Kanülenlänge und Vorschieben der Kanüle mit etwas mehr geneigter Kanülen-Spitze, um ventral an der Wirbelkörper-Vorderfläche vorbeizukommen. Es kann sich 2. aber bereits um eine stark verkalkte Aortenwand handeln, von der Pulsationen infolge des Elastizitätsverlustes nicht mehr mitgeteilt werden. Wir haben oft erlebt, daß wir irrtümlich diese knochenharten Kalkeinlagerungen in der Aortenwand für die laterale Wirbelkörper-Vorderfläche hielten, die Nadeln zurückzogen und mit stärkerer Neigung der Kanülenspitzen erneut eingingen, ohne verständlicherweise die Aorta zu erreichen, da die Nadeln dann ventral *vor* der Aorta lagen. *Das* Unterscheidungsmerkmal, ob es sich um den Wirbelkörper oder um die kalkharte Aortenwand handelt, ist der leichte Schmerz, den der Patient bei Berührung des Wirbelkörperperiost äußert, während die Aorta meistens nicht schmerzempfindlich ist.

Man kann als Regel aufstellen: Findet sich nach Einführung von über $^2/_3$ der Kanülenlänge ein knochenharter Widerstand, so entscheidet die Schmerzangabe des Patienten, ob es sich um die Berührung des von Periost überzogenen Wirbelkörpers oder um eine kalkharte Aortenwand handelt. Äußert der Patient keine Beschwerden, so wird die Nadel mit einem plötzlichen Druck in das Lumen der Aorta geführt: Man hat immer das Gefühl, „in die Aorta zu fallen". Nach Entfernung des Mandrin tropft oder schießt arterielles Blut bei richtiger Lage aus der Kanüle. Häufig kommt es vor, daß sich trotz des Gefühls des „In-die-Aorta-Fallens" kein Blut aus der Kanüle entleert. Zieht man dann bei entferntem Mandrin die Kanüle etwas zurück, so entleert sich arterielles Blut. Die Erklärung ist darin zu sehen, daß die li. laterale Aortenwand, die keinerlei Kalkeinlagerungen aufwies und deshalb keinen Widerstand bot, unbemerkt punktiert wurde, die Kanüle die re. laterale Aortenwand passierte. Dort befanden sich Kalkeinlagerungen, die man durchstoßen hatte. Die Nadelspitze lag somit nach dem vermeintlichen „In-die-Aorta-Fallen" außerhalb und rechts von der Aorta.

Wenn man es sich zur Gewohnheit macht, die Kanüle sehr langsam vorzuschieben, so fühlt man fast immer die Aortenpulsation und den Widerstand auch einer nicht verkalkten Aortenwand, so daß der Einstich in die Aorta gefühlsmäßig festgelegt werden kann.

Liegt die Nadelspitze in der Aorta, so überzeugen wir uns von der richtigen Lage, indem die Nadel vorsichtig vor- und zurückgeschoben wird: Hat man dabei relativ großen Spielraum, ohne daß die Entleerung arteriellen Blutes aus der Kanüle unterbrochen wird, so darf mit Sicherheit daraus geschlossen werden, daß es sich um ein großkalibriges Gefäß handelt, das in diesem Bereich nur die Aorta abdominalis sein kann. Die 2. Nadel wird unmittelbar meist unterhalb neben der bereits richtig liegenden eingeführt. Man überzeugt sich wiederum durch vorsichtiges Hin- und Herziehen der Kanüle davon, daß auch mit der 2. Kanüle ein großkalibriges arterielles Gefäß punktiert wurde und die Nadelspitze im Lumen liegt.

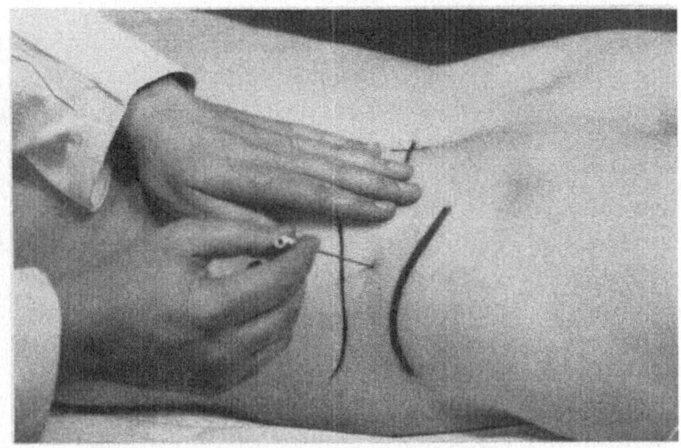

Abb. 6. Wahl des Einstichortes zur Aortenpunktion. Beckenkamm (dicke schwarze Linie) und 12. Rippe (dünne schwarze Linie) sind markiert. Das Kreuz entspricht dem Proc. spinosus des 3. LW. Die Nadel wird in der Mitte zwischen Beckenkamm und 12. Rippe handbreit (der Daumen der Hand ist mitzurechnen!) von der Wirbelsäule links eingestochen. Bei sehr adipösen Patienten ist der Abstand von der Wirbelsäule größer als Handbreit zu wählen.

e) Kontrastmittel-Injektion. Die auf dem Ständer befestigte 60 cm³-Rekordspritze (siehe Abb. 5) wird nach vorausgehendem Spülen mit steriler physiologischer Kochsalzlösung mit 40—60 cm³ Kontrastmittel gefüllt. Dabei wird die Rekordspritze tiefer als das Niveau der Schlauchenden gehalten, um das Eindringen von Luft zu verhindern bzw. die eingedrungene Luft in die Schlauchenden steigen zu lassen. Nach vollständigem Aufziehen des Kontrastmittels wird ein Teil des Kontrastmittels mit der in den Schläuchen vorhandenen Luft herausgespritzt, bis das Kontrastmittel *ohne* Luft aus den Schlauchenden herausläuft. Dann wird der abgelassene Teil des Kontrastmittels wieder aufgezogen und die Schlauchenden werden mit 2 Klemmen verschlossen.

Bei der Befestigung der Schlauchenden auf die intraaortal liegenden Kanülen muß vermieden werden, die Lage der Nadeln zu verändern. Es ist empfehlenswert, sich mit der linken Hand, die die Kanüle hält, auf dem Rücken des Patienten abzustützen. Der Konus des Schlauchendes wird nach Entfernung des Kanülenmandrins vorsichtig drehend in die Kanüle eingefügt, wobei darauf zu achten ist, daß bei etwas verdrehtem Gummischlauch nach Loslassen der Kanüle letztere nicht durch eine Eigendrehung des Schlauches gedreht und dadurch bewegt wird.

Sind beide Schlauchenden auf die Kanülen montiert, so spritzen wir 5—10 cm³ Kontrastmittel langsam ein und fragen den Patienten, was er dabei empfindet. Liegen die Kanülen intraortal, so gibt der Patient ein leichtes Wärmegefühl im Gesäß und in den Genitalien, später in den Oberschenkeln bzw. Füßen an. Liegen eine oder beide Kanülen in der Aortenwand oder extraortal, so geben die Patienten nach kurzer Zeit bereits eine Mißempfindung oder einen Schmerz im Rücken an, der sich langsam verstärkt, nach 10 min bis ¹/₄ Std. aber wieder verschwindet. Im letzteren Falle sind die Schlauchenden sofort abzuklemmen, die Lage der Kanülenspitzen muß in beschriebener Weise kontrolliert werden.

Hat der Patient nach Injektion von 5—10 cm³ Kontrastmittel das beschriebene Wärmegefühl geäußert, so werden die 50 cm³ in 3—4 sec injiziert. Ist die Hälfte des Kontrastmittels injiziert, so erfolgt das „Schuß"-Kommando. Vorher wurde mit dem Patienten verabredet, daß er auf das Schuß-Kommando den Atem anhält. Allen Patienten erklären wir, welchen Zweck die Untersuchung hat und welche Reaktionen bei Injektion des Kontrastmittels zu erwarten sind.

Der Zeitpunkt, zu dem das Kommando zur Aufnahme gegeben wird, ist natürlich von der Länge der Belichtungszeit abhängig zu machen. Wir haben bisher eine Belichtungszeit von 2 sec verwenden müssen; bei dieser Länge war es erfahrungsgemäß günstig, von den 60 cm³ Kontrastmittel 30 cm³ so schnell wie möglich zu injizieren und beim Übergang zu den nächsten 30 cm³ das Schuß-Kommando zu geben. Die letzten 30 cm³ wurden während der Belichtungszeit injiziert, so daß bei Ausschalten des Apparates das gesamte Kontrastmittel die Spritze verlassen hatte. Bei kürzeren Belichtungszeiten (K. E. Loose gab 0,4—0,5 sec bei 78—80 kV u. 200 mAs an) ist es empfehlenswert, erst bei Injektion der letzten Kubikzentimeter das Aufnahmekommando zu erteilen; K. E. Loose schaltet den Apparat bei Injektion der letzten 5 cm³ ein.

Nach Beendigung der Belichtung und der Injektion werden die Schlauchenden sofort von den Kanülen genommen, wobei sich gleichzeitig die richtige Lage der Kanülen durch das Heraustropfen arteriellen Blutes dokumentiert. Die Mandrins werden wieder eingeführt, Rekordspritze u. Schlauchsystem werden mit steriler Kochsalzlösung durchgespült, bis sämtliches Blut entfernt ist. Die Kanülen bleiben in situ, bis man in der Dunkelkammer den Grad der Füllung und die Qualität des Filmes beurteilt hat. Ist eine Wiederholung der Kontrastmittelinjektion erforderlich, wiederholt sich der oben beschriebene Vorgang; bei befriedigendem Ergebnis werden die Kanülen herausgezogen. Der Patient kann unmittelbar danach aufstehen.

f) Modifikationen der translumbalen Aortographie. 1. Während wir durch vorsichtiges Vorschieben und Zurückziehen der Nadel nach Entfernung des Mandrins am Blutstrom erkennen können, ob sich die Kanülen in einer Arterie mit großem Querschnitt (= Aorta) oder in einer kleineren (= A. mesenterica caudalis z. B.) befinden, hat Lindbom ein anderes Verfahren zur Bestimmung der Kanülenlage angegeben:

Nach erfolgter Punktion wird in die Kanüle ein in Zentimetern graduierter Silbermandrin eingeführt; mit diesem tastet man die der Kanülenspitze gegenüberliegende Wand ab und erkennt, ob es sich um ein großkalibriges Gefäß (= Aorta) handelt. Läßt sich der Mandrin weiter als 2 cm vorschieben, so bedeutet das nach Lindboms Erfahrungen, daß sich die Kanülenspitze in der unmittelbaren Nähe einer oder *in* einer Gefäßabzweigung befindet. In diesem Falle sollte man an einer anderen Stelle punktieren.

2. Verwendet man wie wir *eine* Röntgenröhre, so erfaßt man mit ihr und einem 30 cm/40 cm-Film die Aorta oberhalb der Bifurkation und das proximale Oberschenkeldrittel bds. mit den Aa. femorales und Aa. profundae femorum. Das mittlere und distale Drittel der A. femoralis entzieht sich bei dieser Technik der Darstellung. Da der typische Femoralisverschluß („Arteriose der A. femoralis") gerade im distalen Drittel lokalisiert ist, benutzen Leriche u. Kunlin eine 2., auf das Kniegelenk zentrierte Röntgenröhre, die von der 1. durch eine vertikal hängende Blei-Gummischürze getrennt ist. Unter beide Oberschenkel werden 30/40 cm-Filme gelegt, die nach Beendigung der Beckenaufnahme (mit der 1. Röhre) durch Einschalten der 2. Röhre belichtet werden.

Gottlob hat diese Methode mit Hilfe der intraarteriellen Kreislaufzeitbestimmung genauer gestaltet: Nach Punktion der Aorta abdominalis werden 2 cm³ einer 20%igen Fluorescin-Natrium-Lösung intraaortal injiziert. Vorher werden in der Mitte der Waden (entspricht etwa dem unteren Rand der Filme, die von der 2. Röhre belichtet werden) mehrere

Quaddeln intracutan mit einer Histaminlösung (1:1000 + 5%igem Procain zu gleichen Teilen) gesetzt. Im ultravioletten Licht (Quarzlampe u. Woodschem Filter) leuchten die Quaddeln auf, sobald das intraaortal injizierte Fluorescin den Gefäßbezirk der Waden erreicht hat. Beträgt z. B. die Zeit von der intraaortalen Injektion bis zum Aufleuchten der Quaddeln 26 sec, so wird die 2. Röhre zur Belichtung der Oberschenkel u. eines Teiles der Unterschenkel etwa 24 sec nach Beendigung der Kontrastmittelinjektion in die Aorta eingeschaltet. GOTTLOB u. Mitarb. konstruierten einen einem Heißluftkasten ähnlichen Schirm, durch dessen Fenster sie das Aufleuchten der Quaddeln registrieren.

3. Die Verwendung von Serien-Aufnahmen („Serien-Aortographie") ist von K. E. LOOSE, G. BONTE u. J. DESRUELLES, S. LÄSER, E. J. WYLIE sowie von E. LINDGREN empfohlen worden. Zweifelsohne ist es ein Vorteil, die Füllung der Beckenarterien in verschiedenen Phasen erfassen zu können. Es ist nur die Frage, ob Kostenaufwand (3—4 Filme, mechan. oder automatischer Kassettenwechsler) und praktisches Bedürfnis in einem adäquaten Verhältnis zueinander stehen. Das praktische Bedürfnis läßt sich folgendermaßen definieren: Würde es häufig vorkommen, daß die Hauptarterie *unterhalb* des Verschlusses nicht zur Darstellung gelangt, da bei Verwendung von nur einer Aufnahme die Belichtung zu früh erfolgt, so wäre man gezwungen, Serienaufnahmen zu schießen; denn 3—4 Filme stellen eine geringere Belastung für den Patienten und den Etat dar als die Wiederholung der Kontrastmittel-injektion bei späterem Aufnahmetermin. Nach unserer Erfahrung tritt der Fall einer Nicht-Füllung der distal vom Verschluß gelegenen Arterien höchst selten ein. Wir können unter 250 Aortographien nur 2 Beispiele dieser Art bieten: Auf S. 150—151 und Abb. 50 u. 51 finden sich die Daten und das Aortogramm eines Patienten, bei dem wir einen Femoralis-Ilica externa-Ilica communis-Verschluß re. annehmen mußten. Bei der Operation stellte sich jedoch heraus, daß es sich nur um einen Verschluß der A. ilica communis re. handelte und daß die A. ilica externa und A. femoralis re. durchgängig waren (s. Abb. 50). In diesem Falle wäre es diagnostisch von großem Wert gewesen, mehrere Füllungsphasen durch mehrere Filme zu erfassen. Da bei diesem Patienten auch die Wiederholung der Kontrastmittelinjektion und der spätere Aufnahmetermin zu keiner Darstellung der distal vom Verschluß gelegenen Arterien führte, hätten die Freilegung der A. femoralis am Leistenband und die retrograde und peri-phere Arteriographie das Bild geklärt. Die gleiche Maßnahme ist bei dem Pat. erforderlich, dessen Aortogramm Abb. 9 zeigt.

Wie aus unseren Abbildungen von ausgedehnten Verschlüssen zu entnehmen ist, handelt es sich bei den beschriebenen Patienten um Ausnahmefälle, die u. E. die generelle Verwendung eines Seriengerätes nicht rechtfertigen. Die Praxis lehrt, daß die Aortographie zur Darstellung der Beckenarterien mit nur einem Film in über 95% der Fälle zu einem diagnostisch befriedi-genden Ergebnis führt.

Über die Erfahrungen mit einem Kinematographen, die E. GADERMANN und wir machen konnten, sei nur soviel gesagt, daß wir schon nach Herstellung von 3 Filmen bei 3 verschiedenen Aortographien zum Buckytisch und zum 30/40-Film zurückkehrten.

Die Serien-Aortographie ist u. E. bei der Darstellung der Nierenarterien eine unbedingte Voraussetzung, da sich häufig beide Nierenarterien zu sehr differenten Zeitpunkten füllen und bei nur einer Aufnahme der Eindruck entstehen könnte, daß ein Verschluß einer A. renalis vorliegen könne, da sich letztere noch nicht gefüllt hat. Für dieses Indikationsgebiet stellt das Seriengerät eine Conditio sine qua non dar.

Von LOOSE wurde in Zusammenarbeit mit der Firma Koch & Sterzel ein Seriengerät für die Aortographie entwickelt, das den Namen „Aortograph" trägt.

g) Weitere Methoden zur Darstellung der Aorta abdominalis und ihrer Beckenäste. 1. Bei *intravenöser* Injektion von 50 cm³ 70%igen Diodrosts kommt es nach den Erfahrungen von LEIGH u. ROGERS jr. zu einer ausreichenden Kontrastmittelanreicherung in der Aorta abdominalis. Etwa 10 sec nach Beendigung der i.v. Injektion werden 3 Filme im Abstand von 4 sec belichtet. Die von den Autoren abgebildeten Aortenfüllungen sind allerdings nicht so intensiv, als daß sie Einzelheiten wie Wandveränderungen oder kleinere Gefäßabgänge erkennen ließen. Doch zeigt der von LEIGH u. ROGERS abgebildete Aortenverschluß (Abbruch der Aortenfüllung in Höhe von LWK 1), daß bei totalen Aortenthrombosen infolge der maximalen Abflußbehinderung die Kontrastmittelanreicherung die Grade erreichen kann, die zur Stellung der Diagnose erforderlich sind. Die von den Autoren abgebildeten Aortogramme lassen den Schluß zu, daß diese Methode für die Diagnostik der Thrombosen in den Aa. ilicae ungeeignet ist, da die Kontrastmitteldichte in diesen Gefäßen nicht ausreichend sein dürfte.

2. Die *retrograde* Aortographie der Aorta abdominalis wurde 1946 von FARIÑAS angegeben. Nach Freilegung der A. femoralis am Leistenband wird ein Katheter in diese Arterie eingeführt und in die Aorta abdominalis vorgeschoben. Nach Beendigung der Untersuchung ist eine Naht der A. femoralis erforderlich.

Eine gewisse Vereinfachung der retrograden Aortographie stellt die von LINDGREN angegebene Modifikation dar: Ein relativ starkkalibriger Trokar wird percutan in die A. femoralis eingestochen; daran anschließend wird durch diesen Trokar ein Polyethylen-Katheter in die A. femoralis und von da in die Aorta abdominalis geführt. Trotz der Stärke der Trokars sollen die entstehenden Hämatome unbedeutend sein. LINDGREN hält die Verwendung eines Überdruckapparates zur Injektion durch den dünnen Katheter für unbedingt erforderlich, da im Falle der manuellen Injektion die Kontrastmitteldichte nicht ausreicht.

HELMSWORTH u. Mitarb. führten einen Katheter bei einer 46jähr. Frau in die li. A. brachialis ein und schoben ihn bis zum Niveau der Aortenthrombose (12. BWK—1. LWK) vor. Auf den abgebildeten Aortogrammen (2 Rö.-Bilder) ist der Aortenverschluß als solcher nur andeutungsweise zu erkennen; die zahlreichen Kollateralarterien in seiner Umgebung (Aa. intercostales) sind deutlicher dargestellt und somit eindrucksvoller wegweisend für die Diagnose.

Besonders interessant sind die Erfahrungen der Autoren, die sowohl die direkte Punktion der Aorta abdominalis als auch die retrograde Katheterisierung zur Aortographie der Aorta abdominalis benutzten. DETERLING entscheidet sich in seiner Übersichtsarbeit für die direkte translumbale Punktion der Aorta abdominalis, wenn es diagnostisch auf die Darstellung der Aorta abdominalis und der Beckenarterien ankommt. Er begründet seinen Standpunkt mit dem Hinweis auf die Gefahren, die bei retrograder Katheterisierung der Beckenarterien und Aorta durch die Ablösung thrombotischer Atheromauflagerungen entstehen und berichtet über den tragischen Ausgang eines selbst beobachteten Falles. Er sagt wörtlich: „Da wir keine Situation erlebt haben, in der die translumbale Methode unbefriedigend gewesen ist, haben wir keinen Gebrauch von der retrograden Methode zur Darstellung der Aorta abdominalis gemacht." Für die thorakale Aortographie verwendet DETERLING weiterhin die Katheterisierung.

GOODWIN u. Mitarb. haben sich auf Grund ihrer Erfahrungen in gleicher Weise geäußert: Im Vergleich beider Methoden — der translumbalen und der retrograden (Katheterisierung) Aortographie der Aorta abdominalis — halten sie die translumbale für einfacher und komplikationsärmer und für die Methode der Wahl. Nur wenn es durch sie zu keiner befriedigenden diagnostischen Klärung kommt, betrachten sie die Indikation zur retrograden Katheterisierung der Aorta abdominalis für gegeben; letztere hat ihrer Ansicht nach den Vorteil, daß man das Kontrastmittel in den jeweils interessierenden Gefäßbezirk bringen kann.

SELDINGER konnte über 35 von der A. femoralis aus durchgeführte Katheterisierungen der Aorta abdominalis ohne ernsteren Zwischenfall berichten. SELDINGER modifizierte die Methode folgendermaßen: Durch die Punktionskanüle wird ein flexibler Metallkatheter geführt; dann wird die Punktionskanüle herausgezogen und über den flexiblen Metall-"leader" ein Polyethylen-Katheter *gleicher* Stärke (wie die der Punktionskanüle) in die Arterie geschoben.

Von S. LÄSER wird ebenfalls die SELDINGERsche Modifikation zur retrograden Aortographie verwandt. Der Autor führt bei der Besprechung der Technik aus, daß es leicht gelingt, den über den Mandrin gestülpten Polyethylenkatheter unter gleichzeitigem Vorstoßen des Mandrins durch die Haut und durch die Arterienwand zu bringen. Die Punktion wird in Lokalanaesthesie durchgeführt. S. LÄSER demonstriert ein auf diese Weise hergestelltes Aortogramm, auf dem die Arterien ausreichend kontrastmittelgefüllt sind und ein li. seit. Verschluß der A. femoralis gut zur Darstellung kommt.

LERICHE u. Mitarb. haben unter Hinweis auf die möglichen embolischen Komplikationen der retrograden Aortographie von dieser abgeraten. Wir haben keine eigenen Erfahrungen mit dieser Methode sammeln können; die Tatsache, daß bei einem $^1/_4$ der Patienten mit Beckenarterienthrombosen der Prozeß doppelseitig ausgebildet ist, schränkt die generelle Verwendung der retrograden Aortographie bei den Beckenarterienthrombosen ein. Denn zur Durchführung der retrograden Katheterisierung muß eine Seite durchgängig und der Leistenpuls zur Punktion deutlich fühlbar sein.

Wenn somit die retrograde Katheterisierung zur Lokalisation arterieller Thrombosen im Beckenbereich nur beschränkt anwendbar ist, spielt sie andererseits für die Darstellung der Nierenarterien eine bedeutende Rolle. Diesen Standpunkt vertritt auch MULLER, der nach einem „unerfreulichen" Zwischenfall bei einem Patienten mit erheblichen arteriellen Wandveränderungen von der retrograden Aortographie dann absieht, wenn es sich um eine Gefäßerkrankung (Arteriosklerose) handelt. Bei Nierenerkrankungen dagegen und nach Ausschluß arteriosklerotischer Wandveränderungen der Gefäße, die der Katheter passieren muß, ist diese Methode der translumbalen Aortographie überlegen:

A. kann man den Katheter unter Sicht (Durchleuchtung) und unter Vorspritzen einer kleinen Kontrastmittelmenge exakt bis zum Abgang der Aa. renales vorschieben;

B. vermeidet man damit die evtl. ungewollte Punktion von Aortenästen und deren evtl. Folgen;

C. ist es wahrscheinlich, daß man durch die ideale Lage des Katheters am Abgang der Aa. renales eine stärkere Kontrastmittelinjektion der Nierenarterien erzielt und diese ohne Risiko (Verrutschen der Nadeln) wiederholen kann.

3. Durch die *retrograde* Arteriographie gelingt es häufig, die Aa. ilicae externa u. communis der gleichen Seite zu füllen. Man punktiert die Leistenarterie mit nach kranial zeigender Kanülenspitze und injiziert gegen den arteriellen Strom. Im allgemeinen muß dabei die A. femoralis operativ freigelegt werden, da bei einem gleichseitigen Beckenarterienverschluß der Leistenpuls für die percutane Punktion der Arterie zu schwach ist. Dieser Eingriff ist immer dann indiziert, wenn sich auf dem Aortogramm ein ausgedehnter Beckenarterienverschluß erkennen läßt und die Kollateralen zu keiner ausreichenden Füllung der unterhalb des Verschlusses liegenden Arterien geführt haben. Für den Chirurgen ist es von größter Wichtigkeit, das distale Ende des Verschlusses auf diese Weise exakt bestimmen zu können und sich somit präoperativ über die Ausdehnung des Prozesses ein Bild machen zu können. Von GOTTLOB wurde dieser Eingriff, bei dem entweder operativ die A. femoralis distal von der Einstichstelle temporär ligiert oder der Oberschenkel zirkulär komprimiert wird — um den Abstrom des Kontrastmittels nach distal zu verhindern —, besonders herausgestellt und „ascendierende Arteriographie" genannt.

In der überwiegenden Mehrzahl der Aortogramme (siehe Kasuistik) kommt es bei einseitigen, z. T. sehr ausgedehnten Beckenarterienthrombosen zu einer Darstellung der distal vom Verschluß liegenden Arterien über den Kollateralkreislauf. Man wird nur in sehr wenigen Fällen gezwungen sein, mittels der retrograden Arteriographie das distale Thrombusende zu bestimmen. Wesentlich häufiger dagegen muß die Indikation zur operativen Arteriographie der A. femoralis gestellt werden, damit weiter peripher liegende Thrombosen (z. B. A. poplitea oder A. tibialis posterior) ausgeschlossen oder lokalisiert werden können.

Erwähnt sei noch, daß man durch die retrograde Arteriographie der A. femoralis bei sehr starker gleichseitiger Oberschenkelkompression und bei Durchgängigkeit der gleichseitigen Beckenarterien die Aortenbifurkation und die Gegenseite darstellen kann. An dieser Stelle sei bemerkt, daß LINDBOM die Abschnürung der Oberschenkel für gefährlich (embol. Verschleppung von Atheromauflagerungen?) hält.

h) Gefahren der translumbalen Aortographie und deren Vermeidung. Der Gedanke an die blinde Punktion des größten Körpergefäßes wird jeden, dem die aortographische Technik unbekannt ist, befremden. Zum Beispiel waren wir anfangs bemüht, alle jene Patienten von der Aortographie auszuschließen, bei denen die Verkalkung der Aorta abdominalis röntgenologisch (seitl. Aufnahme der LWS z. B.) besonders ausgeprägt erschien. Denn wir glaubten, daß die Aortenwand auf Grund des Elastizitätsverlustes nicht in der Lage sei, die entstandenen Punktionslöcher zu schließen und Hämatome zu verhindern. Diese theoretisch naheliegende Besorgnis hat sich in praxi als völlig unbegründet erwiesen, das Gegenteil ist — wie auch KUNLIN uns mündlich mitteilte — der Fall: 1. treten auch bei diesen Patienten keine Nachblutungen auf, wie operative Kontrollen bewiesen; 2. erleichtert die Verkalkung der Aortenwand die Punktion insofern, als der Untersucher durch das Überwinden des manchmal knochenharten

Widerstandes schon vor Herausziehen des Mandrins sicher sein kann, die Aorta punktiert zu haben; 3. liegt die Nadel in einer kalkharten Wand fester als in einer zarten elastischen, wodurch das unbeabsichtigte Herausgleiten der Nadeln während Ansetzen der Schlauchenden oder während der Injektion weitgehend verhindert wird.

Dieses Beispiel kann verallgemeinernd für alle Probleme Geltung haben, die sich dem unvoreingenommenen und unerfahrenen Betrachter der Aortographie selbstverständlich aufdrängen:

Theoretisch muß die Idee, die Aorta abdominalis blind zu punktieren, eine Vielzahl von Bedenken hervorrufen.

Praktisch zeigt sich, daß diese Besorgnis größten Teils unbegründet ist. Dafür ergeben sich aber aus der Praxis die *wirklichen, zu vermeidenden Gefahrenquellen*, deren Besprechung uns wichtig erscheint.

Auswahl der Patienten. Wir stehen auf dem Standpunkt, daß die Aortographie bei Beckenarterienthrombosen nur dann indiziert ist, wenn sich aus ihr wichtige praktische Konsequenzen für den Patienten ergeben. Diese müssen nicht immer operativer Natur sein; als Beispiel seien gutachterliche Fragestellungen angeführt, an deren Beantwortung der Patient selbst sehr interessiert ist. Wir pflegen vor der Indikation zu Aortographie uns folgende Frage vorzulegen: Können sich in Anbetracht des Allgemeinzustandes des Patienten aus der Kenntnis seines aortographischen Bildes praktische Folgerungen ergeben, zu denen man ohne diese Kenntnis nicht kommen würde?

Ein weiterer wesentlicher Punkt bei der Auswahl der Patienten ist deren affektive Ansprechbarkeit. In diesem Zusammenhang sei an die Bedeutung emotioneller Faktoren für die Angina pectoris und den Herzinfarkt erinnert. Die uns interessierenden Patienten sind in einem großen Prozentsatz mit diesem Leiden behaftet. Ist die Coronarerkrankung bei einem Patienten klinisch evident, so sollte man große Zurückhaltung bei der Indikation zur Aortographie üben. Wir haben es häufig erlebt, daß schon bei Erklärung des in einigen Tagen durchzuführenden Eingriffes diese Patienten mit Schweißausbrüchen und den Zeichen einer hypotonen Kreislaufdysregulation antworteten. Bei derartigen Kranken sehen wir von dem Eingriff ab, oder führen ihn — falls er aus anderen Gründen erforderlich erscheint — in Allgemeinnarkose durch. Das gleiche gilt für Patienten, die durch ihre überängstlichen Fragen und Überlegungen auffallen. Ist der Eingriff in solchen Fällen klinisch nicht unbedingt notwendig, nehmen wir von ihm Abstand und erleben dann nicht selten, daß diese Patienten unter Offenbarung ihrer eigentlichen, bisher unbekannten Gründe (Arbeitsunfähigkeitsbescheinigung, Pensionierungsantrag, Renten-Prozeß, Wohnungsamtschwierigkeiten usw.) und um die Durchführung der Aortographie bitten, dabei gleichzeitig betonen, daß eine evtl. Operation von vornherein für sie nicht in Betracht käme.

Kontrastmittel. Einen Tag vor der Aortographie erhält der Patient 1—2 cm³ des zu verwendenden Kontrastmittels intravenös. Dadurch werden Überempfindlichkeitsreaktionen gegen Jod und gegen bestimmte Lösungsmittel mit größtmöglicher Sicherheit ausgeschlossen, falls der Patient keine Reaktionen auf die i.v. Injektion zeigt.

Wir haben bei jedem der von uns verwandten Kontrastmittel (Perabrodil 80%, Joduron 70%, Xumbradil 70%, Urografin 50%) gelegentlich Übelkeit und auch Erbrechen nach Injektion der für die Aortographie erforderlichen Gesamtmenge gesehen, obwohl die i.v. Injektion am Vortage reaktionslos vertragen wurde. Beide Symptome verschwinden nach spätestens 3 min post aortographiam.

Daß bei der Verwendung von Kontrastmitteln (i.v. Pyelographie, Cholecystographie, Venographie) Todesfälle vorkommen, zeigt die Übersicht von PENDERGRASS u. Mitarb.: Diese Autoren sammelten 26 Todesfälle nach Kontrastmittelinjektion unter 661800 Kontrastdarstellungen, die einer allergischen Reaktion auf das jodhaltige Präparat oder einer Nierenschädigung zur Last gelegt werden mußten. Es ergibt sich nach diesen Zahlen eine Mortalität von 0,0039%!

Bei der „hohen" subdiaphragmalen Aortographie, die diagnostisch für die Beckenarterienthrombosen nur im Falle des Aortenverschlusses und somit sehr selten in Frage kommt, fließt ein großer Teil des Kontrastmittels durch die Aa. renales. Inwieweit es hierdurch zu einer Gefäß- und anschließenden Parenchymschädigung der Nieren kommen kann, ist häufig diskutiert worden. Über reiche Erfahrungen verfügen die Urologen, die die Aortographie nur zur Diagnostik von Nierenerkrankungen und somit stets die „hohe" benutzten. WEYDE beobachtete unter 210 Aortographien aus urologischer Indikation keinen Zwischenfall und keine Spätschädigung. LINDGREN zitiert die Autoren DUCUING, PONS u. ENJALBERT wie auch DOS SANTOS, die Nekrosen des Nierenparenchyms bei direkter Injektion des Kontrastmittels in eine der Aa. renales beobachteten. LINDGREN sieht die Ursache der Nierennekrose in der ungeeigneten Zusammensetzung älterer Kontrastmittel, der gleichen Ansicht ist PÄSSLER im Hinblick auf die beschriebenen Thrombosen der A. mesenterica cranialis oder caudalis. LARSSON und PALMLÖV kontrollierten die Nierenfunktion einer Patientin, bei der die Injektion nahe der re. A. renalis erfolgt war: Auch die im Verlaufe eines Jahres wiederholten Clearence-Werte gaben keine Hinweise für eine Früh- oder Spätschädigung der Nieren. Diese Autoren konnten weder an der tgl. Urinausscheidung bei 38 Patienten noch an der Konzentrationsfähigkeit bei 25 Patienten, noch am Eiweißgehalt des Urins bei 24 Patienten, noch am Verhalten der Clearence bei 12 Patienten post aortograph. pathologische Veränderungen feststellen. 3 Patienten, von denen 2 am Hypernephrom und 1 am Blasen-Ca. Monate bzw. Tage post aortograph. starben, boten pathologisch-anatomisch keine Besonderheiten im Hinblick auf evtl. Aortographie-Folgen. SMITH u. Mitarb. stützen sich auf 668 Aortographien(!!), die aus urologischen Indikationen und somit immer subdiaphragmal durchgeführt wurden. Sie haben in keinem Falle Komplikationen gesehen, die durch eine Parenchymschädigung der Nieren bedingt sein könnten. 1952 berichteten die gleichen Autoren über 1000 Aortographien!! Auch LINDGREN, der die Aortographie nur für die Diagnostik renaler Erkrankungen verwandte, gibt Gefäß-Parenchymschäden der Nieren in keinem Falle an. Nach MELICK und VITT waren bis 1948 wohl über 3000 Aortographien aus urologischer Indikation durchgeführt worden, ohne daß Nierenschäden beobachtet wurden.

Man darf auf Grund der Literaturangaben die Zahl der bis 1954 durchgeführten Aortographien auf etwa 5000 schätzen. Wie schon oben ausgeführt, wurden bisher nur sehr selten Funktionsstörungen der Nieren beobachtet. In letzter Zeit erschienen jedoch einige Veröffentlichungen, auf Grund derer man doch bei der *hohen* oder *subdiaphragmalen* Aortographie mit Nierenkomplikationen rechnen muß. So sahen G. M. MILLER, E. J. WYLIE und F. HINMAN jr. unter etwa 250 Aortographien insgesamt 7 Nierenkomplikationen: Bei 3 Patienten mit offenbar einseitiger Nierenschädigung durch falsche Lage der Nadel wurden Übelkeit von 3 Tagen Dauer sowie ein vorübergehender Hochdruck registriert. 4 weitere boten bei wahrscheinlich doppelseitiger Nierenschädigung (Kontrastmittelüberempfindlichkeit, zu hoher Injektionsdruck, Funktionsstörung auf nervaler Basis?) ein weitaus ernsteres Symptom: Es entwickelte sich eine 2—10 Tage anhaltende Anurie, ohne daß jedoch eine bleibende Funktionsstörung oder ein Todesfall eingetreten wären. Die Autoren glauben, durch die Verwendung von 2 Punktionskanülen und durch die manuelle (*nicht* maschinelle) Injektion sowie durch einen noch höheren Einstich (Aortenpunktion unmittelbar unterhalb des Zwerchfells) die von ihnen beobachteten Komplikationen vermeiden zu können. G. SCHULZE-BERGMANN folgert aus einer eigenen Beobachtung, daß „Die Punktion eines Astes der Aorta... bei der lumbalen Aortographie den Total- oder Teilverlust des versorgten Organs zur Folge hat". Wir können dieser Ansicht keinesfalls zustimmen und betrachten die Formulierung — besonders im Hinblick auf die immer wieder beobachtete Reversibilität der Nierenfunktionsstörungen — als überspitzt.

Wie später noch ausgeführt wird, haben wir die „hohe" oder „subdiaphragmale" Aortographie aus den oben geschilderten Gefahrenmomenten seit 2 Jahren nicht mehr ausgeübt, zumal wir nicht das Bedürfnis hatten, die Nierendiagnostik durch die Aortographie zu erweitern.

Abschließend sei der Vollständigkeit halber erwähnt, daß zum Ausschluß einer Kontrastmittel-Allergie ein Hauttest von ROBINS und ein an der Conjunktiva abzulesender Test von ARCHER und HARRIS angegeben wurden, die sich aber bisher nicht durchsetzen konnten, zumal bis heute kein Fall einer Überempfindlichkeitsreaktion schweren Grades nach reaktionslosem Vertragen der i.v. applizierten Test-Dosis des Mittels bekannt geworden ist. Es besteht somit kein Bedürfnis, z. Z. eine andere Testmethode einzuführen.

Punktion der Aorta. Die bisher veröffentlichten schweren, z. T. tödlichen Komplikationen, die der Aortographie als solcher zur Last gelegt werden müssen, beziehen sich fast ausnahmslos auf die ungewollte Punktion eines der großen Aortenäste.

Im deutschen Schrifttum liegt eine Mitteilung von VÖLPEL vor: Es handelt sich um eine „hohe" Aortographie mit Einführung der Nadel in der Höhe der Wirbel L 1/2, in deren Anschluß eine Thrombose der A. mesenterica cranialis mit Gangrän des Jejunum, Ileum und Coecum auftrat. Die Endangiitis obliterans war in besonderem Maße an der A. mesenterica cranialis ausgeprägt, wie die pathologisch-anatomische Untersuchung post mortem ergab; VÖLPEL nennt folgende Vorsichtsmaßnahme an 1. Stelle: „Der Einstich in die Aorta hat so weit caudal wie möglich zu erfolgen zur Schonung aller im Einzelfall nicht interessierenden Gefäßbereiche."

WAGNER und PRICE erlebten unter den gleichen Umständen einen Todesfall bei 50 Fällen. ANTONI und LINDGREN publizierten eine post aortographiam aufgetretene Paraplegie und Parese von Mastdarm und Blase. Die Autoren erklären dieses Ereignis durch die Kompression der Aorta, die ein unter dem Bauche des Patienten liegendes Kissen verursacht hatte, analog zu STENOS Experiment.

SMITH u. Mitarb. teilten 1952 mit, daß ihnen 3 Todesfälle durch Thrombose der A. mesenterica cranialis bekannt geworden seien: 1 Patient von DOSS sowie 1 Patient von SANTE, der 3. wurde schon oben (WAGNER und PRICE) zitiert.

Demgegenüber ist die Zahl der publizierten Aortogramme, auf denen die isolierte Füllung eines Aortenastes zu erkennen ist, *ohne* die geringsten klinisch faßbaren Folgen für den Patienten groß. SANTE bildet je eine Füllung der A. mesenterica cran., der A. lienalis und der A. renalis ab; der letzte Patient wurde 1 Jahr lang auf seine Nierenfunktion untersucht, ohne daß sich Besonderheiten ergaben. LINDGREN zitiert u. a. WICKBOM, der es gerade für wichtig hält, bei der Punktion der Aorta die Nähe der Aa. renales aufzusuchen, um a) eine starke Füllung dieser Arterien zu erzielen und b) die Punktion der A. hepatica und A. lienalis zu vermeiden. SMITH u. Mitarb. bilden je eine isolierte Füllung der A. renalis, der A. coeliaca und der A. mesenterica caudalis ab, ohne daß dabei Komplikationen beobachtet wurden. E. GADERMANN und wir berichteten früher über je eine isolierte Renalis- und Mesentericacaudalis-Füllung, ohne daß wir Früh- oder Spätschäden klinisch nachweisen konnten. DENSTADT sah ebenfalls bei 97 Aortographien unter Verwendung des 70%igen „Nykotrast" auch bei ungewollter isolierter Füllung eines Aortenastes keine Komplikationen.

Es sei hier schon bemerkt, daß alle bisher bekannt gewordenen Thrombosen größerer Aortenäste post aortographiam sich bei der „hohen" subdiaphragmalen Aortographie ereigneten. Auf den Aortogrammen von SMITH u. Mitarb. z. B. liegt die Kanülenspitze in Höhe des 11. BW.! Wie wir schon erwähnten, ist diese hohe Einführung der Kanülen zur Diagnostik der Beckenarterienthrombosen nur im Falle nach cranial gestiegener Aortenthrombosen erforderlich. In der überwiegenden Mehrzahl der angiologischen Fälle dagegen gilt es vielmehr, die Nadeln — wenn möglich — mit angedeuteter Richtung nach distal einzuführen, damit das Kontrastmittel nicht durch die Aa. renales oder A. mesenterica caudalis und deren großes Versorgungsgebiet abgefangen wird und der gewünschten Darstellung der Aa. ilicae verlorengeht. Dies ist der 1. Grund dafür, daß wir unter 200 Aortographien niemals Symptome einer Organschädigung beobachtet haben.

Weitere Gründe für derartige Organarterien-Thrombosen bei Aortographien sehen SMITH u. Mitarb. 1. in der zu großen Kontrastmittelmenge, die verwandt wurde, 2. in dem Überdruck mechanisch arbeitender Injektionsgeräte und 3. in dem zu stark reizenden Kontrastmittel, das benutzt wurde.

Einen 4. Grund sehen wir mit GADERMANN darin, daß alle Autoren, die über Organarterien-Thrombosen post aortographiam berichteten, *eine* starke Kanüle mit großem Durchmesser benutzten. Die Punktion eines Aortenastes mit einer derart starkkalibrigen Nadel bedeutet für die Arterienwand natürlich eine erheblichere Belastung, als sie es bei Verwendung von 2 kleinkalibrigen Nadeln sein könnte. Wir haben wie LERICHE und KULIN, WYLIE und DE WOLFE u. Mitarb. immer 2 kleinkalibrige Nadeln eingeführt, da 1. eine evtl. Wandschädigung einer kleineren Arterie dadurch verringert wird und 2. niemals die gesamte Kontrastmittelmenge in die eine unbeabsichtigt punktierte kleinere Arterie injiziert werden kann. Denn es ist bei der Seltenheit der Punktion eines Aortenastes völlig unwahrscheinlich, daß man die 2. Nadel, die 1—2 cm neben der 1. eingeführt wird, ebenfalls in das kleinere Gefäß vorschiebt.

Die Gefahr, daß man bei der lumbalen Aortographie mittels 2er Kanülen und bei gering nach distal zeigender Kanülenspitze einen Aortenast wie A. mesenterica caudalis oder eine der Aa. lumbale punktiert, ist so gering, daß man sie vernachlässigen kann. Aber selbst bei Punktion eines dieser Äste, die mit hoher Wahrscheinlichkeit allenfalls durch *eine* Kanüle zufällig geschehen kann, kann nur die Hälfte des Kontrastmittels in diesen Ast injiziert werden, die andere Hälfte passiert die 2. Kanüle und erreicht das Aortenlumen. Die Erfahrung zeigt, daß unter Beachtung dieser Richtlinien die in der Literatur mitgeteilten Komplikationen vermieden werden können.

Daß bei Verwendung von 2 Kanülen ein mechanisch arbeitender Injektionsapparat erforderlich ist, wird in der Broschüre „Ein Beitrag zur Technik der röntgenologischen Kontrastdarstellung" (Cilag GmbH.) vertreten. Dies ist unrichtig; wir haben niemals außer einer 60 cm³-Spritze und einem diese haltenden Stativ einen „mechanisch arbeitenden Injektionsapparat" verwenden müssen. Auch die in der gleichen Broschüre geäußerte Ansicht, daß der Gebrauch von 2 statt 1 Kanüle unnötig sei, teilen wir aus den oben im einzelnen ausgeführten Gründen nicht.

Unter den wohl 5000 Aortographien der letzten 10 Jahre haben sich schätzungsweise wohl an die 100 Para- bzw. Intramurale Extravasale ereignet. Zusammen mit GADERMANN haben wir über unsere Erfahrungen mit dieser Komplikation berichtet. In keinem Falle haben wir Spätfolgen (etwa aneurysmatische Wandschäden der Aorta) beobachtet. SMITH u. Mitarb. hatten Gelegenheit, einen Patienten, bei dem die Aortographie zu einer intramuralen Kontrastmittelansammlung geführt hatte, 24 Tage später pathologisch-anatomisch zu untersuchen: Es fanden sich weder umschriebene sichtbare Schädigungen der Aortenwand noch solche des periaortalen Gewebes. Auch LINDGREN hat bei intramuralen Extravasaten keine klinisch faßbaren Folgen gesehen.

Diese Erfahrungen der Humanmedizin sprechen dafür, daß die tierexperimentellen Ergebnisse von HENLINE und MOORE nicht ohne weiteres auf die Klinik übertragen werden können. Diese Autoren stellten fest, daß die intramurale Injektion von Kontrastmittel in die Aortenwand von Hunden zu einer Trennung der Wandschichten im Sinne des Aneurysmas dissecans führt und tödliche Blutungen aus den rupturierten Schichten nach sich zieht. Derartige Folgen intramuraler Kontrastmittel-Injektionen sind u. W. auch bei Arteriographien kleinerer Arterien (A. vertebralis, A. carotis interna, A. brachialis) nicht beobachtet worden, obwohl diese Arterien dünnwandiger und somit leichter vulnerabel sind.

Zahlreiche Untersuchungen über den Zustand der Aortenwand — Stunden oder Tage nach einer Aortographie — liegen vor; einige seien an dieser Stelle erwähnt.

SMITH, RUSH u. EVANS führten bei 13 Moribunden (!) Aortenpunktionen durch; 11 Patienten — davon 7 mit einem Hypertonus — ließen autoptisch nicht den geringsten Blutaustritt im vermutlichen Bereich der Aortenpunktion erkennen. Die 2 übrigen hatten ein 1—2 cm³ großes Hämatom periaortal. Bei 2 von diesen Patienten erfolgte die Punktion direkt durch ein Aortenplaque, bei beiden lag keine Blutung vor, wie Abbildungen belegen.

LARSSON und PALMLÖV konnten autoptisch bei 3 Patienten, die 15 und 17 Monate bzw. 17 Tage nach der Aortographie ihrem Carcinomleiden erlagen, weder die Einstichstellen noch Thromben oder periaortale Blutungen oder Wandschäden feststellen. Sie fanden bei einem 4. Fall ein kleines Hämatom, das ihrer Ansicht nach im Vergleich mit den üblichen Cubital-Hämatomen kleiner als diese war.

Es ist zweifelsohne erstaunlich, daß die Ablösung von thrombotischen Auflagerungen bei Durchstechen von Atheromen der Aortenwand und deren embolische Verschleppung in die Gefäßperipherie bisher nur 1mal u. W. beobachtet wurde. DETERLING, der unter 100 Aortographien außer Extravasaten in 3 Fällen keine Komplikationen konstatieren konnte, zitiert LILLYs Patienten, bei dem die Aortographie zur Lösung eines Aortenplaque und zur embolischen Verlegung der Schlagader einer Extremität mit nachfolgender Gangrän führte. Wir selbst beobachteten bei 2 Patienten post aortographiam tenesmenartige Darmbeschwerden mit anschließender Schleimabsonderung, der in einem Falle geringe Blutbeimengungen beigefügt waren. Beschwerden und Schleimabgang verloren sich im Verlauf des nächsten Tages. In beiden Fällen war auf dem Aortogramm die A. mesenterica caudalis kontrastmittelgefüllt; die beiden Kanülenspitzen lagen jeweils oberhalb des Abgangs der genannten Arterie. Wenn auch eine endgültige Klärung in diesen Fällen nicht möglich war, muß doch angenommen werden, daß es zu kleinen embolischen Verlegungen von Ästen der A. mesenterica caudalis gekommen ist, die eine umschriebene Infarzierung im Colonverlauf verursachten. Wir haben im Schrifttum keine ähnlichen Beobachtungen angetroffen; die Beschwerden, die unsere beiden Patienten angaben, waren so geringfügig, daß ein Übersehen von ärztlicher Seite denkbar ist. Eine zu fürchtende Gefahr ergibt sich aus dieser Komplikation nicht, denn die arterielle Versorgung im Mesenterica caudalis-Gebiet wird durch eine Vielzahl von Kollateralmöglichkeiten gewährleistet (s. S. 64, Mitteilungen von DE BAKEY u. VAN WEEL).

Zweifelsohne handelt es sich bei diesen Ablösungen von Aortenwandauflagerungen infolge Punktion um eine ernste und schwer vermeidbare Komplikation, die erfreulicherweise in praxi keine Bedeutung erlangt hat, obwohl theoretisch in einem großen Prozentsatz der Fälle mit ihr zu rechnen wäre.

Werden nach erfolgreicher Aortenpunktion die Schlauchenden der 60 cm³-Spritze mit den Kanülen verbunden, kann sich folgende Fehler- und Gefahrenquelle ergeben: Die relativ schweren Druckschläuche sind häufig leicht verdreht; ist eines der Schlauchenden auf den Konus der Kanüle gesetzt, ohne daß eine evtl. Verdrehung des Schlauches beachtet wurde, so dreht nach Loslassen des Schlauchendes das Gewicht des Schlauches die Kanüle, bis die Verdrehung ausgeglichen ist. Hierdurch kann die Kanülenspitze aus dem Aortenlumen entfernt werden und bei Injektion käme es zu einem Extravasat. Es empfiehlt sich daher, nach Aufsetzen des Schlauchendes auf den Kanülenkonus den Druckschlauch nicht loszulassen, sondern ihn so leicht zu halten, daß er evtl. Eigen-Dreh-Bewegung andeuten kann; man dreht den Schlauch daraufhin auf dem Konus so weit, bis keine Tendenz zur Eigen-Drehung mehr erkennbar ist.

Auf einen weiteren Fehler, der beim Aufsetzen des Schlauchendes auf die Kanüle gemacht werden kann, sei aufmerksam gemacht:

Sind beide Kanülen in die Aorta eingeführt, so wird ein Schlauende auf die 2., distal liegende Kanüle zuerst gesetzt. Daraufhin wird der Mandrin der 1., proximal liegenden Kanüle entfernt; gelegentlich entleert aus dieser kein arterielles Blut mehr, weil die Kanüle durch das Einführen der 2. Kanüle verrutscht ist. Man muß in diesem Fall die 1., proximal liegende Kanüle leicht vor- oder zurückschieben, bis sich wieder arterielles Blut entleert. Ist dieses Vorgehen erforderlich geworden, so *muß* auch die Lage der 2., distal liegenden und schon mit dem Schlauchende armierten Kanüle revidiert werden, da diese durch die Manipulation an der 1. Kanüle wieder verrutscht sein kann. Ein Beispiel ist auf Abb. 27 des Patienten Ni. (S. 129) zu sehen: Beim üblichen Vorspritzen von 5 cm³ Kontrastmittel äußerte der Patient einen leichten li. seit. paravertebralen Schmerz (Extravasat!). Daraufhin wurden die Schlauchenden abgenommen und *beide* Kanülen in ihrer Lage kontrolliert, obwohl nur eine aus dem Aortenlumen gerutscht war. Die dann erfolgte Kontrastmittelinjektion verlief komplikationslos.

Bei der aortographischen Kontrolle nach erfolgreich durchgeführter Rekanalisation einer Beckenarterie beobachteten FONTAINE u. Mitarb. das Auftreten einer sekundären Thrombose, die sich 2 Std. post aortographiam akut entwickelte. Die Autoren entschlossen sich daher, die aortographische Kontrolle frühestens 1 Jahr nach Transplantation oder Thrombendarteriektomie durchzuführen und glauben, dadurch die Gefahr der sekundären Thrombose verringern zu können. Bei den zahlreichen Arterio- und Aortographien, die KAUTZKY und wir nach gelungener Restauration einer Arterie praktizierten, ist es in keinem Falle zu einer sekundären Thrombose oder — allgemein gesprochen — zu einer Verschlechterung der peripheren Durchblutung gekommen. Liegt keine dringliche Indikation zur aortographischen Kontrolle (siehe Pat. Bu., S. 149 und Abb. 46) vor, wird diese 14 Tage nach der Operation durchgeführt. Diese Kontrollen bezwecken weniger, die wiederhergestellte Permeabilität der Arterie zu beweisen, denn das läßt sich klinisch durch Pulstastung und Oscillometrie in ebenso sicherer Weise demonstrieren. Die Re-Aortographie soll vielmehr darüber Auskunft geben, ob die Auslösung des Thrombus glatt und ohne Zurücklassung von stenosierenden Plaques gelungen ist, oder ob Einengungen — evtl. auch durch Nahtschwierigkeiten — der rekanalisierten Arterie restieren, auf die sich evtl. eine sekundäre Thrombose aufpfropfen könnte. Die Kenntnis des Gefäßbefundes post op. ist für den Operateur im Hinblick auf evtl. später notwendige Eingriffe von großem Wert; in gleicher Weise ziehen Patient und Arzt hinsichtlich der Prognose Nutzen daraus. Letztlich ist es nur so möglich, den Wert der Thrombendarteriektomie richtig einzuschätzen. Thrombosiert eine rekanalisierte, aber z. T. stenotisch gebliebene Arterienstrecke später, so kann der Mißerfolg nicht der Methode als solcher zur Last gelegt werden. Die Beurteilung der Methode wird eine andere sein, wenn glatte, weite, rekanalisierte Arteriensegmente durch sekundäre Thrombosen Wochen oder Monate nach der Operation verschlossen werden.

In diesem Zusammenhang soll auch die Möglichkeit diskutiert werden, ob durch die Aortographie eine Zunahme der Arterienthrombose im Sinne der appositionellen Ausdehnung verursacht werden kann. BACQUART wies auf diese Gefahr hin, ohne entsprechende Angaben über tatsächlich eingetretene Ereignisse dieser Art zu machen. Wir haben bisher in keinem Falle einen Progreß der Thrombose nach Aortographie gesehen. Bei der Zahl der inzwischen bei uns durchgeführten Aortographien hätte ein derartiges Ereignis wohl schon stattfinden müssen, wenn es Bedeutung hätte.

Der Vollständigkeit halber erwähnen wir noch eine Komplikation, über die bisher bis auf die Mitteilung von ANTONI und LINDGREN keine Veröffentlichungen vorlagen: Die Querschnittslähmung als unmittelbare Aortographie-Folge! In völliger Analogie zu dem von BOYARSKY publizierten Fall erhielten wir Kenntnis eines solchen Falles, der an einer anderen Klinik der *hohen* lumbalen Aortographie unterzogen wurde. Das neurologische Syndrom der inkompletten Paraparese der unteren Extremitäten war pathogenetisch schwer zu erklären; BOYARSKY nimmt für seinen Fall eine Thrombosierung der A. spinalis anterior an. Die Paraparase bildete sich in beiden Fällen fast vollständig zurück. Auch aus dieser Komplikation muß die Lehre gezogen werden, die *hohe* oder *subdiaphragmale* Aortographie zu verlassen; das Myelon endet in Höhe von Th 12 bzw. von L 1, bei der Aortenpunktion in Höhe von L 3 ist somit eine direkte oder indirekte Schädigung des Myelons am sichersten zu vermeiden.

V. Die Stenosen der Aorta lumbalis und der Beckenarterien.

Welche Bedeutung die „Frühdiagnose" arterieller, zur Obliteration führender Prozesse für die Klinik hat, bedarf keiner Erörterung. Welche Schwierigkeiten der Früherfassung entgegenstehen, soll jedoch Anlaß zur folgenden Diskussion sein.

Durch die Bestimmung der Lipoproteide, des Serum-Eiweiß und Gesamt-Cholesterins ist man heute in der Lage, den Verdacht auf eine Arteriosklerose zu stützen oder abzuschwächen. Finden sich bei diesen Untersuchungen pathologische Werte, so läßt sich daraus nur der Schluß ziehen, daß mit einiger Wahrscheinlichkeit eine Arteriosklerose vorliegt. Man kann jedoch nicht daraus folgern, daß diese Arteriosklerose eines Tages zu einem Gefäßverschluß führt. Zahlreiche Untersuchungen haben sich mit der Frage beschäftigt, ob bei einer obliterierenden Arteriosklerose Anzeichen für eine Thrombophilie zu finden sind; denn ihr Nachweis würde prognostisch die Aussage ermöglichen, ob es bei der arteriosklerotischen Wandveränderung bleibt, oder ob sich auf die Arteriosklerose eine Thrombose pfropft, die den Gefäßverschluß bedingt. Bis heute haben wir keine Methode zur Hand, die uns hierüber Aufschluß geben könnte.

Wenn also von der „Frühdiagnose" die Rede ist, so können damit nur jene Zustandsbilder gemeint sein, bei denen die Arteriosklerose allein oder mit geringen thrombotischen Auflagerungen eine Einengung des Gefäßlumens — die *Stenose* — hervorgerufen hat. Diese Zustände sind in der Tat erfaßbar, da sie durch ihre Symptomatik den Kliniker beschäftigen.

E. J. WYLIE u. J. S. McGUINNESS untersuchten 27 Patienten mit arteriellen Stenosen, die vorwiegend im Beckengebiet lokalisiert waren. Bei Messungen an den durch Thrombendarteriektomie gewonnenen Intima-Thrombus-Präparaten stellten sie fest, daß das Lumen einer Hauptarterie — A. ilica communis oder externa z. B. — um 90% reduziert sein muß, damit distal von der Stenose Durchblutungsstörungen mit entsprechender Symptomatik zustande kommen. So beträgt nach ihren Untersuchungen der Querschnitt einer normalen A. ilica communis 80 mm². Bei den von ihnen beobachteten Ilica-communis-Stenosen betrug der Querschnitt im Mittel 6 mm², in keinem Falle mehr als 7 mm². Bei einer Stenose an der Aortenbifurkation ergab die Messung der lichten Weite am Operationspräparat 13 mm², während sie normalerweise etwa 150 mm² beträgt. Die Autoren zitieren die Feststellungen von F. C. MANN u. Mitarbeitern, wonach die Drosselung der A. carotis bei Hunden eine Verringerung der lichten Weite von 90% hervorrufen muß, um die Hirndurchblutung um 50% zu senken.

Der Grad der arteriellen Stenose muß nach diesen wie unseren eigenen Erfahrungen schon ein erheblicher sein, um Krankheitswert im klinischen Sinne zu besitzen. Die Kranken mit einer arteriellen Stenose werden erst dann den Arzt aufsuchen, wenn die Stenose nur noch 10% der Gefäßlichtung freiläßt, denn vorher machen sich noch keine Beschwerden einer Durchblutungsstörung bemerkbar. Inwieweit diese Zustände als „Frühfälle" bezeichnet werden können, ist eine Frage des Übereinkommens. Auf den arteriellen Prozeß bezogen, stellen sie ein relativ spätes Stadium dar, für den Untersucher sind sie die am frühesten zu erfassenden Stadien.

Die Beschwerden, die durch eine Stenose hervorgerufen werden, gleichen praktisch denen eines Verschlusses. Ihr Charakter wird durch die Lokalisation der

Stenose bestimmt. Der Beschwerdetyp gibt somit keine Hinweise, ob es sich um eine Stenose oder um einen Verschluß handelt (Ausnahme: „Glutaeus-Paraesthesien").

Die Stenose an der *Aorten-Bifurkation* verursacht eigenartigerweise keinen konstanten Beschwerdetyp. Unser Patient Cl. (S. 123) berichtete über eine typische Claudicatio intermittens der re. *Wade* nach einer Gehstrecke von 100 bis 200 m. Die gleiche Waden-Claudikatio gab der Patient mit einer über der Aortenbifurkation liegenden Aortenstenose an, über den J. P. WEST u. Mitarbeiter berichteten. Dagegen klagte der Patient, dessen Bericht wir der Publikation von CL.CRAFOORD u. T. HIERTONN entnehmen, mit einer Bifurkations-Ilica-communis-Stenose über eine Claudicatio intermittens der Hüft-, Oberschenkel- u. Wadenmuskulatur bds., wobei letztere erst spät auftrat. In diesem Falle betraf die Stenose mehr die Aa. ilicae communes als die Aortenbifurkation; sie erstreckte sich bis unmittelbar zum Abgang beider Aa. ilicae internae.

Warum sich bei den Stenosen der Aortenbifurkation oder ihrer nächsten Umgebung im einen Falle eine Claudikatio der Hüfte, im anderen eine Claudikatio der Waden ausbildet, scheint davon abhängig zu sein, ob die Stenose die Aa. ilicae communes mitbetrifft und bis kurz vor den Abgang der A. ilica interna reicht, oder ob sie weiter proximal — also weiter entfernt vom Ilica interna-Abgang — liegt. Auch unsere Beobachtungen zeigen diese Abhängigkeit des Hüft-Oberschenkel-Schmerzes von der Lage der Stenose: Je näher diese am Ursprung der A. ilica interna lokalisiert ist, desto häufiger die Claudikatio der Hüft- und Oberschenkelmuskulatur. Einer unserer Patienten mit einer doppelseitigen Ilica-communis-Stenose berichtete über eine reine Hüft-Claudikatio, nur beim Weitergehen trotz der Hüftschmerzen traten krampfartige Schmerzen in den Waden auf. An beiden Aa. ilicae communes findet sich die Stenose näher der A. ilica interna als der Aortenbifurkation. Daß es in diesen Fällen zu einem von der Belastung abhängigen Schmerz der Hüft-Muskulatur kommt, erklärt sich daraus, daß die diese versorgenden Arterien (Aa. glutaeae craniales und caudales) Äste der A. ilica interna sind; ein Frühsymptom sind „Glutaeus-Paraesthesien".

Daß die *Ilica communis-Stenosen* den differentialdiagnostisch so wichtigen Hüftschmerz häufig produzieren, geht aus dem oben Gesagten hervor. E. J. WYLIE gibt an, daß unter 11 Stenosen im Bifurkation-Ilica communis-Bereich nur 3 Patienten über die klassische Waden-Claudikatio klagten.

Potenzstörungen bei Stenosen der Bifurkation oder der A. ilicae communes sind häufig und bestehen in einer Erektionsschwäche. Sie kommen vorwiegend bei doppelseitiger Stenose der Communes vor und wurden in solchen Fällen von E. J. WYLIE unter 6 Fällen 5mal beobachtet. Wir möchten darauf hinweisen, daß weder Patient Cl. (S. 123) noch der oben zitierte Patient darunter zu leiden hatten. Theoretisch könnte man erwarten, daß Hüft-Claudikatio bds. und Erektionsschwäche in regelmäßiger Weise gekoppelt vorkämen, da beide von der Durchblutung der Aa. ilicae internae abhängig sind. Daß dieses nicht der Fall sein muß, lehrt die Erfahrung. Bei einem unserer Patienten war es zweifelsohne verwunderlich, daß nicht beide Symptome vorhanden waren; bei ihm verursachte längeres Gehen starke Paraesthesien sowie Kälte- und Taubheitsgefühl beider Gesäßhälften, die nach seinen Aussagen sich blaß-weiß verfärbten. Ein deutlicheres Zeichen einer Minderdurchblutung der A. ilica interna und ihrer Äste haben wir nie beobachtet, wir benannten es „Glutaeus-Paraesthesen". Trotzdem bezeichnete der Patient in glaubwürdiger Weise auf Befragen Libido und Erektion als unverändert und abgesehen von der altersmäßigen physiologischen Minderung als normal. Man könnte in den Fällen, bei denen zwar ein doppelseitiger Hüftschmerz aber keine Erektionsschwäche bestehen, zur Erklärung der Dissoziation der beiden zusammengehörigen Symptome vermuten, daß die A. pudendalis interna — Ast der A. ilica interna — evtl. einen abnormen Ursprung hätte, der höher als die Stenose liegt. Wir haben für diese Vermutung, die bei der Variationsbreite der Arterien-Abgänge im Beckengebiet nicht ungerechtfertigt ist, jedoch noch keine Beweise liefern können. Wahrscheinlicher ist uns die Erklärung, daß in anatomisch besonders gelagerten Fällen die Anastomosierung zwischen A. pudendalis interna und oberhalb der Stenose abgehender Arterien im einen Falle günstig, im anderen ungünstig gelagert ist; je nachdem wird die Erektion erhalten oder gemindert sein.

Daß die Stenose der A. ilica interna symptombildend werden kann, geht aus dem Gesagten hervor. Eindrucksvoll wird das durch unseren Patienten M. (Abb. 36) belegt: Seine doppelseitige Waden-Claudikatio bestand seit $^1/_2$ Jahr; auf Befragen berichtete er, daß seit der gleichen Zeit ein praktisch totaler Verlust der Erektion eingetreten sei. Das Aortogramm zeigt, daß re. der Stamm der A. ilica interna ganz fehlt und an der Stelle seines Abgangs aus der A. ilica communis eine deutliche, von medial kommende Einengung letzterer vorliegt; li. sieht man das auf Fadenstärke reduzierte „Stämmchen" der A. ilica interna, also eine Stenose der A. ilica interna, deren Äste distal gut gefüllt sind. Diese überbrücken den gleichzeitig bestehenden A. ilica externa-Verschluß, so daß das Ilica interna-Blut li. vorwiegend der unteren Extremität, weniger der Genitalsphäre zugeleitet werden dürfte.

Bei den *Stenosen der A. ilica externa* hören wir als Beschwerdetyp die Waden-Claudikatio. Hüft- oder Oberschenkelschmerzen gehören nicht in das Bild, da die Aa. ilicae internae von der Externa-Stenose nicht betroffen werden; so fehlt auch das Symptom der Erektionsschwäche.

Es wurde oben schon betont, daß die Stenose im allgemeinen die gleichen Beschwerden hervorruft wie ein an gleicher Stelle lokalisierter Verschluß. Keine Übereinstimmung herrscht jedoch in den *Befunden*, die einerseits bei der Stenose, andererseits beim Verschluß erhoben werden.

E. J. WYLIE formuliert das Befundsyndrom der arteriellen Stenosen als eine *Kombination von palpablem Puls und distal von der Stenose hörbarem systolischem Geräusch.*

Wir finden sowohl bei den Bifurkations- wie auch Ilica communis- oder Ilica externa-Stenosen einen deutlich abgeschwächten, jedoch fühlbaren Leistenpuls. Die Minderung des Leistenpulses ist bei einseitiger Stenose leicht nachweisbar, schwieriger ist die Bewertung der Pulsqualität bei den nicht seltenen doppelseitigen Stenosen, besonders dann, wenn die Patienten adipös sind und man schon auf Grund der stärkeren Unterhautfettschicht mit relativ schwachen Leistenpulsen zu rechnen hat. Die Fuß-Pulse dagegen sind bei diesen Stenosen im allgemeinen nicht fühlbar. Wie unser Patient Schm. (S. 126) beweist, kann der Leistenpuls bei einer Stenose *u.* Hypotonie fehlen.

Ein systolisches Geräusch über der Leistenarterie ist nur dann als Symptom einer höherliegenden Stenose zu bewerten, wenn der Leistenpuls gleichzeitig abgeschwächt ist. Ohne Pulsabschwächung spricht das Systolicum lediglich für Wandveränderungen, die von der Aorta abdominalis bis zu den Aa. ilicae externae lokalisiert sein können. K. Holldack u. E. Kuhn fanden phonographisch in 75% der 48 von ihnen untersuchten peripher Durchblutungsgestörten systolische Geräusche.

Diese ließen sich durch ihr späteres Auftreten in der Schallkurve von fortgeleiteten Herzgeräuschen unterscheiden. Wylie kommt auf Grund seiner Erfahrungen zu dem Schluß, daß die lauten, gut hörbaren Geräusche über den Leisten anzeigen, daß Wandveränderungen vorliegen, die noch keine stärkere Stenose verursachen. Bei symptombildenden Stenosen dagegen würde das Gefäßgeräusch leiser bzw. unhörbar.

Welche Schwierigkeiten der Deutung von Leistenarterien-Geräuschen ohne Kenntnis des aortographischen Bildes entgegenstehen, geht aus der Arbeit von Popkin hervor: Dieser Autor fand in 35 Fällen von „peripheren" arteriellen Durchblutungsstörungen 22mal ein systolisches Geräusch über der Bauchaorta. Er führt aus, daß die Entstehung des Geräusches noch unklar sei! Entweder führe eine Stenose der Aorta oder ein in das Lumen ragendes Atherom zur Geräuschbildung oder es läge eine Arteriosklerose der Aorta abdominalis kombiniert mit arteriosklerotischen Veränderungen in den Aa. femorales vor, durch welche das Geräusch entstände. Die Diagnose der „peripheren" arteriellen Durchblutungsstörungen war ohne Aorto- und Arteriographie allein auf Grund des Beschwerdetyps und der Puls-Oscillometer-Befunde gestellt worden. Da es sich nach den mitgeteilten hohen Cholesterinwerten vorwiegend um stenosierende Arteriosklerosen gehandelt haben dürfte, ist anzunehmen, daß die systolischen Geräusche durch Beckenarterien-Stenosen hervorgerufen wurden.

Mittels der Auskultation gelingt es häufig dem Befund: Abgeschwächte(r) Leistenpuls(e) u. herabgesetzter(e) Oscillometer-Wert(e) schon vor der Aortographie die richtige Deutung zu geben. Ein Beispiel hierfür liefern die klinischen Daten und das Aortogramm (Abb. 7) eines unserer Patienten.

Der 48jährige Mann berichtete über eine seit 1945 bestehende, also 8 Jahre dauernde Claudicatio intermittens der re. Wade; der krampfartige Wadenschmerz dehnte sich beim Weitergehen auf die Oberschenkel-Muskulatur re. aus. Potenzstörungen (Erektionsschwäche) gab er nicht an. Fußpulse bds. nicht tastbar. Leistenpulse bds. schwach. Über beiden Leistenarterien wie auch über der Aorta abdominalis unterhalb des Nabels ist re. ein weiches, blasendes und li. ein rauhes, kratzendes kurzes, etwas leiseres Systolicum hörbar. Reine Herztöne! Die Oscillometerwerte waren am Oberschenkel re. maximal 20, li. maximal 12; am Unterschenkel re. 8 maximal, li. maximal 22.

Die Verdachtsdiagnose: Stenosen beider Beckenarterien (Bifurkation?, Aa. ilicae communes oder externae?) - Obliteration der re. A. femoralis bzw. poplitea - stützte sich auf die Schwäche beider Leistenpulse, die systolischen Geräusche bds. und die an beiden Oberschenkeln herabgesetzten Oscillometerwerte, die statt normalerweise 40—70 re. 20 und li. 12 betrugen. Da die Oscillometerwerte am re. Unterschenkel mit maximal 8 (statt 40—70) noch niedriger als am re. Oberschenkel lagen, war ein Hindernis (Stenose oder Obliteration) zwischen Oberschenkel- und Unterschenkel-Mitte anzunehmen.

Die Aortographie bestätigte die vermuteten Stenosen: Sie finden sich re. im Anfangsteil der A. ilica communis und li. unmittelbar vor Abgang der A. ilica interna ebenfalls an der A. ilica communis. Interessanterweise wird das weiche-blasende Geräusch re. durch eine nicht hochgradige, aber dafür relativ lange Stenose der re. A. ilica communis bedingt; das kurze, etwas leisere und kratzende Geräusch li. dagegen wird durch eine hochgradige, fast einem totalen Verschluß gleichende Stenose verursacht.

Weitere Beispiele, die die Bedeutung der Leistenarterien-Auskultation unterstreichen, finden sich in der *Kasuistik* auf S. 125 u. 128 und auf S. 39 (Abb. 8).

Handelt es sich um doppelseitige Beckenarterienstenosen, so sind beide Leistenarterien-Pulse abgeschwächt. Erscheint die palpatorisch faßbare Minderung der

Pulsqualität nicht erheblich, was bei Fehlen einer gesunden Seite als Vergleichs-
möglichkeit leicht der Fall ist, ist man über das Ergebnis der *Oscillometrie* und
-graphie häufig erstaunt. Die Werte sind auf 12—20 (statt normalerweise 40—70)
erniedrigt — sowohl am Ober- wie am Unterschenkel. An letzterem liegen sie
häufig etwas höher; wir gingen auf dieses, im Technischen begründete Phänomen
im Kapitel über die ,,Oscillometrie ein.

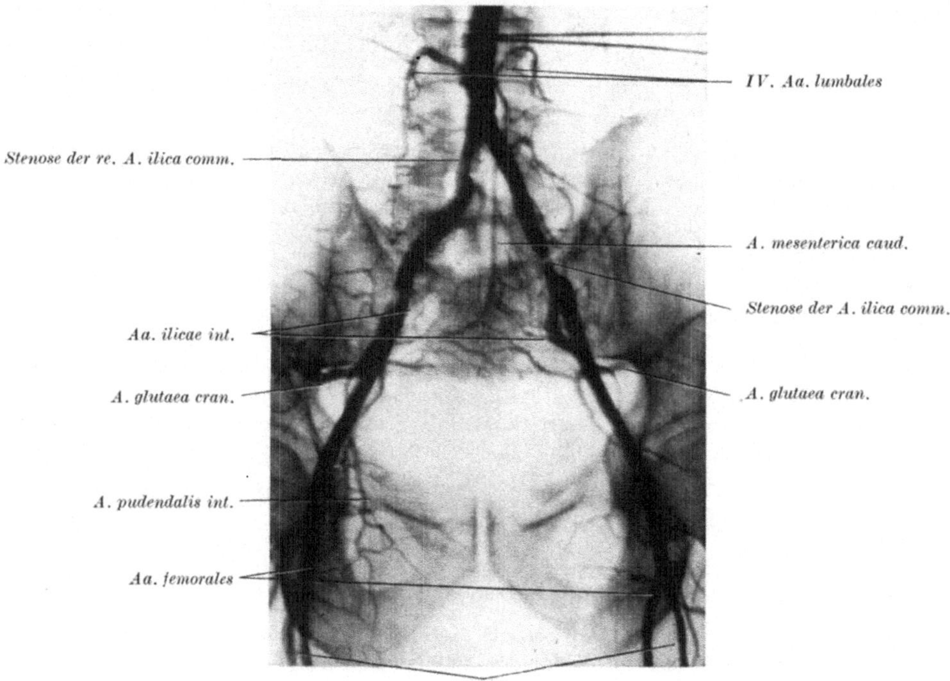

Abb. 7. Stenosen beider Aa. ilicae communes. Über beiden Leistenarterien, die palpatorisch deutlich abgeschwächt
erschienen und deren Abschwächung auch oscillometrisch untermauert wurde (siehe Text S. 37), war ein systolisches Geräusch zu hören, das in seinem Charakter seitendifferent war: Re. weich-blasend (lange, nicht sehr hochgradige Stenose), li. rauh-kratzend und kurz (umschriebene, kurze hochgradige Stenose, die einer Obliteration
fast gleichkommt). Nach dem aortographischen Bild handelt es sich mit großer Wahrscheinlichkeit um eine
Arteriosclerosis stenosans und obliterans. Die folgenden Blutserum-Werte sprechen bis auf den normalen Ausfall
der Lipoproteide im gleichen Sinne. Gesamt-Cholesterin: 293 mg-% (normal 250 mg-%), freies Cholesterin:
96 mg-%, gebund. Cholesterin: 197 mg-%. Serum-Eiweiß-Elektrophorese: Albumin 50,5%, α_1 5,6%, α_2 11,5%
(normal 7,2 ± 0,8%), β 11,2%, γ 21,1%. *Serum-Lipoproteid-Elektrophorese:* α_1 29,4% (normal), β 70,6% (normal).

Beispiele für das Verhalten der Oscillometerwerte bei Beckenarterienstenosen finden sich
in den klinischen Daten des oben beschriebenen Falles sowie in der Kasuistik S. 124.

B. EJRUP machte darauf aufmerksam, daß bei Patienten mit arteriellen Stenosen die Pulse nach Belastung schwächer würden und die oscillometrischen
Werte abnähmen. WYLIE konnte dieses, angeblich für die arterielle Stenose
charakteristische Verhalten unter 12 Fällen nur 2mal beobachten.

Die *Hautthermometrie* stellt auch bei den arteriellen Stenosen keine diagnostische Hilfe zur Lokalisation des Gefäßprozesses dar. Durch sie läßt sich häufig
nicht einmal bestimmen, auf welcher Seite die Stenose anzunehmen ist.

Zusammenfassend scheint uns folgendes für die Diagnostik der Beckenarterien-
Stenosen wesentlich zu sein:

1. Abgeschwächter, jedoch im allgemeinen gut palpabler Leistenpuls.

2. Systolisches Geräusch über den Leistenarterien, fast immer auch über der Aortenbifurkation (unter dem Nabel) hörbar.

3. Herabgesetzte Oscillometerwerte; der Grad ihrer Minderung ist häufig im Hinblick auf die noch relativ gute Pulsqualität überraschend ausgeprägt.

Die kompletten Verschlüsse der Beckenarterien mit Fehlen der Leistenpulse geben keinen Anlaß, differentialdiagnostische Überlegungen gegenüber Obliterationen der A. femoralis oder A. poplitea anzustellen. Demgegenüber stellt die

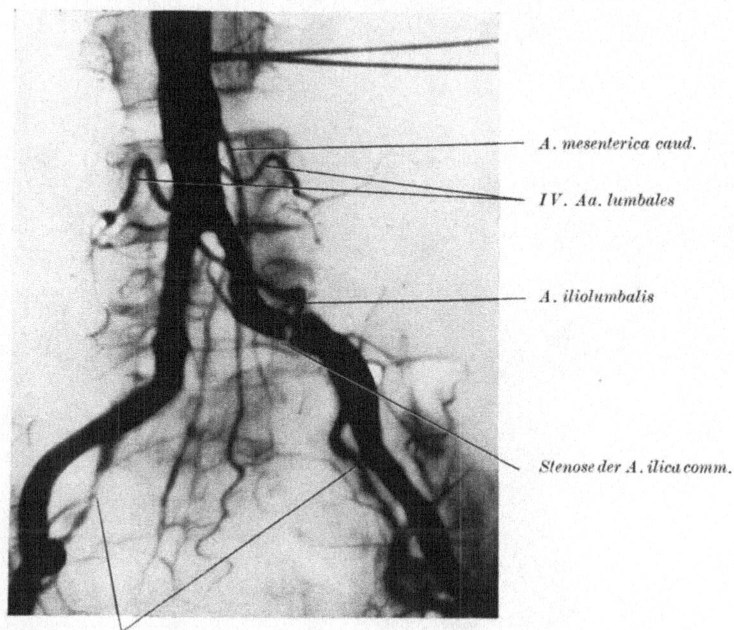

Abb. 8. Umschriebene hochgradige Stenose der li. A. ilica communis. Im Vergleich mit den Aa. ilicae externae sind die Aa. ilicae communes kleinkalibriger; besonders an der medialen Seite der li. A. ilica communis liegen unregelmäßige wellige Konturen vor, die in das Lumen vorspringenden Intimapolstern entsprechen. — Der Befund wurde operativ bestätigt. 64jähr. Mann; Beruf: Dreher. — Seit 1 Jahr Waden-, Oberschenkel- u. Hüft-Claudikatio li. Der Leistenpuls li. ist deutlich gegenüber re. abgeschwächt, er ist schwer auffindbar. Fußpulse li. nicht palpabel. Über der li. Leistenarterie systolisches Geräusch. Oscillometer-Wert am li. Oberschenkel maximal 25. Patient kann nur noch 20 Meter schmerzfrei gehen. — Die Aortographie wurde in diesem Falle in „Inactin"-Kurznarkose gemacht; die leichte Unschärfe der Arterienkonturen ist ein Atmungseffekt des narkotisierten Patienten bei relativ langer Belichtungszeit von 2 sec.

Unterscheidung einer Ilica-Stenose von einem Femoralis-Verschluß häufig ein differentialdiagnostisches Problem dar, solange die Aortographie nicht durchgeführt ist. Beiden — der Ilica-Stenose und dem Femoralis-Verschluß — ist ein palpabler Leistenpuls eigen, dessen Abschwächung bei der Ilica-Stenose nicht unbedingt eindrucksvoll zu sein braucht. Bei beiden findet man durch die oscillometrische Messung in Oberschenkelmitte herabgesetzte Werte um 10—20. Durch die Auskultation der Leistenarterien kann im Falle des systolischen Geräusches die Ilica-Stenose wahrscheinlich gemacht werden. Fehlt das Systolicum, so entscheidet die Oscillometrie in der Mitte des Unterschenkels differentialdiagnostisch:

I. Bei der *Stenose der A. ilica communis oder externa* bestehen keine Differenzen zwischen den Oscillometerwerten an Ober- und Unterschenkel, höchstens in dem Sinne, daß die Unterschenkelwerte etwas höher liegen. (Siehe Oscill.-Werte d. Pat. auf S. 37 am *li.* Ober- und Unterschenkel.)

II. *Beim Verschluß der A. femoralis* in Oberschenkelmitte unterscheiden sich die Oscillometer-Werte an Ober- und Unterschenkel erheblich voneinander: Betragen sie am Oberschenkel z. B. 22 maximal, so liegen sie am Unterschenkel bei 8 maximal. Der Grund hierfür ist folgender: Der Femoralis-Verschluß wird durch die Äste der A. profunda femoris überbrückt; diese anastomosieren in typischer Weise mit dem distalen permeablen Drittel der A. femoralis. Abb. 17a und 32a von Patient Gerk. zeigen diesen charakteristischen Überbrückungsweg. Das Kaliber der „Profunda-Schlinge" reicht in der überwiegenden Zahl der

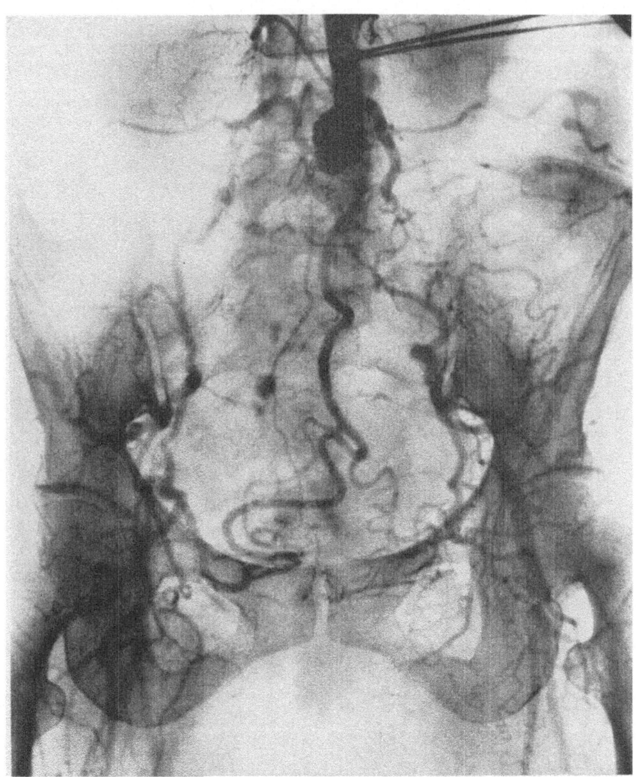

Abb. 9a. Das Aortogramm einer 68jährigen Patientin zeigt einen totalen Verschluß der Aorta, die in einer aneurysmatischen Ausweitung endet. Es lag eine uncharakteristische Gehbeschwerde beider Beine vor, keine krampfartigen Schmerzen der Waden oder Oberschenkel; Gehstrecke 50 m, danach nicht näher zu definierendes Schwere- oder Lähmungsgefühl beider Beine. Leisten- und Fußpulse fehlten. Ein lautes systol. Geräusch über der Aorta in Nabelhöhe (s. Abb. 9b) bei reinen Herztönen wurde in beide Leistenarterien fortgeleitet. Oscillometerwerte an beiden Oberschenkeln 10 cm H_2O, an beiden Unterschenkeln 0. Die Verdachtsdiagnose lautete: Stenosierung der Aortenbifurkation oder beider Aa. iliicae communes. Die Aortographie (durchgeführt im Röntgen-Institut Dr. P. C. Mutz/Hamburg) erbrachte unerwarteterweise die Thrombosen beider Aa. iliicae externae, communes und des Bereiches der Aortenbifurkation; beide Aa. femorales beginnen oberhalb der Hüftgelenksköpfe wieder.

Fälle nicht aus, die Pulswelle ohne wesentliche Abschwächung zu übertragen. Daher liegen die Oscillometerwerte am Unterschenkel tiefer als am Oberschenkel. Auf den Abb. 17a und 32a der genannten Patienten handelt es sich bereits um einen „totalen" Femoralis-Verschluß, bei dem das mittlere und proximale Drittel verschlossen, während das distale Drittel charakteristischerweise durchgängig geblieben ist. In diesen Fällen liegen die Oscillometerwerte am Oberschenkel etwas tiefer gegenüber den kurzen, auf die Oberschenkelmitte begrenzten Segment-Thrombosen der A. femoralis, soweit nicht die A. profunda femoris die gleiche Stärke der A. femoralis kompensatorisch erreicht hat. Die Differenz ist jedoch nicht groß und schwankt um 5—7.

III. Die Unterscheidung von Ilica-Stenose und Femoralis-Verschluß wird noch schwerer, wenn beide vorliegen. Die Oscillometerwerte gleichen in diesen Fällen dem Femoralis-Verschluß. Pat. Cl. auf S. 123—125 (siehe Abb. 21) ist ein Beispiel für die Kombination von

Beckenarterien-Stenose bds. mit einseitigem Femoralis-Poplitea-Verschluß: Durch die Bifurkationsstenose war die Herabsetzung der Oberschenkel-Oscillometerwerte auf maximal 12 re. und maximal 15 li. bedingt. Dagegen konnte die noch stärkere Minderung des Wertes

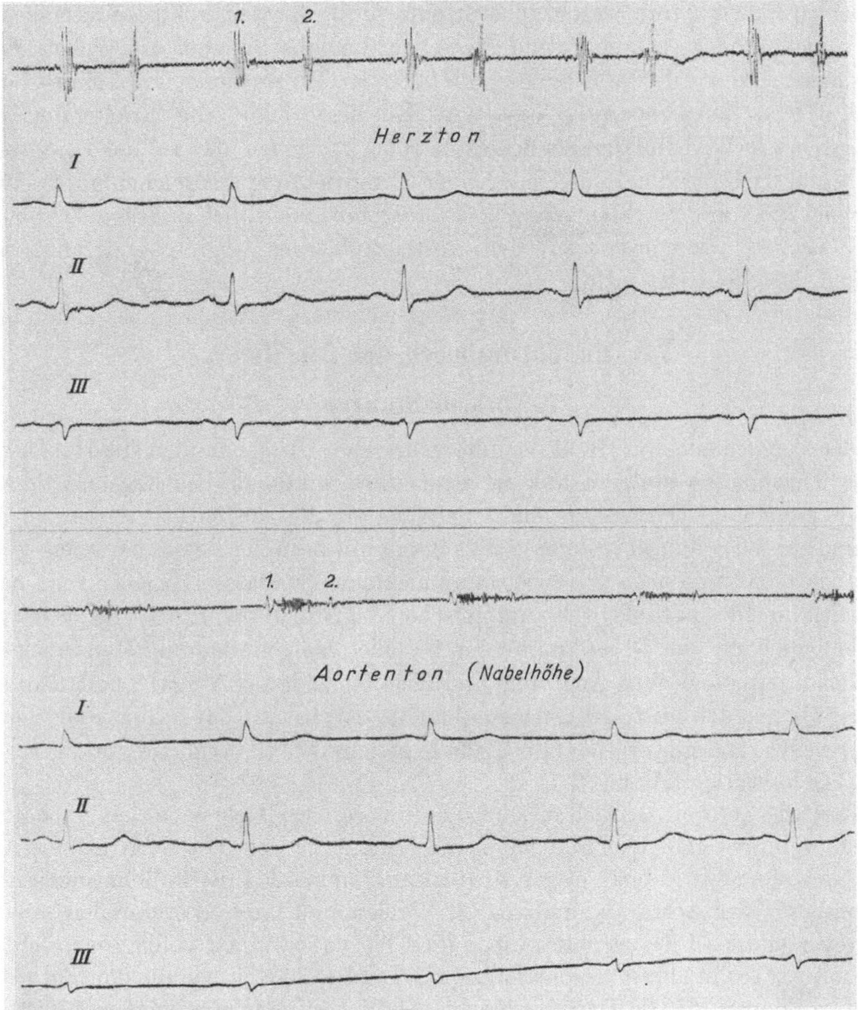

Abb. 9b. Die obere Hälfte der Abbildung demonstriert die Herztonschreibung, wobei der 1. und 2. Herzton durch die Zahlen 1. und 2. gekennzeichnet ist. Die römischen Zahlen I, II und III bezeichnen die 3 EKG-Extremitäten-Ableitungen, die zugleich mit dem Herzton registriert wurden. Man sieht, daß die Herztöne von Geräuschen frei sind. Auf der unteren Hälfte der Abbildung erkennt man oben die Aortenton-Schreibung, bei der im Gegensatz zur Herztonschreibung ein deutliches systolisches Geräusch — fast bis zum 2. Ton reichend — registriert wurde. Der Aortenton wurde mittels Mikrophon, das tief in das Abdomen eingedrückt wurde, etwas unterhalb des Nabels abgenommen. I, II und III entsprechen wieder den zugleich mitgeschriebenen Extremitäten-Ableitungen des EKG. Abb. 9b demonstriert den Auskultationsbefund zum Aortogramm von Abb. 9a; auf Grund des Systolicums über der Aorta wurde fälschlicherweise eine Bifurkationsstenose der Aorta angenommen, zumal Beschwerdetyp und Trophik der Füße scheinbar gegen eine totale Thrombosierung sprachen.

am re. Unterschenkel auf maximal 3 nicht durch die Stenose allein erklärt werden. Arteriographisch fand sich re. ein Femoralis-Poplitea-Verschluß; am li. Unterschenkel entsprachen die Werte denen des li. Oberschenkels. Arteriographisch war früher die Durchgängigkeit der A. femoralis und A. poplitea li. bewiesen worden.

Die klinischen Daten des 48jährigen Patienten auf S. 37 u. 38 entsprechen fast völlig denen des Pat. Cl., über den wir eben berichteten.

„Abschließend soll noch erwähnt werden, daß ein Gefäßgeräusch allein nicht über die Diff. Diagnose Stenose—Thrombose entscheiden kann. Wir stellten bei 2 Patienten auf Grund eines lauten Systolicum über der Aortenbifurkation mit Fortleitung in die Leistenarterien die Diagnose einer Aortenbifurkation-Stenose. In beiden Fällen wurde aortographisch eine totale Aortenthrombose aufgedeckt, die beide Aa. ilicae commun. und die Aorta lumbalis bis zum 3. LW betraf. In dem einen Fall wurde die Diagnose anläßlich der Thrombendarteriektomie durch E. J. WYLIE auch operativ bestätigt. Es liegt nahe, die Entstehung des Geräusches in Wirbelbildungen des Blutstroms zu suchen, der auf die Thrombose prallt und nach proximal mit Umkehr der Stromrichtung ausweichen muß. Auch kommen die stark geschlängelten Kollateralgefäße ursächlich in Frage." Abb. 9a und Abb. 9b demonstrieren den aortographischen und phonographischen Befund der einen Patientin.

VI. Die Thrombosen der Aa. ilicae.

1. Vorbemerkungen.

Der Versuch, sich an Hand der Literatur einen Überblick über die Häufigkeit dieser Thrombosen in der Klinik zu verschaffen, würde zu dem Ergebnis führen, daß letztere ungemein selten sind. Seltener als die Aortenthrombosen im abdominalen Teil; denn über diese gibt es immerhin zahlreiche Publikationen — sowohl Einzelmitteilungen wie auch zusammenfassende Darstellungen. Auch nach dem Studium des pathologisch-anatomischen Schrifttums würde der Eindruck des Seltenheitswertes der Ilica-Thrombosen bestehen bleiben, denn im Handbuch der speziellen pathologischen Anatomie und Histologie letzter Ausgabe liest man auf Seite 621: „In den mittelgroßen Arterien (Aa. carotis, subclavia, ilicae und femorales) ist die Thrombose ebenfalls nicht häufig und tritt, wenn sie vorkommt, in der Regel obturierend auf."

Fast alle Autoren, die sich mit den Thrombosen der Beckenarterien beschäftigt haben, wundern sich über die seltenen Berichte in der Vor-Aortographie-Ära. V. G. DE WOLFE u. Mitarb. fragen sich, wie es kommt, daß die Publikationen über Thrombosen der Aorta abdominalis im Vergleich zu ihrem Vorkommen relativ zahlreich sind, daß jedoch solche über Ilica-Thrombosen fast vollkommen fehlen, obwohl letztere in ihrem eigenen Material 7mal so häufig wie die Aortenthrombosen vorkamen. H. W. PÄSSLER macht auf die Diskrepanz aufmerksam, die hinsichtlich der Beckenarterien-Thrombosen zwischen pathologisch-anatomischen und klinischen Berichten besteht, wobei letztere heutzutage zahlenmäßig führend sind.

M. RATSCHOW behandelt dieses Thema wie folgt: „Es ist fraglos auffallend, daß die pathologischen Anatomen zwar seit jeher die Arteriosklerose der unteren Aorta und der Beckengefäße kannten, daß sie aber niemals beschrieben haben, wie häufig es zu totalen Verschlüssen dieser Gefäße kommt und daß diese Verschlüsse weder rein thrombotisch noch rein arteriosklerotisch sind, sondern in den meisten Fällen auf intimalen Verschwellungen beruhen."

Wir glauben, daß das Mißverhältnis zwischen den seltenen, aber häufig publizierten Aortenthrombosen und den häufigen, aber selten beschriebenen Ilica-Thrombosen seine Ursache in psychologischen Faktoren der medizinischen Publizistik hat: Der Reiz, den totalen Verschluß der Aorta abdominalis *ohne* Gangrän zu veröffentlichen, wird für den Kliniker größer sein, als die im allgemeinen vor der Aortographie-Ära nicht sicht- und unscheinbaren Folgen eines Beckenarterien-Verschlusses zu beschreiben.

Einen weiteren Grund für die früher so seltene Diagnose eines Ilica-Verschlusses sehen wir in einer möglicherweise banal erscheinenden Unterlassung: Man findet in den älteren Publikationen im allgemeinen keine Angaben über die Qualität der Leistenpulse! Während die Fußpulse seit langem in der Diagnostik peripherer arterieller Durchblutungsstörungen eine wichtige Rolle spielen, ist die Untersuchung der Leistenpulse bisher vernachlässigt worden. Daß ihre Bedeutung auch heute noch unterschätzt wird, erlebt man immer wieder. Um einen Vergleich zu gebrauchen: Die Prüfung der Leistenpulse bei der Hypertonie zum Ausschluß einer Isthmusstenose der Aorta kann ebenfalls nocht nicht zum selbstverständlichen Rüstzeug jedes ärztlichen Untersuchungsganges gezählt werden.

Wir glauben nicht, daß aus den spärlichen Publikationen früherer Jahre gegenüber den zahlreichen heutigen der Schluß gezogen werden kann, daß die Thrombosen der Beckenarterien häufiger geworden seien. Da die Klinik von der Existenz dieser Thrombosen wenig wußte und auch durch die pathologische Anatomie die Aufmerksamkeit der Klinik nicht gefördert wurde, bedurfte es einer klinischen Untersuchungsmethode, die den Nachweis der Beckenarterien-Thrombosen intra vitam erlaubte. In der Aortographie ist sie der Klinik gegeben worden. Und auf dem Umweg über diese Darstellungsmethode wurde evident, welchen Wert die Palpation der Leistenpulse für die Erkennung der Beckenarterien-Thrombosen hat. Nachdem die Klinik das Syndrom (Beschwerdetyp, physikalischer Befund und aortographisches Bild) kennengelernt hatte, wurde es möglich, das Syndrom auch ohne Aortogramm „wiederzuerkennen", zu diagnostizieren.

2. Die Thrombose der A. ilica communis.

Im Gegensatz zu den Thrombosen der A. ilica externa hält sich die Zahl der isolierten Ilica-communis-Thrombosen mit der der Femoralis-Ilica-externa und -communis-Thrombosen (siehe Abb. 9 u. 10) etwa die Waage. Wir fanden in der Literatur zusammen mit unseren Fällen 42 isolierte Thrombosen der A. ilica communis und demgegenüber 40 derartige Thrombosen, die wiederum aus einer ascendierenden Femoralis-Ilica-externa-Thrombose entstanden waren.

Der *Beschwerdetyp* der isolierten A. ilica-communis-Thrombose (Abb. 41 u. 45) bietet gegenüber dem des A. ilica-externa-Verschlusses einige Besonderheiten. Die häufigste Klage ist der Hüft-Oberschenkel-Schmerz nach Zurücklegen bestimmter Gehstrecken. Angaben über diese Schmerzlokalisation sind in der Literatur kaum zu finden, doch müssen wir V. G. DE WOLFE und seinen Mitarbeitern recht geben, wenn sie sagen, daß dieser Schmerz fast bei allen Ilica-communis-Verschlüssen zu beobachten ist.

Diese Autoren konstatierten unter 47 Patienten mit Verschlüssen der Beckenarterien (7 Aorten-, 11 isolierte A. ilica communis-, 4 doppelseit., isolierte A. ilica communis-Verschlüsse wurden aortographisch gesichert, weitere der A. ilica externa und Kombinationsformen ebenfalls) den Hüftschmerz in 42 Fällen, z. T. in Kombination mit Ober- oder Unterschenkel-Claudikatio.

Es wurde bereits im Kapitel „Stenosen" auf die Genese dieses Schmerztyps hingewiesen: Die A. ilica interna, die nach dem Verschluß der A. ilica communis nur Blut aus Kollateralen beziehen kann, versorgt Gesäß-, Hüft- und Oberschenkelmuskulatur. Die Durchblutungsnot dieser Muskeln wird bei Belastung offenbar, es entwickelt sich ein krampfartiger, von der Belastung abhängiger Hüftschmerz, der im Stehen oder im Sitzen zurückgeht und in diesen Lagen niemals auftritt.

Bei den doppelseitigen Ilica communis-Verschlüssen oder bei einseitigem Befall und kombiniertem A. ilica interna-Verschluß der Gegenseite hören wir von den Patienten Angaben über Potenzstörungen, deren Ursache in der ungenügenden

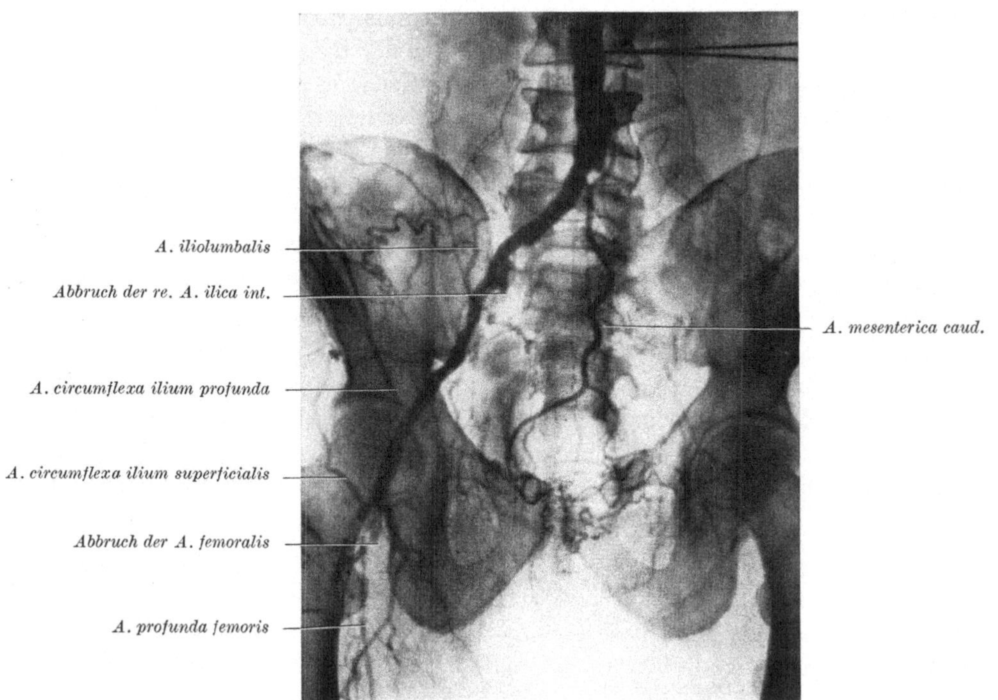

Abb. 10. Jen., Rudolf, 59 J. Bahn-Obersekretär i. R. — Seit 9 Jahren bds. Waden- und li. Oberschenkel-Gesäß-Claudikatio. Jetzt Ulcus 4. Zehe re., im Nov. 1952 ebenfalls Zehenulcus li. — Leistenpuls li. ⊖, re. sehr schwach. *Oscillometer:* re. Obersch. maxim. 8, li. 0. re. Untersch. maxim. 2, li. 0. Potenz altersentsprechend, keine wesentl. Minderung.

Versorgung der Corpora cavernosa zu sehen ist. Darüber hinaus spielen noch weitere Faktoren eine Rolle, so daß eine nähere Erörterung der Potenzstörungen an dieser Stelle erforderlich ist.

Man unterscheidet innerhalb der Sexualstörungen zwischen einer *Impotentia generandi* und *Impotentia coeundi.*

Bei der erstgenannten Störung liegt eine Unterwertigkeit der Keimdrüsen vor. Nach H. NOWAKOWSKI kann man die Störungen der Keimdrüsenfunktion des Mannes folgendermaßen einteilen:

I. Primäre Hodeninsuffiziens („Hypergonadotroper Hypogenitalismus")
   a) Anorchien: angeboren: Agenesien;   erworben: Kastration
   b) Aplasien: „funktionelle präpuberale Kastration"
   c) Dystopien: Kryptorchismus
   d) Klinefelter Syndrom
   e) Exogen bedingte Hodenatrophien.

II. Sekundäre Hodeninsuffizienz.

A. Hypophysär bedingt („Hypogonadotroper Hypogonadismus").

1. Isolierte Störungen der gonadotropen HVL-Funktion

a) „Idiopathischer Eunuchoidismus" (Mangel an FSH bzw. ICSH)

b) Hodeninsuffizienz bei Überfunktionsstörungen der Nebennierenrinde (adreno-genitales und CUSHING-Syndrom)

c) Hämochromatose

2. Organ. Erkrankungen der intrasellären Hypophyse (mit pluriglandulärer Symptomatik).

B. Nerval bedingt (Erkrankungen des Hypothalamus, Querschnittsläsionen usw.)

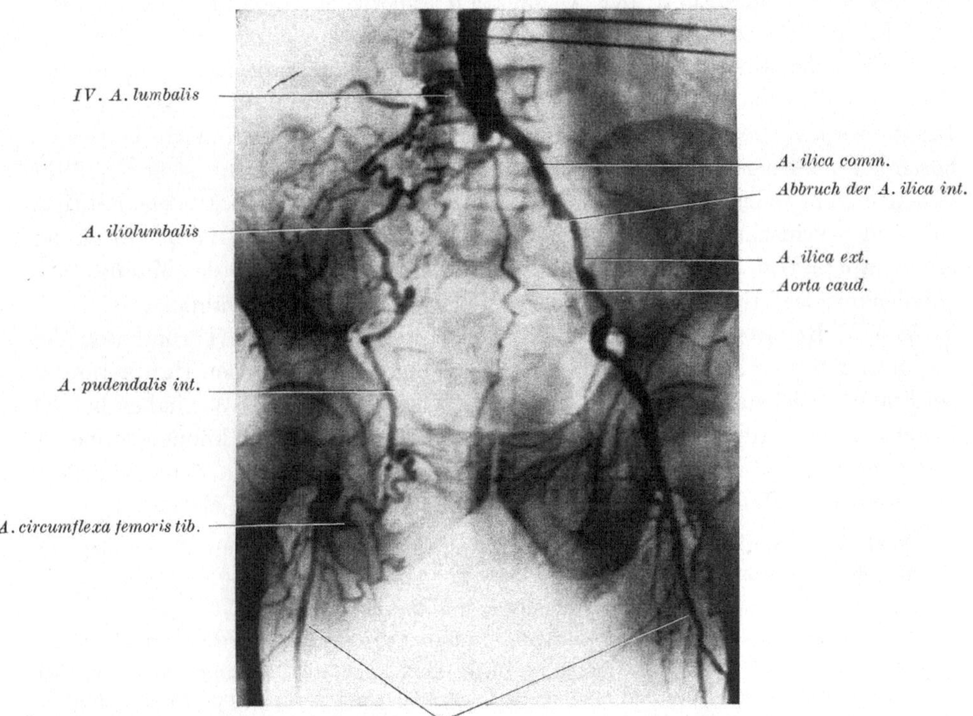

Abb. 11. Ti., Hans; 67 J., Beamter i. R. — Seit 12 Jahren bds. Waden-Claudikatio, re. mehr als li. Schmerz-freie Gehstrecke 500 m. Leistenpuls re. ⊖, li. schwach +. *Oscillomet.;* re. Obersch. 3, li. 15. re. Untersch. 0, li. 0. Potenz: Altersentsprechend reduziert.

Die *Impotentia coeundi* kann — der Einteilung P. MATUSSEKs folgend — durch Störungen folgender Teilfaktoren der „Fähigkeit, einen Sexualverkehr zur eigenen Zufriedenheit zu beginnen, durchzuhalten und erfolgreich zu beenden" (S. L. SIMPSON) bedingt sein:

1. Libido　2. Erektion　3. Ejaculation　4. Emotionalität.

Es sei vorweggenommen, daß die Patienten mit Beckenarterienthrombosen (Aa. ilica interna, communes und Aorta) fast immer über eine Störung der Erek-tion berichten, falls eine Potenzstörung überhaupt vorliegt. Nach P. MATUSSEK muß man beim Mann die Erektion als den sensibelsten und am leichtesten stör-baren Teil des Sexualverkehrs betrachten. P. MATUSSEK bezieht die Empfindlich-keit der Erektionsphase besonders auf die Bereitschaft des Mannes, in diesem Moment auf Sinnesreize jeglicher Art sowie auf emotionelle Schwankungen

(Erwartung, Begierde, Angst usw.) mit Änderungen des Schwellkörpervolumens zu antworten. So wird es verständlich, daß einem totalen Verlust der Erektionsfähigkeit nicht in jedem Falle eine mehr oder minder totale Sperre der arteriellen Blutzufuhr (durch Stenose oder Thrombose der A. ilica interna oder höher liegender arterieller Hauptstämme) zugrunde liegt; es kann genügen, daß die Erektion infolge unzureichender Blutzufuhr nur leicht gemindert ist, um die leichte Erektionsschwäche via Angst vor dem Versagen in eine komplette zu verwandeln. Auch ist es möglich, daß sich auf dem Boden der Erektionsschwäche eine psychogene Störung der Libido und der Ejaculation entwickelt, so daß die primäre Ursache der Potenzstörung verdeckt wird. Es ist dann Aufgabe der Exploration, die 1. Versagens-Situation ausfindig zu machen und dadurch das Kernsymptom der Erektionsschwäche freizulegen. Y. BACQUART macht darauf aufmerksam, daß die Erektionsschwäche infolge arteriellen Unterangebotes bei Beckenarterienthrombosen bei den Spezialisten dieses Gebietes weitgehend unbekannt ist und daß die Erklärung entweder in urologischen, endokrinologischen oder — was viel häufiger ist — in psychischen Störungen gesehen wird. So ist nach Y. BACQUART in der Monographie von M. PALAZZOLI über die „Genitale Schwäche des Mannes" die Möglichkeit des kreislaufbedingten Erektionsverlustes nicht erwähnt.

Von Y. BACQUART wurde auch die Frage aufgeworfen, ob Thrombosen der Aa. ilicae internae bzw. höher gelegene Verlegungen der arteriellen Hauptstämme bei Frauen gleichsinnige Potenzstörungen hervorrufen können. Wir haben bei der Durchsicht der Literatur keine entsprechenden Hinweise finden können, wobei zu bedenken ist, daß eine Abnahme der Füllung in den vaginalen Schwellkörpern weit weniger auffallen würde als die gleichsinnige Störung beim Manne.

Durch die Thrombose der Beckenarterien kann eine Potenzstörung auf 2 verschiedenen Wegen verursacht werden:

1. Verringerung der Blutzufuhr zu den Corpora cavernosa;

2. Einbeziehung symphatischer Nervenfasern durch den periarteriitischen Prozeß.

Zu 1: Es ist das Verdienst R. LERICHEs, 1940 erstmalig auf die Zusammenhänge zwischen Erektionsschwäche und Obliteration der Beckenarterien am Beispiel der totalen Aortenthrombose hingewiesen zu haben.

Durch eine Minderung des Sympathicotonus kommt es zu der Eröffnung der Lacunen der Corpora cavernosa, zur Blutanreicherung in denselben und zur Erektion. Dies hat zur Voraussetzung, daß die versorgenden Arterien, die Äste der A. ilica interna, permeabel sind.

CHRISTOPHE hat, von dieser Voraussetzung ausgehend, bei Potenzstörungen im Sinne der Erektionsschwäche generell die Aortographie angewandt, in der Vorstellung, daß bei genügend starker Blutzufuhr auch eine Kontrastanreicherung in den Corpora cavernosa erzielt werden müßte. Tatsächlich fand er, daß bei Erektionsschwächen eine Füllung der Corpora cavernosa ausblieb und umgekehrt bei normaler Erektion stets eine Kontrastdarstellung der Corpora cavernosa zustande kam.

J. FORET und G. F. LEROUX gingen der Frage nach, ob die Erektionsschwäche ein konstantes Symptom des Aortenverschlusses sei. Sie demonstrieren das Aortogramm eines Patienten mit totaler Thrombose der Aorta abdominalis und kontrastmittelgefüllten Corpora cavernosa: Dieser Patient hatte *keine* Erektionsschwäche. Sie weisen darauf hin, daß die Erektion weniger von der Durchgängigkeit der arteriellen Hauptstämme als vielmehr von der Permeabilität der A. ilica interna-Äste und deren weiteren Verzweigungen abhängig ist. Da die Füllung der Corpora cavernosa in der Endphase der arteriellen Darstellung erfolgt, haben sie bei der Aortographie ein Kinematographie-Gerät benutzt. Mit diesem Gerät fanden sie bei 3 Normal-Personen eine normale Corpora cavernosa-Füllung 6 sec post injectionem; bei 7 Patienten mit Potenzstörungen gelang die Darstellung der Corpora cavernosa in keinem Falle.

R. Leriche, J. Kunlin und C. Boely stellten aortographisch fest, daß bei 25% der Erektionsschwächen kein Verschluß der Aa. ilicae vorlag, dafür aber eine abnorme Schlängelung und Dilatation der Beckenarterien. Infiltrationen des lumbalen Sympathicus mit Novocain in Höhe L2 bds. beseitigten die Potenzstörungen.

Über einen ähnlichen Effekt berichten auch J. Foret und G. F. Leroux bei einem 31-jährigen Mann, der lediglich über eine Impotenz klagte. Angiologisch war der Patient unauffällig. Bei der Aortographie stellten sich die Corpora cavernosa nicht dar. Sie behandelten den Patienten mit 6 bilateralen Novocain-Infiltrationen des lumbalen Sympathicus innerhalb von 2 Monaten. Nach der 6. Infiltration berichtete der Patient über eine normale Erektion. Die kinematographische Aortographie zeigte jetzt eine Kontrastmittelfüllung der Corpora cavernosa.

Zu 2. Die letzten Ausführungen leiten bereits zu Punkt 2 über: Die Rolle des Sympathicus bei der Erektionsschwäche.

A. Courty und P. Franchebois zitieren die experimentellen Untersuchungsergebnisse von Takahaschi, der 1922 eine Hodenatrophie nach lumbaler Sympathicusresektion feststellte. Nach den Untersuchungen von F. Bandmann und E. Sieber ist es allerdings wahrscheinlich, daß die tierexperimentell gewonnenen Ergebnisse nicht ohne weiteres auf den Menschen übertragbar sind. Diese Autoren hatten Gelegenheit, die Hoden eines 18jährigen Mannes zu untersuchen, bei dem im 8. Lebensjahr wegen eines Morbus Hirschsprung die beidseitige Splanchnikotomie und Resektion der beiden ersten Lumbalganglien des Grenzstranges nach Adson durchgeführt worden war. Die Testes wichen in Größe, Gewicht und Konsistenz in keiner Weise von der in diesem Alter anzunehmenden Norm ab, auch Schambehaarung und Penisgröße waren altersentsprechend entwickelt. Dagegen war histologisch die Spermatogenese im Vergleich zu dem Hodenbild gleichaltriger Gesunder lediglich bis zu den Präspermatiden und Spermatiden zu verfolgen. Das Protoplasma der Samenepithelien erschien im ganzen stark aufgelockert, in den Lumina der Samenkanälchen fanden sich ausschließlich unreife Samenzellen. Die Autoren zitieren die Befunde von Weidenmann: Hier hatte die histologische Untersuchung eines excidierten Hodenstückchens eines 4 Jahre zuvor sympathektomierten Patienten (Endangiitis obliterans) ergeben, daß in den Tubuli abgestoßene Samenzellen aller Entwicklungsstufen, jedoch sehr wenig Spermien und nur ganz selten normale Samenfäden vorhanden waren. Außerdem lagen Degenerationserscheinungen im Zwischengewebe in Form einer starken Verquellung vor. F. Bandmann und E. Sieber sind der Ansicht, daß die lumbale Sympathektomie selbst beim Kinde, dessen funktionelle Ausgleichsmöglichkeiten im Vergleich zu Erwachsenen sicherlich höher einzuschätzen sind, zu irreversiblen Störungen der Struktur und Funktion des Hodens führt. Auch bei Anrechnung des Einflusses, den die Grundkrankheit bei den einzelnen sympathektomierten Patienten auf die Vita sexualis hat, ist eine Verminderung von Spermiogenese und Libido als Folge der lumbalen Sympathektomie zu erwarten.

O. H. Kment weist darauf hin, daß die Potenzstörungen nach doppelseitigen Sympathicusresektionen in einem hohen Prozentsatz beobachtet werden. Er betont jedoch auch, daß es einmal zu einer Erotisierung, zum anderen zu einer Beeinträchtigung der Sexualsphäre kommen kann. Die Leitungsunterbrechung des Sympathicus kann also 2 völlig entgegengesetzte Effekte nach sich ziehen. Bei den Kmentschen Patienten war allerdings in keinem Falle vor der Operation geklärt worden, ob eine Beckenarterienthrombose vorliegt; die Patienten wurden wegen peripherer arterieller Durchblutungsstörungen operiert, ohne daß präoperativ die Differenzierung in Becken- oder Extremitäten-Arterien-Thrombosen vorgenommen wurde. Man könnte die Erklärung für die unterschiedliche Wirkung der lumbalen Sympathektomie (einmal erotisierend, das andere Mal potenzmindernd) darin sehen, daß bei postoperativer Impotenz die Durchblutung der Aa. ilicae internae prä- und postoperativ normal war und die Sympathicusresektion als solche der Grund für die Potenzstörung war.

Dressler wies darauf hin, daß es sich bei *den* Impotenzen, die nach lumbalen Sympathicus-Resektionen beobachtet werden, meistens um Ejaculations-, weniger um Erektionsstörungen handelt.

Daß die Erektionsfähigkeit bei den Beckenarterienverschlüssen von dem Zustand und der Durchblutung der Aa. ilicae internae und ihrer Äste entscheidend abhängig ist, zeigt immer wieder die Anamnese der Patienten.

Als Beispiel seien die Pat. Str. (S. 134—135, Abb. 32) und Ma. (S. 141, Abb. 37) genannt: Bei beiden fiel der Beginn einer praktisch reinen Erektionsschwäche mit dem Einsetzen der Claudicatio intermittens zeitlich zusammen.

Da wir bei der Aortographie kein Seriengerät verwandten, können wir keine Aussagen über die Häufigkeit der Corpora cavernosa-Füllung machen. Im allgemeinen füllen sich die Corpora cavernosa so spät (6 sec post injectionem nach J. FORET und G. F. LEROUX), daß wir sie mit unserer Technik auch in normalen Fällen nicht erfaßt hätten.

Trotz der Problematik der Potenzstörungen und ihrer Erklärung betrachten wir auf Grund unserer Erfahrungen die *Erektionsschwäche* als ein *wichtiges Symptom*, das schon bei der *Erhebung der Anamnese* häufig den Schluß zuläßt, ob der Beckenarterienverschluß *oberhalb* des Abgangs der *A. ilica interna* anzunehmen ist, oder ob bei einem *tieferen* Ilica-Verschluß außerdem noch eine *Thrombose beider Aa. ilicae internae* in Betracht gezogen werden muß. —

Auch bei den Thrombosen der A. ilica communis berichten die Patienten gelegentlich über einen *akuten Krankheitsbeginn*, so daß die Differentialdiagnose zur Embolie geklärt werden muß.

Es ist von Interesse, daß nach C. FRANZ die Unterbindung der A. ilica communis in 4 Fällen 4 mal zur Gangrän des Fußes oder Unterschenkels führte (HEIDRICH). Der gleiche Autor zitiert WOLFF, der in 50% eine Gangrän nach Unterbindung beobachtete. E. CH. LOVINGOOD und R. PATTON berichteten über eine Emboli der li. A. ilica communis bei einer 22 jährigen Patientin; die Autoren lokalisierten den embolischen Verschluß aortographisch. Bei der Embolektomie stellte sich heraus, daß der Embolus bis zur A. femoralis reichte. Seine Entfernung gelang nicht, die Gangrän des li. Fußes machte die Amputation notwendig.

Nach HERLYNs Erfahrungen stellt die Unterbindung der A. ilica communis — z. B. bei operativer Beseitigung von Aneurysmen oder arterio-venösen Fisteln dieses Bereiches — eine große Gefährdung für die Extremität dar; seinem Schema ist zu entnehmen, daß Aorta, A. ilica communis und A. poplitea Gefahrenzonen gleicher Wertigkeit hinsichtlich abrupter Unterbrechungen (Ligatur, Embolie usw.) sind.

R. L. RICHARDS beobachtete unter 52 Embolien eine embolische Verlegung der A. ilica communis. Der Patient verstarb nach Embolektomie.

Am aufschlußreichsten ist zweifelsohne die Übersicht von H. HAIMOVICI: Dieser Autor erwähnt unter 300 arteriellen Embolien 43 embolische Verlegungen der A. ilica communis. 3 mal wurden stärkste Ischämie und sofortiger Exitus, 25 mal Gangrän der Extremität, 7 mal eine chronische postembolische Durchblutungsstörung beobachtet; in 3 Fällen fehlten alle Zeichen einer Ischämie.

Als Beispiel für den akut eingetretenen Verschluß der A. ilica communis kann Pat. Nu. (Abb. 28 u. 29, S. 130—132) gelten: Mitralstenose u. absolute Arrhythmie sprechen von vornherein für eine Embolie; der Verlauf jedoch macht diese Annahme weniger wahrscheinlich: Nach kurzdauerndem Schmerz von etwa 8—10 Std. Dauer, der bemerkenswerterweise nur in der Hüfte und im Oberschenkel lokalisiert war, bilden sich die wenig eindrucksvollen Symptome spontan zurück und es restiert eine Claudicatio intermittens der Hüfte. Wir neigen zu der Auffassung, daß schon vor der Embolie eine arteriosklerotische Verengerung der A. ilica communis (evtl. symptomlose Stenose) vorgelegen hat, auf deren Boden sich bereits ein mäßiger Kollateralkreislauf angebahnt hatte. Es resultiert das Kuriosum, daß die Summation von 2 Krankheiten in diesem Falle ein schweres Krankheitsbild — Gangrän — verhindert. Hätte die Emboli ein normales arterielles System getroffen, so wäre wohl die Nekrose an den Acren nicht zu vermeiden gewesen.

Daß wir uns mit unseren Überlegungen trotzdem nur im Bereich der Vermutungen befinden, beleuchtet die eindrucksvolle Publikation von H. GESENIUS, der einen reitenden Aortenembolus bei einer 30 jährigen Krankenschwester beobachtete. Dieser wurde aortographisch lokalisiert. Die Patientin überlebte ohne Operation, es entwickelte sich keine Gangrän der Beine. Ein Photo in der Arbeit von H. GESENIUS zeigt die Patientin $4^{1}/_{2}$ Monate nach der Aortenembolie bei einem Spaziergang ohne Stock oder sonstige Hilfsmittel.

Die Schwierigkeiten in der Abgrenzung: Embolischer Verschluß oder akute Thrombose können also im Einzelfall sehr groß sein. Wie wichtig es ist, bei einem Patienten mit Mitralstenose nachzuweisen, ob es sich um einen Embolus aus dem linken Vorhof oder um eine unabhängig vom Herzleiden verlaufende obliterierende Arteriosklerose handelt, geht daraus hervor, daß von dieser Entscheidung die Indikation zur Commissurotomie (Sprengung der Commissuren der Mitralklappe) abhängig gemacht wird. Befinden sich größere Thromben oder Myxome im linken Vorhof, so werden diese nach Erweiterung des Mitralostiums in den großen Kreislauf ausgeschwemmt und führen zu z. T. deletären Embolien. BAILEY u. Mitarb. haben auf diese Gefahren bei der Mitralstenosen-Operation hingewiesen, wir selbst haben an anderer Stelle dazu Stellung genommen.

Während der isolierte Verschluß der A. ilica communis keine Ruheschmerzen oder Ruhe-Paraesthesien verursacht, hören wir diese Beschwerden bei Patienten mit Femoralis-Ilica externa- und communis-Verschluß gelegentlich, jedoch keinesfalls immer. Wir können die Ansicht R. GOTTLOBs nicht bestätigen, daß dieser Verschlußtyp immer ein schweres Krankheitsbild verursacht. Unsere Patienten Strahl. (S. 134—135, Abb. 32), Ti. (Abb. 11). Jen. (Abb. 10) boten bis auf ihre Dysbasie keine Besonderheiten. Es bestanden weder sichtbare Ernährungsstörungen noch Ruheschmerzen. Da man sich bei diesen ausgedehnten Thrombosen scheut, die Arteriographie nach operativer Freilegung der A. femoralis in der Leiste (percutane Arteriographie ist wegen Pulslosigkeit nicht möglich) durchzuführen (die Heilungstendenz der Wunde ist schlecht), bleibt bei der Mehrzahl dieser Patienten ungeklärt, ob nicht weitere periphere Verschlüsse (A. poplitea, Aa. tibialis post. usw.) für den evtl. vorhandenen Ruheschmerz verantwortlich zu machen sind. In der überwiegenden Zahl unserer Patienten mit diesem ausgedehnten Verschlußtyp wich das klinische Bild nicht wesentlich von dem des isolierten Ilica communis-Verschluß ab.

Ein Symptom, das in der Literatur bisher keine Erwähnung gefunden hat, sind unwillkürliche, zuckende Bewegungen einer Extremität, die besonders nachts auftreten und durch die die Patienten häufig erwachen. Nach der Schilderung der Patienten handelt es sich nicht um Fibrillieren oder Muskelwogen, vielmehr führen die unwillkürlichen und vom Patienten nicht zu unterdrückenden Muskelkontraktionen zu plötzlichen Bewegungen der Extremität, vergleichbar mit denen beim Tetanus. Dabei scheint bei doppelseitigen Ilica-Obliterationen oder Aortenobliterationen das schlechter durchblutete Bein bevorzugt zu sein.

Die Patienten Jac. (Abb. 12) und App. (Abb. 36) z. B. berichteten, daß diese unwillkürlichen nächtlichen Zuckungen nur im re. Bein auftraten, das bei beiden das subjektiv und objektiv schlechtere war. Pat. Jac. hatte bemerkt, daß sich dieses Phänomen nach reichlichem Kaffee-Genuß besonders häufig und intensiv bemerkbar machte.

Bisher haben wir diese Klagen nur von Patienten gehört, die einen oder mehrere Verschlüsse im Bereich der Beckenarterien oder der Aorta aufwiesen, nicht jedoch von Patienten mit Femoralis- oder Poplitea-Obliterationen oder noch weiter peripher gelagerten Verschlüssen. Sollte sich diese Beobachtung bestätigen lassen, so wäre dieser Beschwerdetyp ein Hinweis für die Lokalisation des Verschlusses.

Interessanterweise hat M. W. VAN WEEL über das gleiche Phänomen bei einem Patienten berichtet, bei dem ungewollt anläßlich der operativen Entfernung eines retroperitonealen Teratoms $2^1/_2$ cm Aorta abdominalis reseziert wurde. 4 Std. und 45 min später wurde dieser Defekt durch ein Transplantat überbrückt und damit eine völlige Wiederherstellung erreicht. Am 1. Tag post op. traten Zeichen einer Übererregbarkeit der Beinmuskulatur auf, die sich in fibrillären Kontraktionen von Muskel-Gruppen an Ober- und Unterschenkel zeigte. Spontan und auf die leichteste Berührung hin entstanden klonische Muskelspasmen, die zu einer Anhebung des ganzen Beines und zu einer Beugung im Kniegelenk führten. Sie dauerten wenige Sekunden an und wiederholten sich im Abstand von 15 min. Nach 2 Tagen post op. verschwanden sie und mit ihnen das vom Patienten geklagte Schweregefühl in beiden Beinen. Dabei waren unmittelbar nach Beendigung der Operation (Tranplantation) alle Pulse an Leisten und Füßen tastbar gewesen und blieben es auch während der klonischen Muskelkontrakturen.

Nach H. SCHÄFER steigt an derart „anoxybiotisch entarteten" Muskeln die Erregbarkeit, evtl. durch den Fortfall jeder Akkomodation. So ist z. B. eine stark rhythmische elektrische Reaktion auf den Reiz von eben schwellenwertigen Gleichströmen zu beobachten. H. SCHÄFER weist darauf hin, daß diese Phänomene auch in der Klinik bei der Ischämie eine Rolle spielen könnten.

Man darf aus der Tatsache, daß jeweils das schlechter durchblutete Bein zu spontanen Muskelkontraktionen neigt, und aus der Beobachtung VAN WEELs den Schluß ziehen, daß die Ischämie der Beinmuskulatur Ursache der Erregbarkeitssteigerung ist. Diese Annahme wird weiterhin dadurch gestützt, daß die plötzlichen Zuckungen anscheinend nur nachts auftreten; keiner unserer Patienten berichtete über derartige Erscheinungen am Tage. Durch die Horizontallage der unteren Extremitäten während der Nachtruhe wird die arterielle Durchblutung insofern gemindert, als der orthostatische Druck nicht wirksam sein kann; dementsprechend klagen Patienten mit starken Durchblutungsstörungen besonders über nächtliche Ruheschmerzen in den Acren, die sich sofort bessern, wenn die Patienten die Beine aus dem Bett hängen und damit den orthostatischen Druck wieder wirksam werden lassen. Ein Vorstadium des nächtlichen Ruheschmerzes scheint die beschriebene Erregbarkeitssteigerung der Muskulatur zu sein: Wahrscheinlich ist der Reiz für die unwillkürlichen Muskelkontraktionen eine Berührung der hypoxämischen Muskeln mit der Bettdecke usw., die z. B. bei einer im Schlafe durchgeführten Lageänderung zustande kommt.

Die *Puls-Palpation* in der Leiste ergibt sowohl bei der isolierten als auch bei der mit Femoralis- und Ilica externa-Verschluß kombinierten Thrombose der A. ilica communis ein völliges Fehlen des Leistenpulses. Gelegentlich tastet man oberhalb des Leistenbandes einen schwachen Puls, der jedoch stärkeren Kollateral-Arterien zugerechnet werden muß.

Die *Oscillometer-Werte* sind minimal und schwanken um 1—2. Es ist häufig schwer zu unterscheiden, ob es sich um leichte Zitterausschläge des nicht ganz ruhig liegenden Patienten oder um eigentliche Pulswellen schwachen Grades handelt. Mit Hilfe des Oscillographen läßt sich meistens noch eine ganz geringe Pulswelle nachweisen (siehe z. B. Patient Hart., S. 143, Abb. 39).

Die *Inspektion* der betroffenen unteren Extremität ergibt häufig eine schon etwas deutlichere Blässe gegenüber der anderen Extremität. Sie ist stärker als beim Ilica externa-Verschluß. Liegt außerdem noch eine Venen-Thrombose vor (Pat. Ha., S. 143), so kann eine erhebliche Cyanose des Fußes beobachtet werden.

Die *Haut-Thermometrie* läßt auch in diesem Falle diagnostisch im Stich, wie sich aus unserer Kasuistik ergibt.

Zusammenfassend lassen sich folgende Charakteristika des Ilica communis-Verschlusses aufzeigen:

1. Im Beschwerdetyp dominiert der Hüft-Oberschenkel-Schmerz, der in der Art der Claudicatio intermittens auftritt.

2. Potenzstörungen (Schwäche oder Fehlen der Erektion bei erhaltener Libido) werden in etwa der Hälfte der Fälle angetroffen.

3. Handelt es sich um den isolierten Verschluß der A. ilica communis, so werden Ruheschmerzen oder -paraesthesien von den Patienten nicht angegeben. In einigen Fällen von kombiniertem Femoralis-Ilica externa-Ilica communis-Verschluß kommen jedoch Ruheschmerzen vor. Es ist die Frage, ob diese nicht durch peripher liegende zusätzliche Thrombosen verursacht werden; die diagnostische Klärung dieser Frage muß im allgemeinen wegen der beschriebenen technischen Schwierigkeiten der peripheren Gefäßdarstellung unterbleiben.

4. Der Leistenpuls fehlt bzw. ist stark abgeschwächt, je nach Stärke des Kollateralkreislaufes; natürlich fehlen die Fußpulse.

5. Die Oscillometrie zeigt stark herabgesetzte Werte, die um 1—2 schwanken und von Zitterbewegungen der Muskulatur kaum unterschieden werden können.

3. Die Thrombose der A. ilica externa.

Sie entwickelt sich in der Mehrzahl der Fälle aus einer aufsteigenden Thrombose der A. femoralis. Bei der Durchsicht der Literatur und unseres eigenen Materials fanden sich 41 derartig entstandene Ilica externa-Verschlüsse; demgegenüber beträgt die von uns festgestellte Zahl der isolierten Ilica externa-Verschlüsse ohne Femoralis-Beteiligung 20, so daß sich das Verhältnis von Femoralis-Ilica externa-Thrombose zur isolierten Ilica externa-Thrombose auf 2:1 beläuft.

Da die Femoralis-Thrombose somit die häufigste Ursache für den Ilica externa-Verschluß darstellt, soll sie — obwohl sie nicht zu den Verschlüssen des Beckengebietes zählt — hier etwas ausführlicher dargestellt werden. Der Verschluß der A. femoralis in Höhe des Adductorenkanal-Beginns — Übergang vom mittleren zum unteren Drittel des Oberschenkels — ist nach A. LINDBOM der häufigste im Bereich der unteren Extremitäten. Unter 371 organisch bedingten arteriellen Durchblutungsstörungen stellte der Femoralis-Verschluß mit 63% den größten Prozentsatz dar (R. WANKE). Wegen seiner Häufigkeit und seiner charakteristischen Lokalisation gaben wir ihm 1950 den Namen „Arteriose der A. femoralis"; durch diese Bezeichnung wollten wir außerdem jede pathogenetische Präjudizierung, wie sie durch die Bennenung „arteriosklerotischer" oder „endangiitischer" Verschluß der A. femoralis entsteht, vermeiden, da es in der Mehrzahl der Fälle dem Kliniker nicht möglich ist, sich für die eine oder andere Bezeichnung zu entscheiden.

Wie wir bereits im Kapitel „Pathologie" ausführten, vergrößert sich diese Thrombose der A. femoralis konstant nach proximal. Ein Beispiel dafür bietet Pat. Gerk. (S. 136, Abb. 33a u. b). Das Wachstum der Thrombose innerhalb der A. femoralis macht im allgemeinen keinerlei weitere Symptomatik; es ist praktisch gleichgültig, ob es sich um einen 1 cm oder 15 cm langen Verschluß handelt: Der Beschwerdetyp — die Claudicatio intermittens der Wade — ist in beiden Fällen der gleiche. Die Erklärung hierfür liegt in der Tatsache, daß die A. femoralis vom Adductorenkanal-Eintritt bis zur A. profunda femoris nach kranial keine wichtigen Äste abgibt; vergrößert sich die Thrombose von 2 cm auf 15 cm

nach proximal, werden somit keine Seitenäste unterbrochen, die für den Kollateralkreislauf eine Rolle spielen könnten.

Die Überbrückung dieses charakteristischen Femoralis-Verschlusses wird durch
die A. profunda femoris bewerkstelligt. Diese anastomosiert mit der A. femoralis
direkt unterhalb des üblichen Thrombosebeginns in Höhe des Adductorenkanal-
Eintritts und es ist ein weiteres, bemerkenswertes Charakteristikum des Femoralis-

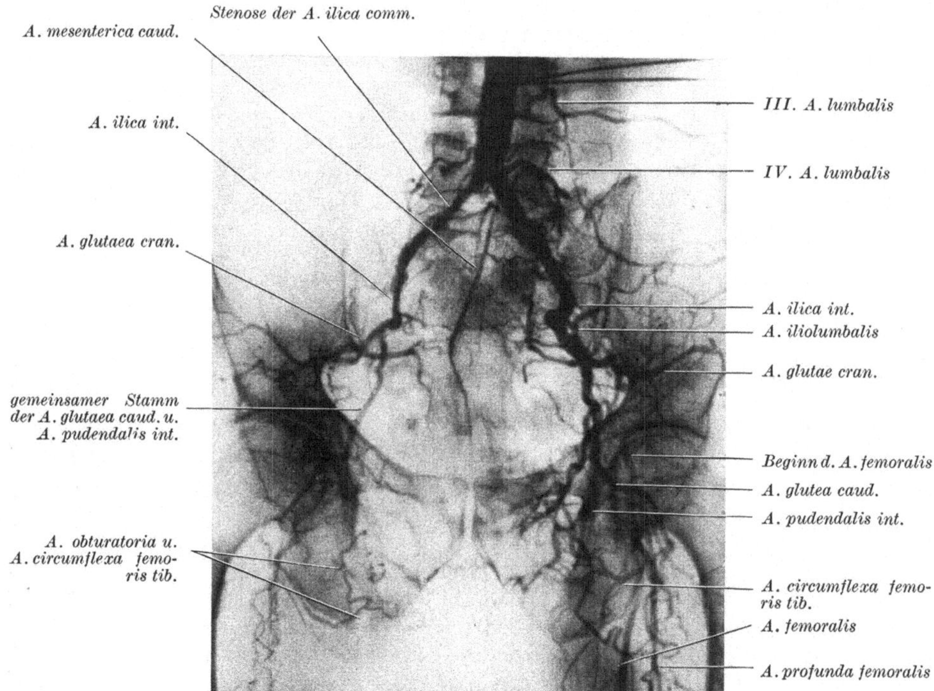

Abb. 12. Typ der isolierten Ilica externa — (li.) und Femoralis-Ilica externa-Thrombose (re.). (Patient Jac.).
Li. ist die A. ilica externa von ihrem Abgang aus der A. ilica communis bis in Höhe des Pfannendaches d. Hüft-
gelenkes verschlossen. Alle 3 Äste der li. A. ilica interna (Aa. glutaeae cran. + caudal. sowie A. pudendalis interna)
sind an der Überbrückung des Verschlusses beteiligt und anastomosieren vorwiegend mit der A. circumflexa
femoris tibialis (Ast der A. profunda femoris). Re. entwickelte sich aus einem primären Verschluß der A. femoralis
durch aufsteigende Thrombose eine Obliteration der A. ilica externa. Infolge der Stenosierung der gesamten
A. ilica communis ist die Füllung des ebenfalls über die A. ilica interna gehenden Kollateralkreislaufes schwächer
als li. 54jähr. Mann, von Beruf Kellner. Seit 9 J. Oberschenkel- u. Waden-Claudikatio re., li. keinerlei Beschwerden,
nächtl. unwillkürliche Zuckungen d. re. Beines, nach Kaffeegenuß verstärkt. Leistenpuls re. nicht, li. schwach +.
Fußpulse fehlen bds. Beide Füße warm, keine troph. Störungen. Der Patient kam wegen einer Phlebitis ins
Krankenhaus; seine Gehbeschwerden brachte er erst auf Befragen vor. In seinem Beruf (vorwiegend Stehen
und nur kurze Wege) war er nicht dadurch behindert. Seit 4 Jahren bestand totale Impotenz infolge
Erektionsverlustes bei erhaltener Libido.

Verschlusses vom Typ der „Arteriose der A. femoralis", daß die beschriebene Verbindung zwischen A. profunda femoris und A. femoralis fast immer erhalten bleibt,
auch wenn der Gefäßprozeß sich über die A. ilica externa, die A. ilica communis
bis zur Aorta ausdehnt (siehe Pat. Gerk., S. 136, Abb. 33a u. b).

Eine weitere Besonderheit ist darin zu sehen, daß die A. profunda femoris fast
immer permeabel bleibt, auch wenn die Thrombose in der A. femoralis den Abgang
der A. profunda femoris schon verschlossen hat. A. LINDBOM berichtet, daß er
unter 108 klinisch untersuchten Extremitäten nur 4 Thrombosen der A. profunda
femoris gefunden hat: Bei 3 von diesen war die A. femoralis und somit auch der
Abgang der A. profunda femoris verschlossen, so daß man von einer sekundären

Thrombose in der A. profunda femoris sprechen kann. Nur in einem Fall bestand eine isolierte Thrombose der A. profunda femoris. Unter 60 Extremitäten, die A. LINDBOM pathologisch-anatomisch untersuchte, waren 2 Verschlüsse der A. profunda femoris: Der 1. war durch multiple Emboli bedingt, der 2. wurde durch eine Thrombose verursacht. Wir selbst haben bisher nur *einen* Verschluß der A. profunda femoris unter 450 arteriellen Durchblutungsstörungen gesehen.

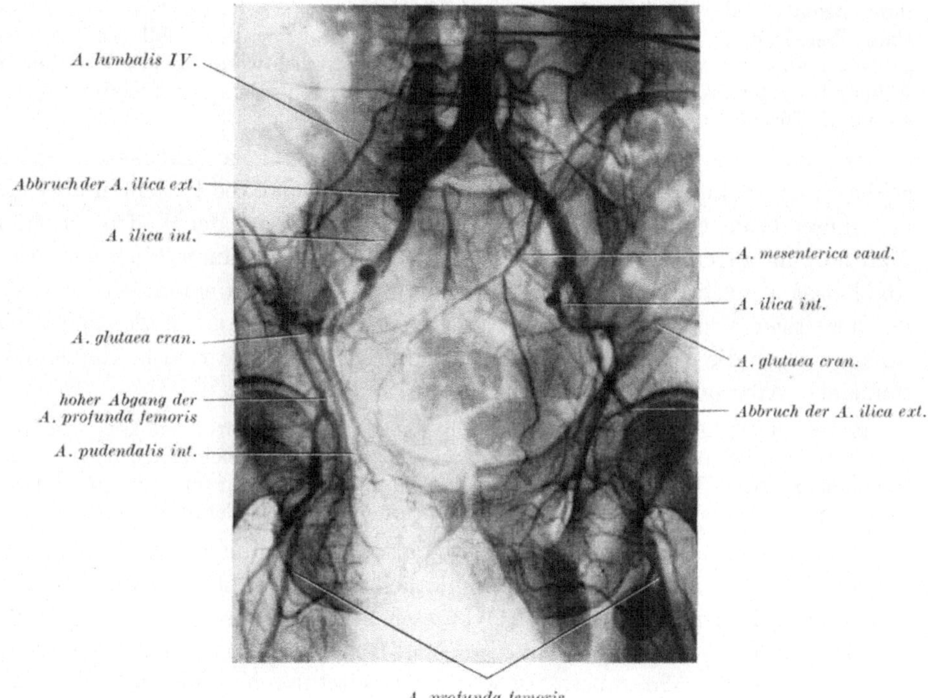

Abb. 13. Typ der Femoralis-Ilica externa-Thrombose (bds.). Li. ist die Thrombose der A. femoralis bis in die A. ilica externa in Höhe des oberen Pfannendachrandes gestiegen. Die Äste der A. ilica interna bilden in charakteristischer Weise den Überbrückungskreislauf, dessen laterale Schleife auf dem Aortogramm nicht mehr zur Darstellung kommt. Re. handelt es sich ebenfalls um eine primäre Femoralis-Thrombose, die sich bis zum Abgang der A. ilica externa aus der A. ilica communis entwickelt hat. Es liegt ein hoher Abgang der A. profunda femoris vor; 57jähr. Diabetiker. Diabetes seit 6 J. bekannt. Seit 5 J. Oberschenkel- u. Waden-Claudikatio bds. Seit ½J. Gangrän der 4. u. 5. Zehen re. Wurde unter dem Verdacht einer totalen Aortenthrombose zur angiologischen Untersuchung überwiesen: Leisten- u. Fußpulse bds. nicht tastbar. *Oscillometerwerte:* Oberschenkel re. maximal 5, li. maximal 2. Unterschenkel re. maximal 2, li. maximal 1. EKG: Verdacht auf älteren Hinterwandinfarkt.

In diesem Fall war eine operative Freilegung der A. femoralis und A. profunda femoris vorausgegangen, so daß wir den Verschluß als Artefakt betrachteten.

Ist die Thrombose der A. femoralis am Profunda-Abgang vorbei nach proximal gestiegen, so haben wir klinisch den Verschluß der A. ilica externa vor uns.

Gegenüber diesem Femoralis-Ilica externa-Verschluß — von französischen Autoren wegen seiner Häufigkeit auch «Oblitération ileo-fémorale» genannt — ist der isolierte Verschluß der A. ilica externa (siehe Abb. 12 u. 13) bei Durchgängigkeit der A. femoralis seltener, worauf wir eingangs schon hinwiesen.

Die Abb. 12 und 13 sind Beispiele für die beiden Entstehungsmöglichkeiten eines Verschlusses der A. ilica externa: Auf Abb. 12 erkennt man, daß der re. Ilica externa-Verschluß aus einer ascendierenden Femoralis-Thrombose hervorgegangen ist; die re. A. femoralis ist

nicht dargestellt. Auf der li. Seite dagegen handelt es sich um einen isolierten Verschluß der
A. ilica externa; die li. A. femoralis ist gut kontrastmittelgefüllt.

Abb. 13 ist ein Beispiel für einen doppelseitigen Femoralis-Ilica externa-Verschluß.
Auf der re. Seite erkennt man, daß oberhalb des Abganges der A. profunda femoris noch ein
kurzes Stück der A. ilica externa von der Thrombose verschont und durchgängig geblieben
ist. In diesem Falle kann die Entstehung des Ilica externa-Verschlusses nicht auf die ascendierende Femoralis-Thrombose allein bezogen werden; es ist wahrscheinlich, daß in diesem
Falle Femoralis- und Ilica externa-Thrombose voneinander unabhängig entstanden sind.

Die 2 Abbildungen machen es deutlich, daß in allen Fällen die Aa. ilicae internae mit
ihren Ästen die Hauptkollateralarterien zur Überbrückung des Ilica externa-Verschlusses
sind. Weiterhin sind sie Beispiele dafür, daß sich die A. femoralis — falls sie permeabel
geblieben ist — bei einem Ilica externa-Verschluß darzustellen pflegt. Fehlende Femoralis-
Füllung bei guter Profunda-Darstellung ist auch nach unseren operativen Erfahrungen einer
Femoralis-Thrombose gleichzusetzen.

Anamnese: Betrachten wir die häufigste Entstehungsmöglichkeit des Verschlusses der A. ilica externa, so verwundert es nicht, daß die Patienten über eine
seit Jahren bestehende Claudicatio intermittens-Beschwerde der Waden berichten.
Man hört im allgemeinen, daß sich dieser Wadenschmerz unmerklich entwickelt
und langsam zugenommen hat. Wir kennen jedoch auch Patienten, bei denen sich
ein derartiger Verschluß *plötzlich* ausgebildet hat. In diesen Fällen wird man
anfangs durch die Vorgeschichte der Patienten eher an eine vom li. Herzen oder
von einem Atherom der Aorta stammenden Embolie denken.

Pat. Koth. (S. 121—123 Abb. 19, 20a u. b) ist ein Beispiel dafür: Nach längerem Knien
auf einem Steinfußboden bei einer Motorradreparatur schießt beim Sich-Erheben ein Schmerz
durch das re. Bein. Das Bein ist von der Leiste bis zum Fuß eiskalt und taub; der Zustand
bessert sich im Verlauf von 14 Tagen, eine Claudicatio intermittens der re. Wade restiert.

Wahrscheinlich handelt es sich bei den akuten Verschlüssen um Thrombosen,
die auf dem Boden einer akuten subendothelialen Intimablutung und folgender
Verwölbung der Intima (s. a. Abb. 25) entstehen. Im Kapitel „Pathologie" wurde
auf diese Blutungen aufmerksam gemacht. Die Kenntnis von der sogenannten
„akuten arteriellen Thrombose" ist wenig verbreitet und hat auch in der Literatur
nur wenig Niederschlag gefunden. Wir verweisen auf die Ausführungen von
A. HECTOR. Daß die Wand der von der akuten Thrombose betroffenen Arterien
wahrscheinlich schon vorher Veränderungen aufweist, die zu einer Einengung der
Gefäßlichtung und zu einer Anbahnung eines Kollateralkreislaufs Anlaß geben,
zeigt der Vergleich des klinischen Bildes bei akuten Verschlüssen normaler Arterien, wie man sie bei Embolien oder traumatischen Gefäßverletzungen sieht.

Nach C. FRANZ betrug die Gangränhäufigkeit nach Unterbindung der A. ilica externa
13,4% bei 97 Fällen (HEIDRICH). Die Ergebnisse der englischen Kriegschirurgie lauten:
Unter 12 Gefäß-Verletzten (A. ilica externa) 2 Gangränfälle und 4 Todesfälle. In dem Bericht
über 1400 Gefäßverletzungen des zweiten Weltkriegs berichten H. GESENIUS u. K. H. MÄNNLEIN
über 8, vorwiegend die A. ilica externa betreffende Schußverletzungen: 4 starben, bei einem
war postoperativ (Gefäßnaht) die Amputation notwendig. Diese Kriegserfahrungen sind
nur bedingt dafür verwertbar, mit welchen Folgen man nach einer Unterbindung der A. ilica
externa zu rechnen hat, da in den Statistiken die Todesfälle infolge Blutverlustes, Schocks
oder infolge Gangrän nicht getrennt behandelt werden.

Klarer sind die Verhältnisse bei den durch Emboli bedingten akuten Verschlüssen der A. ilica
externa: Nach W. KLINGENSMITH und F. V. THEIS konnte von 19 Embolien, die die A. femoralis
und A. ilica externa betrafen, nur einem Fall durch Embolektomie das Leben und die Extremität
erhalten werden. In den restlichen 18 waren entweder der Tod oder die Gangrän die Folgen.

Die Zahlen von H. HAIMOVICI sprechen in gleichem Sinne: Bei 10 embolischen Verlegungen der A. ilica externa wurde 1mal eine schwere Ischämie mit sofortigem Exitus

beobachtet; in 7 Fällen war die Gangrän die Folge; nur in 1 Fall wurde eine postembolische Durchblutungsstörung analog zu einer solchen bei chronischer Thrombose beobachtet; bei dem letzten Patienten traten keinerlei Symptome einer arteriellen Insuffizienz auf.

Zwei weitere Beiträge zu diesem Thema lieferte R. RICHARDS: Von 2 embolischen Verschlüssen der A. ilica externa kam es bei dem einen zum Verlust der Extremität, bei dem anderen restierte eine chronischeDurchblutungsstörung vom Typ der chronischenThrombose.

Das Fazit ist, daß der embolische Verschluß der A. ilica externa in der überwiegenden Zahl der Fälle eine schwere Ernährungsstörung des Fußes und meistens die Gangrän zur Folge hat. Demgegenüber hat die akute Thrombose, die sich auf eine schon vorher bestehende Gefäßverengerung pfropft, eine gute Prognose hinsichtlich der Erhaltung der Extremität. Wir werden bei der Besprechung des Ilica communis-Verschlusses nochmals darauf zurückkommen.

Die *Inspektion* der unteren Extremitäten ist beim Ilica externa-Verschluß im allgemeinen unergiebig. Nach unseren Erfahrungen werden durch diesen Verschluß keine trophischen Störungen verursacht, die durch die Betrachtung faßbar werden. Demgegenüber fanden V. G. DE WOLFE u. Mitarb., daß im Gegensatz zu den Verschlüssen im Bifurkationsbereich oder der Aa. ilicae communes die Thrombose der A. ilica externa eine auffallend schlechte Versorgung nach sich zieht. Wir können diese Auffassung nicht bestätigen; die Blutversorgung ist selbst dann nicht augenfällig gestört, wenn zu dem Ilica externa-Verschluß noch ein solcher der A. poplitea kommt, wie Pat. Ko. (S. 121, Abb. 20a u. b) beweist. Pat. Jac. (S. 52, Abb. 12) suchte die Klinik wegen anderer Beschwerden auf, die doppelseitigen Femoralis-Ilica externa-Verschlüsse wurden mehr zufällig bei der Durchuntersuchung entdeckt. Er war in seinem Beruf als Kellner (bis zu 14 Std. Arbeitszeit täglich) in keiner Weise beeinträchtigt. Auch Pat. Nieleb. (S. 129, Abb. 27) bot keine sichtbaren Ernährungsstörungen und klagte auch nicht über Ruheschmerzen oder -paraesthesien.

Wir glauben, daß die Diskrepanz in den Befunden auf die unterschiedliche Dauer des Bestehens der Verschlüsse zurückzuführen ist: Bei einer akuten oder subakuten Thrombose werden Beschwerdetyp und Durchblutungsstörungen von größerer Intensität sein; liegt die Thrombose schon längere Zeit zurück, so wird der Untersucher auf einen Beschwerdetyp und eine Durchblutungsstörung treffen, die z. T. durch einen Kollateralkreislauf kompensiert sind und somit eine Abschwächung erfahren haben.

Die *Puls-Palpation* an der Leiste weist immer eine Abschwächung des Leistenpulses nach. Er kann bei gut ausgebildetem Kollateralkreislauf (S. 121, Abb. 20a u. b, Pat. Ko.) noch so kräftig sein, daß sich kaum Differenzen gegenüber der gesunden Seite ergeben. Ebensogut kann er völlig fehlen (siehe Pat. Nie., S. 129, Abb. 27). Daß die Fußpulse zu fehlen pflegen, sei der Vollständigkeit halber erwähnt, jedoch haben wir auch hiervon Ausnahmen erlebt (S. 56, Abb. 14) und dabei die „paradoxe Dissoziation" von Leisten- ($\varnothing$) und Fußpulsen ($+$) gesehen.

Die *Oscillometrie* erbringt am Oberschenkel Werte, die zwischen 2—15 liegen, im allgemeinen keinesfalls höher als 15. Wie wesentlich die Stärke und Ausbildung des Kollateralkreislaufs die Höhe der Werte beeinflußt, demonstriert Pat. Jac. (S. 52, Abb. 12): Der Femoralis-Ilica externa-Verschluß re. reduzierte die Oscillometer-Ausschläge auf 2—3, der isolierte Ilica externa-Verschluß li. ließ bei gutem Kollateralkreislauf noch Werte von 10 zu.

Die *Haut-Thermometrie* spielt auch für die Diagnostik des Ilica externa-Verschlusses keine Rolle.

Zusammenfassend ergibt sich bei der Betrachtung der Thrombosen der A. ilica externa:

1. Sie ist in der Mehrzahl der Fälle die Folge einer ascendierenden Thrombose der A. femoralis. Seltener tritt sie isoliert auf.

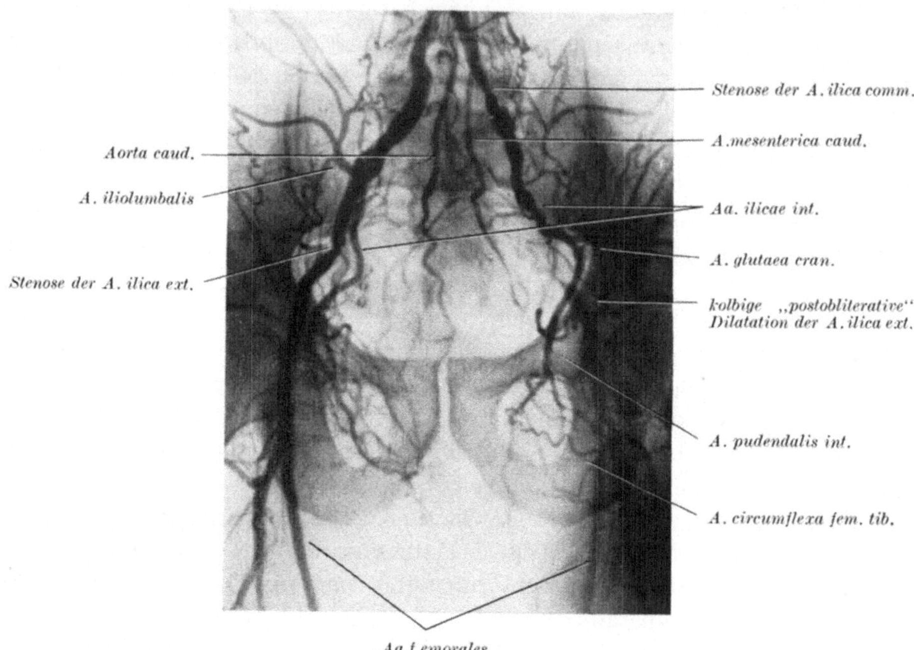

Abb. 14. Das Aortogramm stellt ein Beispiel für die diffuse, stenosierende und obliterierende Form der Arteriosklerose im Beckenbereich dar. An beiden Aa. ilicae communes — li. mehr als re.— liegen z. T. erhebliche Einengungen vor, während die Lumina der Aa. femorales normal weit und die Konturen scharf gezeichnet sind. Auf der li. Seite besteht ein Füllungsausfall der A. ilica externa; dieser Verschluß wird durch die A. pudendalis interna, die in diesem Falle ihren Ursprung von einem gemeinsamen Stamm mit der A. glutaea cranialis nimmt, überbrückt. Kennzeichnend für die gute Funktion des Kollateralkreislaufes war, daß bei dem 49jährigen Patienten der Puls der li. A. tibialis posterior schwach, aber sicher zu fühlen war. Der li. Leistenpuls dagegen konnte nur mit Mühe getastet werden. Dieser Pulsbefund ist dadurch zu erklären, daß die Kollateralen erst unterhalb der Leiste über die Aa. circumflexae femorum tibialis u. fibularis mit der A. profunda femoris anastomosieren können. Infolge des stark ausgebildeten Kollateralkreislaufes waren die Beschwerden des Patienten hinsichtlich der Wegstrecke inkonstant und in ihrer Intensität wechselnd. Die Oscillometerwerte der Unterschenkel (re. maximal 22, li. maximal 12), ein Systolicum über der re. Leistenarterie und der praktisch fehlende Leistenpuls li. machten die Verdachts-Diagnose: Ilica-Stenose re. u. Ilica-Thrombose li. klinisch wahrscheinlich.

2. Der durch sie bedingte Beschwerdetyp gleicht dem der Claudicatio intermittens der Waden; gelegentlich (Pat. Jac., Abb. 12) kann sich die Claudicatio intermittens auch auf den Oberschenkel ausdehnen, dort vorherrschend werden, so daß die Wadenbeschwerde gar nicht empfunden wird, da die Oberschenkelbeschwerde früher auftritt und zum Stehenbleiben zwingt. Im allgemeinen ist letzteres jedoch durch einen zusätzlichen Befall der A. ilica interna oder ihrer Äste bedingt.

3. Trophische Störungen pflegen in der überwiegenden Zahl der Fälle völlig zu fehlen.

4. Die Leistenpulse sind immer abgeschwächt, z. T. aufgehoben. Fußpulse fehlen fast immer.

5. Die Ausschläge im Oscillometer schwanken zwischen 2—10, übersteigen in keinem Falle 15.

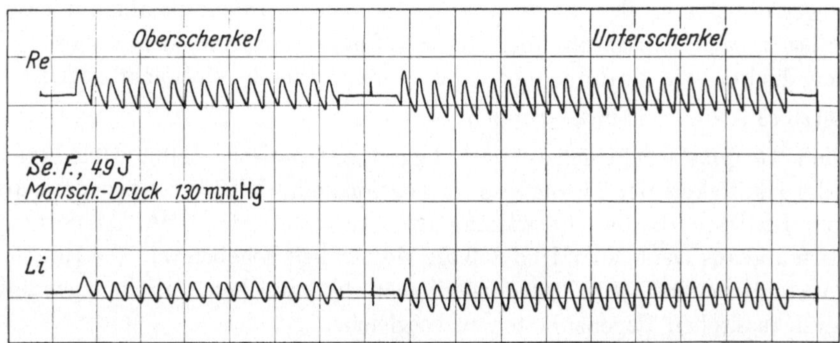

Abb. 15. Die Erniedrigung der Amplituden am li. Ober- u. Unterschenkel wird durch den li. seitigen A. ilica externa-Verschluß verursacht (s. Abb. 14). Die Ausschläge sind jedoch für einen Ilica externa-Verschluß überraschend hoch und sind ein Beweis für die Existenz eines gut ausgebildeten Kollateralkreislaufes. Die Größe der Amplituden an den Unterschenkeln übertrifft die an den Oberschenkeln gemessene; auf dieses Phänomen wurde bereits im Kapitel „Oscillometrie" eingegangen. Es kann daraus entnommen werden, daß die Hauptarterien zwischen den Abnahmestellen (jeweils Ober- und Unterschenkel-Mitte) weder Stenosen noch Obliterationen aufweisen.

VII. Die Thrombosen der Aorta abdominalis.

1. Vorbemerkungen.

Als eine der ersten Beobachtungen über die Aortenthrombose gilt im Schrifttum die von R. GRAHAM aus dem Jahre 1814. Weitere Mitteilungen folgten von BARTH 1848 und von CRUVEILHIER 1852. Um die Jahrhundertwende erschienen mehrere zusammenfassende Darstellungen, die sich vorzugsweise mit der pathologischen Anatomie der Aortenthrombosen beschäftigten: 1898 berichtete W. H. WELCH vom John Hopkins-Hospital über 7 primäre Aortenthrombosen, im gleichen Jahre gab O. LIEBERMANN eine detaillierte Übersicht der bis dato bekannt gewordenen Fälle. Eine Reihe von weiteren Einzelmitteilungen erfolgte von pathologisch-anatomischer Seite.

Bis 1923 war die Symptomatologie der Thrombose der Aorta abdominalis in der Klinik so gut wie unbekannt, sie wurde im allgemeinen mit der der Aortenembolie identifiziert. R. LERICHE machte auf die Aortenthrombose mit ihren Folgen erstmalig 1923 aufmerksam und stellte 1940 das Syndrom des Aortenverschlusses auf. Im Anschluß an diese Publikation mehrten sich die Veröffentlichungen über diese Thrombose, woraus man schließen darf, daß wahrscheinlich nicht der Aortenverschluß häufiger wurde, sondern daß die Kenntnis seiner Symptomatik die Erkennung förderte und der Kliniker sein Interesse dieser Erkrankung zuwandte.

Die Frage, welche Rolle die Aortenthrombose — gemessen an ihrer Häufigkeit — in Klinik und Praxis spielt, versuchte man sowohl von pathologischanatomischer Seite als auch von klinischen Eindrücken her zu beantworten. Es wurde von allen, die einen oder mehrere derartige Fälle beobachteten, vermutet,

daß die Aortenthrombose gar nicht so selten sei, wie man nach den Literatur-
berichten annehmen müsse. Dem stand die Ansicht derer, die entsprechende Fälle
zu sehen keine Gelegenheit hatten, gegenüber, wonach die Thrombose der Aorta
abdominalis auch weiterhin als große Rarität zu betrachten sei. Da bisher weder
in Einzelarbeiten noch monographischen Bearbeitungen der arteriellen Durchblutungsstörungen größere Zahlenangaben gemacht wurden, die allein über einen
Eindruck hinaus Aufschluß über die Häufigkeit der Aortenthrombose geben
können, hielten wir es für lohnend, eine entsprechende Übersicht aufzustellen.

Letztere teilten wir in 2 Gruppen:

Die 1. Gruppe bezieht sich auf pathologisch-anatomische Befunde; sie berichtet
über die Häufigkeit der Thrombose im Sektionsmaterial 9 verschiedener pathol.
anatom. Institute; die Berichte stammen aus Australien, den USA, den nordischen
Ländern und aus Deutschland, so daß die Möglichkeit gegeben war, die Häufigkeit
der Aortenthrombose mit unterschiedlichen klimatischen, ernährungsmäßigen
und evtl. rassischen Gegebenheiten zu vergleichen.

1. Gruppe: Pathologisch-anatomische Statistik.

Zahl der Autopsien	Zahl der Aortenthrombosen	Autoren
6000	9	P. Bull
5350	7	H. Gross u. B. Philips
1047	1	H. C. Lueth
6547	11	M. L. Siegel u. G. F. Garvin
1000	11	J. B. Cleland
1500	2	R. Straus, R. Dominguez u. R. Merliss
3591	5	J. Greenfield
1388	11	H. Teir u. T. Granroth
1738	4	M. Staemmler u. P. Wilhelms
28161	61	

Die 2. Gruppe betrifft klinisches Material: alle entsprechenden Berichte
bezogen sich auf die Zahl an Aortenthrombosen, die unter der Gesamtzahl von
durchblutungsgestörten Patienten gefunden wurde. Es handelt sich somit um ein
ausgeleseneres Material, als es die 1. Gruppe darstellt.

2. Gruppe: Klinische Statistik.

Gesamtzahl der Patienten mit arteriellen Durch-blutungstörungen	Zahl der Aortenthrombosen	Autoren
4560	30	B. Milanés u. Mitarb.
1812	29	F. V. Theis
510	5	H. Dujol
371	4	R. Wanke
273	12	eigene Beobachtungen 1950-53
176	6	R. Gottlob
100	1	J. A. Kirthley u. Mitarb.
53	1	A. Kekwick u. Mitarb.
7855	88	

Der Prozentsatz an Aortenthrombosen beläuft sich in diesem Material (1. Gruppe) auf 0,22%, d. h.: Da es sich bei den Autopsien um ein ausgelesenes Material handelt, ist die zu erwartende Häufigkeit in einer Population noch geringer. Beachtlich sind die Differenzen in dieser Zusammenstellung: So beträgt die Häufigkeit in dem Material J. B. CLELANDs *1,1%*, beobachtet in Australien. Nicht viel tiefer liegt der Prozentsatz bei den Schweden H. TEIR und T. GRANROTH mit fast 0,8%. Die Autopsien von M. STAEMMLER und P. WILHELMS stammen aus den Jahren 1950—1952, der Prozentsatz in dieser Serie aus dem Bundesgebiet liegt bei 0,22% und nähert sich damit der errechneten Norm. Sehr tief liegt der Satz bei der amerikanischen Serie von M. L. SIEGEL und G. F. GARVIN mit 0,16%.

Das Ergebnis der klinischen Zusammenstellung (2. Gruppe) lautet:

Auf 7 855 Patienten mit arteriellen peripheren Durchblutungsstörungen kommen 88 Patienten mit Thrombosen der Aorta abdominalis! Dies entspricht einem Prozentsatz von 1,1%: wir schickten schon voraus, daß es sich bei der 2. Gruppe um ein ausgeleseneres Material, als es die 1. Gruppe darstellt, handelt. Daß der Prozentsatz bei der 2. Gruppe höher liegt, ist also nicht verwunderlich. Wir wollen nicht näher auf die Fehlermöglichkeiten, die in derartigen Übersichten immer in Betracht gezogen werden müssen, eingehen. Es sei nur bemerkt, daß F. V. THEIS die 29 mitgeteilten Aortenverschlüsse ohne aortographische Untersuchung feststellte; daß unter diesen 29 Fällen auch doppelseitige Obliterationen der Aa. ilicae externae oder communes sein können, ist uns wahrscheinlich, da doppelseitige Ilica-Verschlüsse von Aortenthrombosen nur aortographisch getrennt werden können. Alle anderen zitierten Autoren verwandten die Aortographie zur Diagnostik.

Man kann somit erwarten, daß unter 100 Patienten mit arteriellen peripheren Durchblutungsstörungen 1 Patient mit einer Obliteration der Aorta abdominalis vorkommt.

2. Pathogenese der Aorten-Thrombose.

Lokalisation der arteriosklerotischen Veränderungen, auf deren Boden sich die Thrombose der Aorta abdominalis entwickelt.

R. LERICHE führte 1946 aus, daß er 2 verschiedene Typen von Aortenthrombosen gesehen habe:

a) könne die Thrombose *einer* A. ilica communis langsam bis zur Aortenbifurkation und schließlich über diese hinauswachsen und dadurch die andere A. ilica communis verschließen, so daß ein Aortenverschluß resultiere.

b) gebe es die Thrombose unmittelbar oberhalb der Aortenbifurkation, die Verschlüsse Aa. ilicae communes seien die Folge.

R. LERICHE fragte sich, ob der Prozeß, der später den Aortenverschluß bedingt, immer in den Aa. ilicae communes beginnt, setzte aber hinzu, daß eine Entscheidung darüber, welche der beiden Möglichkeiten die häufigere sei, schwierig zu treffen wäre.

Erfahrungsgemäß kommt noch eine 3. Form in Frage, bei der anfangs Obliterationen in beiden Aa. femorales vorliegen. Im Verlauf von Jahren wachsen die Obliterationen durch weitere Thrombusauflagerungen nach kranial, verschließen die Aa. ilicae externae, später die Aa. ilicae communes. Das Endresultat ist ebenfalls ein totaler Aortenverschluß.

Wir glauben, daß die Kenntnis dieser 3 Formen und auch ihre prozentuale Häufigkeit für die Entscheidung einer operativen Intervention von großer Wichtigkeit ist. R. LERICHE faßte das Problem in folgende Worte: „Es kommt hier, wie übrigens bei allen Thrombosen, auf den Zustand der Gefäße und des Kreislaufs distal vom Verschluß an." Es schien uns deshalb lohnend, dem Vorkommen der 3 Formen in der Literatur und in unserem eigenen Material nachzugehen.

Die Entscheidung darüber, ob bei vollständiger Aortenthrombose der Ausgangspunkt auf die Aortenbifurkation selbst oder auf die Aa. ilicae communes zu verlegen ist, ist selbst bei autoptischen Untersuchungen häufig nicht möglich. Wir haben deshalb in die Gruppe der Aortenverschlüsse, die unmittelbar von der Bifurkation ausgehen, jene inzipienten aufgenommen, bei denen eine hochgradige Bifurkationsstenose vorlag, ohne daß peripher Stenosen zu beobachten waren. Es darf wohl mit Recht vermutet werden, daß diese Fälle eines Tages in eine Aortenthrombose übergehen.

1. Gruppe: Aortenthrombosen, die von einer Bifurkations-Arteriosklerose ausgegangen sind, und hochgradige doppelseitige Bifurkations-Stenosen.

Wir konnten mit unseren (Abb. 34 u. 36, S. 138 u. 140) insgesamt 12 derartige Fälle literaturmäßig erfassen:

3 Fälle von E. J. WYLIE; 1 Fall von CL. CRAFOORD u. T. HIERTONN; 1 Fall von J. P. WEST, CH. F. SCHETLIN u. F. J. SCHILLING; 2 Fälle von R. LERICHE, J. KUNLIN u. C. BOELY; 2 Fälle von H. GROSS u. B. PHILIPS; 1 Fall von A. H. PRICE u. F. B. WAGNER; 1 Fall von R. PAUL;

2. Gruppe: Aortenthrombosen, die sich aus der Obliteration *einer* oder *beider* Aa. ilicae communes entwickelt haben.

Diese Gruppe stellt sich mit 53 Fällen als größte dar. Die Erhebung stützt sich auf folgende Publikationen:

2 Fälle von R. LERICHE; 1 Fall von A. MOREL; 1 Fall von FRIEH u. A. MOREL; 1 Fall von R. FONTAINE, R. RIVEAUX, M. KIM u. R. KIENY; 1 Fall von J. OUDOT; 1 Fall von F. MARTORELL; 6 Fälle von F. V. THEIS; 3 Fälle von R. GOTTLOB; 1 Fall von M. SERVELLE; 2 Fälle von B. MILANÉS u. Mitarb.; 1 Fall von A. NUÑEZ-NUÑEZ, B. MILANÉS u. J. R. INIGO; 1 Fall von J. A. KIRTLEY, S. Y. GARETT, R. S.-MARTIN; 5 Fälle von E. J. WYLIE; 1 Fall von R. V. ELLIOTT u. M. E. PECK; 1 Fall von H. GROSS u. B. PHILIPS; 1 Fall von E. DELANNOY; 1 Fall von W. J. JAWOR u. S. G. PLICE; 2 Fälle von J. PATEL u. J. NATALI; 3 Fälle von H. DUJOL; 2 Fälle von R. STRAUS, R. DOMINGUEZ u. R. MERLISS; 1 Fall von FR. BLATTNER; 1 Fall von H. GREEVEN; 2 Fälle von E. A. SCHRADER u. E. GADERMANN; 5 Fälle von Y. BACQUART; 1 Fall von A. B. ORTNER; 1 Fall von A. BOHLE, 3 Fälle von G. BONTE u. J. DESRUELLES; 1 Fall von S. DARLING u. H. CLARK.

3. Gruppe: Aorten-Thrombosen, die durch Obliteration beider Aa. femorales und durch appositionelle Thrombose kranialwärts über Aa. ilicae externae u. communes entstanden sind.

Diese Gruppe umfaßt mit 2 eigenen Beobachtungen 15 Fälle. Die Publikationen stammen von folgenden Autoren:

1 Fall von R. LERICHE; 1 Fall von R. FONTAINE u. Mitarb.; 3 Fälle von R. GOTTLOB; 1 Fall von E. J. WYLIE; 3 Fälle von H. GROSS u. B. PHILIPS; 1 Fall von H. DUJOL; 2 Fälle von G. L. DERMAN u. E. A. DUTKEWITSCH; 1 Fall von F. SCHUBART.

Die Übersichten lassen eindeutig erkennen, daß — wie bereits R. LERICHE annahm — die Entwicklung der Aortenthrombose aus einer ein- oder doppelseitigen Obliteration der Aa. ilicae communes das bei weitem häufigste ist. Dabei muß einschränkend bedacht werden, daß wahrscheinlich die 3. Gruppe größer ist, als es unsere Übersicht erkennen läßt: Sowohl bei aortographischer Untersuchung als auch bei Autopsien ist die Permeabilitätsfrage der Aa. femorales in der Mehrzahl der Fälle nicht geklärt worden, da a) bei fehlendem Aortographie-Serien-Gerät späte Füllungsphasen nicht beobachtet werden konnten und somit der Zustand der Aa. femorales nicht beurteilt wurde und b) sich die Sektionen häufig auf das Abdomen und somit auf die Aa. ilicae communes und externae beschränkten.

Die von H. TEIR und T. GRANROTH autoptisch untersuchten Thrombosen wurden von den Autoren durch schematische Skizzen demonstriert. Auf ihnen erkennt man, daß 2 Thrombosen der Aorta wohl primär durch Aortenaneurysmen entstanden sind; bei weiteren 6 lag in jedem Falle außerdem eine ein- oder doppelseitige Thrombose der A. ilica communis vor; bei einem Fall handelte es sich um eine einseitige Femoralis-Ilica externa-Ilica communis-Thrombose, die bis über die Bifurkation reichte, ohne die Aorta ganz zu verlegen. Bei 2 weiteren Fällen wurden Stenosen der Aorta oberhalb der Bifurkation bzw. direkt unterhalb des Abgangs der Aa. renales gefunden. Auch diese Zusammenstellung von 11 Fällen zeigt, daß die von uns aufgestellte Gruppe 2 (Aortenthrombose, aus einer Obliteration der A. oder Aa. ilicae communes hervorgegangen) den größten Prozentsatz ausmacht. Hierfür spricht auch die Häufigkeit, mit der arteriosklerotische Veränderungen gerade an den Aa. ilicae communes gefunden werden: G. M. BOGARDUS u. Mitarb. sahen unter 93 Autopsien in 28 Fällen (= 30%) Plaques an der hinteren Aortenwand unmittelbar oberhalb der Bifurkation und in gleichem Prozentsatz rigide arteriosklerotische Beete fast streng lokalisiert an der posteromedialen Fläche des proximalen Teils der Aa. ilicae communes. Die Autoren weisen daraufhin, daß die Veränderungen an den Aa. ilicae communes dort liegen, wo der Aufprall des Aortenblutes erfolgt.

Auch Gruppe 1 dürfte größer sein, als es nach unserer Übersicht scheint; denn es ist — wie bereits gesagt — selbst autoptisch häufig nicht zu entscheiden, ob bei vorliegender Thrombose beider Aa. ilicae communes und der Aorta der Prozeß in der Aorta an der Bifurkation oder in der A. ilica communis begonnen hat. Wir haben deshalb in Gruppe 1 nicht nur die totalen Aortenthrombosen, deren Beginn auf eine Bifurkationsstenose zurückgeführt werden kann, berücksichtigt, sondern auch die Bifurkationsstenosen als solche, die mit hinreichender Wahrscheinlichkeit eines Tages zur Aortenthrombose führen dürften.

Immerhin lassen diese Zahlen doch den Schluß zu, daß man in dem größeren Teil der Fälle mit einer Aortoilica-Thrombose bei durchgängigen Aa. femorales zu rechnen hat. Die Zahlen machen es auch deutlich, daß die Therapie eines Verschlusses der A. ilica communis von entscheidender Bedeutung für die Prophylaxe der Aorten-Thrombose ist. Mit anderen Worten:

Jede Stenose und jeder Verschluß einer A. ilica communis sind als Vorstadium der totalen Aorten-Thrombose zu betrachten.

Daß auch die symmetrischen Verschlüsse der Aa. femorales — von uns „Arteriosen der Aa. femorales" genannt — erste Stadien eines späteren Aortenverschlusses sein können, ergibt sich aus Gruppe 3. Bei der Häufigkeit dieses charakteristischen Verschlußtyps und seiner Gutartigkeit hinsichtlich der Ernährung der Acren könnte leicht die genannte Entwicklungsmöglichkeit außer acht gelassen werden.

3. Symptomatik der Aorten-Thrombose.

Aus den vorangegangenen pathogenetischen Überlegungen geht hervor, daß wir in der Mehrzahl der Fälle eine lange Krankheitsdauer — gemessen vom Beginn der ersten Beschwerden im Sinne peripherer Durchblutungsstörungen — zu erwarten haben; dies bezieht sich besonders auf die Fälle der Gruppen 2 und 3, bei denen sich der Aortenverschluß aus einer Ilica-Obliteration oder aus doppelseitigen Femoralisverschlüssen entwickelt hat. Daraus ergibt sich, daß das durchschnittliche Alter, in dem wir Aorten-Thrombosen antreffen, höher liegt als das der Ilica-Verschlüsse.

Die erste *Inspektion* solcher Patienten macht uns häufig auf die vorzeitige Alterung aufmerksam: Bei der Angabe ihres Alters wird die Diskrepanz zwischen

Lebensjahren und Aspekt (weißhaarig, gebeugt) deutlich. Bei der Altersverteilung beider Geschlechter findet sich ein Gipfel zwischen dem 50.—60. Lebensjahr sowohl bei Mann wie Frau. Das Verhältnis beider ist nach den Untersuchungen von B. MILANÉS u. Mitarb. bei 30 Fällen 25 Männer zu 5 Frauen. Unsere Literaturübersicht bestätigt die Verhältniszahl von 5:1; wir fanden 128 Aortenverschlüsse bei Männern und 26 bei Frauen.

Die mittlere Dauer des Beginns der Symptome bis zur Feststellung des Aortenverschlusses (klinisch oder autoptisch) beträgt bei den 154 Aorten-Thrombosen 5 bzw. 5,3 Jahre; es muß hinzugefügt werden, daß in dieser Durchschnittsrechnung etwa 10—20% der Fälle eine Symptom-Dauer von über 10 Jahren aufwiesen.

Bei der Erhebung der *Anamnese* ist die Umständlichkeit, Verlangsamung und Ausdrucksschwierigkeit solcher Patienten auffällig; sie machen häufig den Eindruck schwerer Cerebralsklerotiker, was durch die pathologisch-anatomischen Untersuchungen oft bestätigt wurde. Man hört Angaben über Gehbeschwerden im Sinne der Claudicatio intermittens, die bereits 5—10 Jahre bestehen. Dieser für jeden arteriellen Gefäßverschluß charakteristische Beschwerdetyp wird häufig durch plötzlich eingetretene Verschlimmerungen in der Schilderung so überdeckt bzw. abgefälscht, daß der Untersucher den Eindruck bekommt, es hätten sich zahlreiche rezidivierende Embolien ereignet. Die Patienten berichten über Episoden plötzlich einschießender Schmerzen in eines der Beine mit Verfärbung (Blaßwerden) der Haut, starken unerträglichen Ruheschmerzen, die jedoch nur einige Tage anhalten und nie zu ernsten Ernährungsstörungen der Acren (Nekrosen) bisher geführt haben. Ärztlicherseits sei dann eine Embolie diagnostiziert worden, die Behandlung derselben habe einen guten Erfolg gehabt. Allerdings geben die Patienten an, daß nach einem solchen akuten Erlebnis die Gehstrecke (Zahl der Schritte bis zum Auftreten des Wadenschmerzes) kürzer geworden sei und seitdem eine rötliche Verfärbung der Füße zurückgeblieben sei, die sich beim Hängenlassen der Beine bemerkbar mache. — Wie bereits im Kapitel über die pathologische Anatomie der Arteriosklerose ausgeführt, handelt es sich mit großer Wahrscheinlichkeit um subendotheliale Intimablutungen oder um Embolien, die ihren Ursprung jedoch nicht von einer der Herzkammern nehmen, sondern von den Thromben, die den atheromatösen Geschwüren der Aorta abdominalis aufgelagert sind. Daß trotz der arteriellen Embolie meist keine ernsten Ernährungsstörungen in diesen Fällen auftreten, ist dadurch zu erklären, daß die embolisch verlegten Arterien vor der Embolie durch den arteriosklerotischen Gefäßprozeß stenosiert waren, wie schon ausgeführt wurde; da gerade bei den Patienten mit Aorten-Thrombosen dieser Gefäßprozeß im Beckengebiet besonders ausgeprägt ist, bleiben die Emboli der Aorta meist schon in den Aa. ilicae hängen — ein weiterer Grund für die an sich eigenartige Tatsache, daß arterielle Embolien bei einer bereits durchblutungsgestörten Extremität keine sofortige Gangrän nach sich ziehen. Nach der Regel: Je höher der arterielle Gefäßverschluß, desto günstiger die Kollateralbildung! werden derartige Embolien kompensiert, wobei nochmals darauf hingewiesen sei, daß sich meist vor der Embolie ein Kollateralkreislauf wegen der Verengerung der Hauptarterien im Beckengebiet ausgebildet hat. Dies sind die Gründe, die es verständlich machen, warum die Embolie beim Arteriosklerotiker mit stenosierendem Gefäßprozeß günstiger verläuft als bei einem Menschen, dessen arterielles Gefäßsystem gesund ist. Für letzteren Fall seien als Beispiel nur die katastrophalen Folgen einer Extremitäten-Embolie bei der Mitralstenose oder anderen Herzfehlern genannt, die praktisch immer in der Gangrän und Ablatio bestehen. Kombiniert sich jedoch Vitium cordis mit einer stenosierenden Arteriosklerose (siehe Fall Nullm., S. 130—132), so ist die Prognose hinsichtlich Erhaltung der Extremität günstiger! —

Bei 20—30% findet sich anamnestisch die Angabe, daß nach einem später elektrokardiographisch gesicherten Herzinfarkt die ersten Gehbeschwerden auftraten, so daß sich auch in diesen Fällen die Frage erhebt, ob es sich nur um Embolien eines wandständigen Infarktes gehandelt hat oder ob diese ein bereits verengtes arterielles System trafen. Letzteres ist in diesen Fällen das Wahrscheinlichere, da diese Embolien fast nie Nekrosen zur Folge hatten, und der stenosierende Arterien-Prozeß bereits durch den Herzinfarkt bewiesen ist.

Bemerkenswert ist, daß Angaben über einen Diabetes mellitus in den Vorgeschichten relativ selten zu finden sind. Unter den 154 gesammelten Fällen waren nur 14 Diabetiker bzw. nur 14mal wurde auf einen längere Jahre bestehenden, manifesten Diabetes mellitus hingewiesen. Er spielt weder in diesem Material noch im eigenen eine wesentliche Rolle.

Im allgemeinen fehlen in den Spontan-Berichten der Patienten verständlicherweise Angaben über Änderungen der Potenz. Auf Befragen geben sie jedoch in fast konstanter Weise an, daß sich seit eines bestimmten Zeitpunktes eine Abschwächung der Erektion eingestellt habe; nicht selten fällt diese zeitlich mit einem Embolie-Erlebnis bzw. mit einer akuten Verschlimmerung der Durchblutungsstörung an den Beinen zusammen. Wir werden bei der Behandlung der Symptomatik noch darauf zu sprechen kommen.

Auffallend ist weiterhin, daß bei katamnestischen Erhebungen nur sehr selten abdominelle Beschwerden erfragt werden können; unter 154 Fällen fanden sich nur 5 entsprechende Angaben. Wenn auch der arteriosklerotische Prozeß an der Bauchaorta immer schmerzlos verläuft, so wäre bei der Häufigkeit des Verschlusses der A. mesenterica caudalis doch zu erwarten, daß in einem höheren Prozentsatz Perioden abdomineller Schmerzzustände vorkommen würden. Die Erfahrung lehrt, daß dies nicht der Fall ist, obwohl $^3/_4$ der Aorten-Thrombosen den Abgang der A. mesenterica caudalis obturieren: Man könnte hier wieder geltend machen, daß die langsame Entwicklung des Mesenterica-Verschlusses Gelegenheit zur Kollateralbildung mit der A. mesenterica cranialis gebe; selbst unter Anrechnung dieses Faktors ist es bemerkenswert, daß Symptome von seiten des Colon descendens, Sigmas und Rectums bisher nur 1mal berichtet wurden. Die Mehrzahl der Patienten klagen weder über vorübergehende Obstipationsbeschwerden noch über Diarrhoen! Es ergeben sich weder anamnestisch noch im späteren Befund Anhaltspunkte dafür, daß die Hauptarterie für die unteren Colon-Abschnitte ausgefallen ist.

Die eine Beobachtung stammt von F. V. THEIS: Einer seiner 29 Patienten (bei allen lag eine totale Aorten-Thrombose vor) starb an einer Gangrän des Sigmoids, nachdem die Aorten-Thrombose — ascendierend sich vergrößernd — den Abgang der A. mesenterica caudalis verschlossen hatte.

Der Infarkt der A. mesenterica caudalis infolge einer plötzlichen Verlegung stellt ein ernstes, lebensbedrohliches Krankheitsbild dar. Tritt der Verschluß schrittweise ein, so sollen nach Literatur-Berichten Symtome einer „Angina abdominalis" oder einer „Claudicatio intermittens mesenterialis" entstehen. Das Versorgungsgebiet der A. mesenterica caudalis ergibt sich aus folgenden anatomischen Daten: Sie entspringt in Höhe der 3. LW der Aorta abdominalis und gibt 3 Hauptäste ab. 1. die A. colica sinistra, 2. die Aa. sigmoideae und 3. die A. rectalis cranialis. Diese Äste versorgen also die li. Colon-Flexur, das Colon descendens und das Sigmoid wie auch Rectum. Letzteres wird noch durch die A. analis ernährt, die ein Ast der A. pudendalis interna ist, welche aus der A. ilica interna abgeht.

Der Infarkt der A. mesentrica caudalis ist viel seltener als der der A. mesenterica cranialis Aus der Kasuistik seien die Beobachtungen von R. FALTIN und F. B. THOMSON zitiert; bei beiden kam es nach einer plötzlichen Mesenterica caudalis-Verlegung zu einer Gangrän des Colon descendens.

Wie der Übersicht von W. BECKER entnommen werden kann, liegen bisher 28 Beobachtungen von Obliterationen der Aa. mesentericae cranialis und caudalis bei histologisch bewiesener Endangiitis obliterans vor. Ein weiterer Fall wurde kürzlich von H. WOJTA mitgeteilt. Aus den Beobachtungen geht hervor, daß der Mesenterial-Verschluß auf dem Boden eines Gefäßprozesses sowohl zu dem dramatischen Bild der Darmgangrän führen als auch völlig symptomlos verlaufen kann.

W. MERSHEIMER u. Mitarb. unterstreichen in ihrer Übersichtsarbeit der Symptomatik der Mesenterial-Arterien-Verschlüsse ebenfalls die Bedeutung des Zeitfaktors für die Art des Beschwerdetyps. Ein Analogon zu den Obliterationen der A. mesenterica caudalis bei Aorten-Thrombose ist die Obliteration dieses Gefäßes bei Aneurysmen der Bauchaorta. M. E. DE BAKEY u. Mitarb. weisen darauf hin, daß bei den von ihnen beobachteten 12 Aneurysmen der Bauchaorta die A. mesenterica *meistens* thrombosiert war und folgenlos bei der Mobilisation des Aneurysma-Sackes unterbunden werden konnte. Daß die A. mesenterica caudalis hinsichtlich ihrer Anastomosierungsmöglichkeiten mit anderen Arterien besonders günstig gelagert ist, geht aus der schon zitierten Beobachtung M.W. VAN WEELS hervor:

Bei der Operation einer retroperitonealen Cyste wurde versehentlich ein 5 cm langes Stück der Aorta abdominalis zwischen Aa. renales und A. mesenterica caudalis unterbunden reseziert. Diese Feststellung wurde postoperativ bei Betrachtung des Operationspräparates gemacht. Es wurde sofort zur Transplantation eines in Formalin konservierten homologen Aortenstückes geschritten, die Restauration der Aorta abdominalis war 4 Std. und 45 min *nach* Unterbindung der Aorta erreicht. Der Patient genas, ohne je Symptome von seiten des Darm-Traktes geboten zu haben!

Der Vollständigkeit halber weisen wir noch auf die merkwürdige Tatsache hin, daß sogar Verlegungen der A. mesenterica cranialis durch einen Thrombus, der von der Aortenbifurkation bis zum Abgang der oberen Mesenterialarterie reicht, symptomlos verlaufen können, worauf schon BARTH aufmerksam machte. In diesem Falle ließ allerdings der Thrombus einen schmalen Kanal innerhalb der Aorta frei.

Da die Versorgung der Harnblase von Ästen der A. ilica interna (Aa. vesicalis cranialis und caudalis) gewährleistet wird, wäre theoretisch nach Ausfall beider Aa. ilicae internae neben der erwähnten Potenzstörung auch Durchblutungsstörungen der Blasenschleimhaut oder Funktionsstörungen der Blase zu erwarten. Bis auf die Mitteilung von J. CIBERT, der bei 2 älteren Männern mit Obliterationen der Aa. ilicae Cystiden ungewöhnlicher Art, die an trophische Störungen der Blasenschleimhaut denken ließen, beobachtete, gibt es jedoch keine entsprechenden Mitteilungen. Auch wir haben in unserer Kasuistik ein gleichzeitiges Vorkommen von doppelseitigen Ilica-Verschlüssen bzw. Aorten-Obliteration mit Cystiden nicht aufzuweisen.

Wie so häufig zeigt auch in diesem Falle die Empirie, daß diese naheliegenden theoretischen Befürchtungen unbegründet sind: Nach den urologischen, gynäkologischen und kriegschirurgischen Erfahrungen ist selbst bei Unterbindung einer und auch *beider* Aa. ilicae

internae kein Ausfall in deren Versorgungsgebiet zu erwarten. O. Raisch unterband die
A. ilica interna bei lebensbedrohlichen Glutäalblutungen infolge Schuß- oder Granatsplitter-
verletzungen des Gesäßes in 8 Fällen, ohne daß später Ausfallserscheinungen zu beobachten
waren, die auf die Unterbindung hätten zurückgeführt werden können. Von W. Schmitt
wurde die ein- und doppelseitige Unterbindung der A. hypogastrica (= A. ilica interna) bei
unstillbaren Blasenblutungen empfohlen und bei 5 Fällen vom Autor ohne Nebenwirkungen
ausgeführt. In dieser Mitteilung finden sich zahlreiche weitere kasuistische Zitate, aus denen
entnommen werden kann, daß die A. ilica interna sogar doppelseitig ohne unerwünschte
Folgen ligiert werden kann. Der Grund für die Folgenlosigkeit der Ilica interna-Unterbindung
ist in dem präformierten, ausgedehnten Kollateralkreiskauf zu sehen, der schon normalerweise existiert. Es sind vor allem die Anastomosen mit den Ästen (Aa. sigmoideae) der A.
mesenterica caudalis, mit der A. epigastrica caudalis (Ast der A. ilica externa) und mit den
Aa. spermaticae. O. Raisch erwähnt, daß selbst nach Unterbindung der A. ilica interna
noch Blutungen aus ihrem Versorgungsgebiet fortdauern können, was für die Kollateral-
versorgung dieses Gefäßes spricht; nach O. Raisch haben früher Stich, Fromme, Reimers
u. Zulehner schon auf diese überraschende und den Grad der Anastomosierungsmöglichkeiten kennzeichnende Tatsache aufmerksam gemacht.

J. L. Braithwaite konnte diese klinischen Befunde tierexperimentell bestätigen: Bei
Kaninchen und Ratten führt die Unterbindung der Aa. vesicales zu Nekrosen der Blasen-
schleimhaut; dagegen stellt die Unterbindung des Stammes der A. ilica interna oder der
A. ilica communis keine Gefährdung für die Trophik der Harnblase dar.

Angaben über evtl. Potenzstörungen nach Ilica interna-Unterbindungen fehlen in diesen
Mitteilungen; der verständliche Grund hierfür ist, daß im allgemeinen Kontrolluntersuchungen
des kriegschirurgischen Materials nicht zur Durchführung kamen und daß die Indikation in
der Friedenschirurgie wohl ausschließlich bei Grundkrankheiten gestellt wurde, die den
Allgemeinzustand des Patienten sehr beeinträchtigten und meistens lebensverkürzend
(Carcinom) wirkten.

Daß neurologische Ausfälle durch eine Verlegung der Bauchaorta hervorgerufen werden können, ist tierexperimentell erwiesen worden: Die Unterbindung
der Aorta abdominalis unterhalb der Nierenarterien hat eine Paraplegie der
unteren Extremitäten zur Folge. In älteren Publikationen wurden häufig Symptome, deren Ursache wir heute auf muskuläre Durchblutungsstörungen infolge
Beckenarterien-Thrombosen beziehen, als Äußerungen einer Durchblutungsstörung
des unteren Rückenmarks aufgefaßt.

F. D. Reichert u. Mitarb. beschrieben 1934 4 Patienten mit einer Oberschenkel-Claudi-
katio sowie mit Schwäche beider Beine, die keinen krankhaften organneurologischen Befund
und keine Zeichen einer Lues aufwiesen; sie versuchten sich dieses Syndrom (= Déjérine-
Syndrom) dadurch zu erklären, daß eine Hypoxämie des unteren Lendenmarks durch einen
Verschluß oder mehrere Verschlüsse der Rami spinales der Aa. lumbales entstanden sei;
hierfür sprach ihrer Meinung nach auch die ausgedehnte Verkalkung der unteren Bauchaorta!
Auch H. C. Lueth glaubt, daß bei einem seiner Patienten die unilaterale Claudicatio Folge
einer gleichseitigen Obliteration einer oder mehrerer Aa. lumbales gewesen ist. Die Erklärungsversuche der genannten Autoren fanden insofern eine Stütze, als N. W. Winkleman u.
J. L. Eckel bei Verschlüssen der Rami spinales herdförmige Läsionen des Lendenmarkes
autoptisch nachweisen konnten; weiterhin sahen G. L. Derman u. E. A. Dutkewitsch bei
einem 42jähr. Patienten mit einer Lues, einer ulcerös-kavernösen Lungen-, Nieren- und
Dünndarm-Tbc eine totale Thrombose der Aorta abdominalis — direkt unterhalb der Aa.
renales beginnend und sich bis in beide Aa. ilicae communes sowie re. in die A. ilica externa
und A. femoralis erstreckend. Sie gaben an, daß die Kniereflexe fehlten und eine Anaesthesie
und Synalgesie im Innervationsgebiet des Lenden-Kreuzbein-Geflechtes vorlag. Das Rücken-
mark war im Brustteil auf eine Länge von 7 cm verengt. Sie führten diesen Rückenmarks-
befund wie auch die organneurologischen Ausfälle auf die totale Aortenthrombose zurück,
gaben ihrer Verwunderung allerdings Ausdruck, als sie bei einem 2. Patienten mit totalem
Aortenverschluß von gleicher Ausdehnung weder neurologische Ausfälle noch Rückenmarksläsionen nachweisen konnten.

Auch R. Straus u. Mitarb. diskutieren 1946 anhand ihrer 3 autoptisch untersuchten Fälle von totaler Aortenthrombose, ob bei dem einen das Vorliegen des Déjérineschen Syndrom angenommen werden müsse; die von R. Leriche beschriebene „extreme Schwäche" beider Beine müsse wohl auf die Minderdurchblutung des Rückenmarks bezogen werden, desgleichen die Erektionsschwäche.

Demgegenüber vermißt man in den größeren Zusammenstellungen der letzten Jahre Angaben über evtl. neurologische Ausfälle; weder F. V. Theis noch B. Milanés u. Mitarb. erwähnen überhaupt die Möglichkeit neurologischer Störungen. R. Leriche nimmt nur insofern auf sie Bezug, als seiner Erfahrung nach die Polyneuritis eine häufige Fehldiagnose bei bestehender Aortenthrombose ist; er habe 2 derartige Fälle gesehen, die von sehr qualifizierten Ärzten für Polyneuritiden gehalten wurden, wobei die Kollegen vergessen hätten, die Qualität der Leistenpulse zu prüfen. In unserem Material kamen neurologische Symptome, die auf eine Minderdurchblutung des Rückenmarks hätten bezogen werden können, nicht vor. Man muß annehmen, daß die Ergebnisse des Tierexperimentes die oben zitierten Autoren verleitet haben, die Entstehung der Aortenverschluß-Symptomatik beim Menschen in gleicher Weise zu deuten: Die Unterbindung der Aorta abdominalis beim Hund führt zu einer Paraplegie und verursacht keine Gangrän der Pfoten. Die Folgen dieses abrupten Verschlusses wurden mit den Folgeerscheinungen der langsam sich entwickelnden menschlichen Aorten-Thrombose in Analogie gesetzt, denn bei letzterer fehlen ebenfalls über Jahre hinaus Nekrosen der unteren Extremitäten; dafür klagen die Patienten neben der Claudikatio über eine extreme Schwäche der Beine, die eine gewisse Ähnlichkeit mit den Lähmungserscheinungen der Paraplegie hat. Der Vergleich des Tierexperimentes (abrupte Unterbindung der Aorta) mit der beim Menschen beobachteten Verlegung der Aorta (langsam zunehmende Einengung u. endlich totale Verschließung) läßt sich wegen des unterschiedlichen Zeitfaktors nicht aufrechthalten. Vergleicht man die abrupte Unterbindung der Hundeaorta mit der abruptenVerlegung der menschlichen durch eine Embolie, so ergeben sich ebenfalls keine Gemeinsamkeiten: Der embolische Aortenverschluß führt in der Mehrzahl der Fälle zu einer sofortigen Gangrän beider Beine, z. T. sogar der Gesäßregion. Tritt keine Gangrän auf — wie in dem von H. Gesenius beschriebenen Fall —, so entwickelt sich selbst dann keine Paraplegie; Gesenius demonstrierte durch eine Abbildung, daß die betreffende 30jährige Patientin Wochen nach der Embolie bereits ohne Unterstützung spazierengehen konnte.

Es ist auch anatomisch gesehen unwahrscheinlich, daß die Aortenthrombose eine Durchblutungsstörung des Rückenmarks hervorruft; das Myelon endet in Höhe des 1. LW. Nach Rauber-Kopsch liegt die Spitze des Conus medullaris beim Manne in der Gegend des kaudalen Randes des 1. LW. Die Aa. renales entspringen der Aorta in Höhe der Bandscheibe zwischen dem 1. und 2. LW. Die Aortenthrombose müßte, um die oberhalb der Aa. renales liegende A. lumbalis 1 zu verschließen, über das Niveau der Nierenarterien steigen, was mit dem Leben der Patienten nicht vereinbar ist. Weiterhin ist zu bedenken, daß die Verlegung der Ostia der Aa. lumbales nicht bedeutet, daß diese in toto obliteriert sind. Das Gegenteil ist meist der Fall, so daß der periphere Teil der Aa. lumbales mit den Aa. intercostales und den Ästen der A. epigastrica cranialis anastomosieren kann; eine Ischämie der Cauda equina wird dadurch verhindert, es sei denn, daß die Rami spinales selbst einem obliterierenden Gefäßprozeß verfallen sind.

Dieser Mechanismus wird von H. Gesenius u. H. Gansau wie auch von Stender für einen Patienten angenommen, bei dem sich neben einem aortographisch verifizierten Aortenverschluß eine Blasen-Mastdarmschwäche entwickelt hatte. Es handelte sich nach neurologischem Urteil (Stender) um ein inkomplettes, vorwiegend sensibles Caudasyndrom; im Hinblick auf Anamnese und die deutlichen radikulären Ausfälle nahm Stender an, daß sich ein obliterierender Gefäßprozeß auch an den Begleitgefäßen der Caudawurzeln abspielen müsse. Stender hatte einen ähnlichen Fall beobachtet, bei dem eine Thrombangitis obliterans primär an den Gefäßen der Caudawurzeln eine fast totale Querschnittsläsion der Cauda verursacht hatte. Der Gefäßprozeß wurde anläßlich einer Laminektomie bioptisch und histologisch geklärt.

Von besonderem Interesse sind Beobachtungen über Rückenmarksläsionen bei der Isthmusstenose der Aorta; letztere kann hinsichtlich des peripheren Gefäßbefundes (abgeschwächte oder fehlende Leistenpulse, erniedrigte oder aufgehobene Oscillometerausschläge) der Symptomatik der Aortenthrombose sehr ähneln. P. Christian und W. Noder beschrieben 2 Fälle von Isthmusstenosen der Aorta, bei denen sich Querschnittsbilder entwickelt hatten: Bei dem einen Patienten lag ein inkomplettes Querschnittssyndrom ab D 11 vor, bei dem anderen handelte es sich um ein Spinalsyndrom in Höhe C 7—D 1. Analog zu der Beobachtung von H. Haberer, dessen 47jähr. Patientin an einer plötzlich aufgetretenen totalen Querschnittslähmung vom Nabel abwärts ad exitum kam und bei der ein die Aortenisthmusstenose überbrückender Kollateralkreislauf via Aa. vertebrales, A. spinalis anterior, Aa. intercostales zu einer hochgradigen Erweiterung der A. spinalis anterior und dadurch zu einer Kompressionsmyelomalacie des Rückenmarks geführt hatte, erklären die Autoren die Pathogenese der Querschnittssyndrome: Der Hochdruck vor der Aortenstenose bedingt eine Erweiterung aller vor der Stenose abgehender Arterien; so kommt es auch zu einer Dilatation der Aa. vertebrales, deren Äste das Halsmark versorgen. Die Drucksteigerung pflanzt sich auf die Aa. spinales anterior u. posterior fort, deren Wurzelarterien mit den Aa. intercostales anastomosieren. Auf diese Weise wird via intercostales der Aorta descendens unterhalb der Stenose wieder Blut zugeführt, nachdem sich die Blutströmung innerhalb der Aa. intercostales umgekehrt hat. Die Rückenmarksarterien stehen in diesen Fällen unter einem unphysiologisch hohen Druck; es entwickeln sich aneurysmatische Erweiterungen oder aber arteriosklerotische Gefäßwandprozesse mit ihren Folgen für das von ihnen versorgte Nervengewebe.

Im Falle der Thrombose der Aorta abdominalis wäre es denkbar, daß sich ein ähnlicher, allerdings bisher noch nicht beschriebener Kollateralkreislauf entwickeln könnte: Die proximal von der Aorten-Thrombose abgehenden Aa. lumbales und Aa. intercostales würden über ihre Rami spinales mit den Rami spinales der Aa. iliolumbales (Äste der A. ilica interna) und der Aa. sacrales laterales (ebenfalls Äste der A. ilica interna) anastomosieren. Da in der Mehrzahl der Fälle ein Hypertonus bei der Aorten-Thrombose nicht beobachtet wird, ist es allerdings fraglich, ob die Kollateralarterien derartige Dilatationen und aneurysmatische Erweiterungen mit den entsprechenden Folgen für das Myelon erleiden könnten, wie es bei der Isthmusstenose der Aorta beschrieben wurde.

In Operationsberichten über durchgeführte Resektionen des thrombosierten Aortensegmentes findet sich gelegentlich, daß erhebliche periarteriitische Verwachsungen die Präparation der thrombosierten Aorta sehr erschwerten. R. Leriche und J. Oudot haben hierauf u. a. hingewiesen. In zahlreichen Fällen machte die präparatorische Trennung von Aorta und Vena cava caudalis große Schwierigkeiten. Diese Befunde geben eine Erklärung dafür, daß gelegentlich Thrombosen der Beckenarterien mit solchen der Beckenvenen vergesellschaftet sind: Die Periarteriitis greift auf die benachbarten Venenwände über, führt zu einer Thrombophlebitis und zu einer evtl. Venenthrombose.

Auf die angebliche Häufigkeit von Beckenvenen-Thrombosen bei Aortenthrombosen hat besonders W. M. Boyd aufmerksam gemacht; der gleiche Autor erwähnte auch das Vorkommen von Lungenembolien bei Aortenthrombosen infolge der Becken-Thrombophlebitis.

Er empfiehlt deshalb, anläßlich der therapeutischen Aorten- und lumbalen Sympathikus-Resektion die Unterbindung der Vena cava caudalis durchzuführen, um evtl. Lungenembolien zu verhindern.

In diesem Zusammenhang verdient auch die autoptische Beobachtung von H. C. Lueth Erwähnung: Der Autor beschreibt bei einem 56 jährigen Mann eine Aortenthrombose, die eine Gangrän an den Zehen sowie ein starkes Ödem verursacht hatte; neben der Aortenthrombose bestand eine Thrombose der Vena cava caudalis, die sich bis in beide Venae ilicae sowie in die re. Vena glutaea und li. Vena femoralis erstreckte.

H. Gross u. B. Philips sahen unter 7 Fällen von Aortenthrombosen bei autoptischer Untersuchung 2 mal ausgedehnte Thrombophlebitiden.

Im ganzen gesehen scheinen diese Begleit-Thrombophlebitiden nicht häufig zu sein; E. J. Wylie erwähnt sie z. B. überhaupt nicht, obwohl er bei 16 Patienten mit Beckenarterien-Thrombosen die Freilegung und Präparation der Arterien zum Zwecke der Thrombendarteriektomie durchführte. Ihre Existenz erklärt u. E. die Differenzen in der Beschreibung der Hautfarbe der unteren Extremitäten: R. Leriche stellte die „marmorweiße" Blässe der Haut als besonderes Charakteristikum des Aortenverschlusses heraus. Dagegen fanden J. F. Goodwin und E. Petrie bei einer Literaturzusammenstellung, daß die Hautfarbe von 24 Aorten-Thrombosen 4 mal als „cyanotisch" und 6 mal als „gerötet" bezeichnet worden war. Nach unserer Erfahrung entwickelt sich immer dann eine besonders schwere Cyanose der Zehen und Füße, wenn die Aorten-Thrombose von Venenverschlüssen begleitet wird. So wird es verständlich, daß die einzelnen Autoren zu verschiedenen Ansichten betreffs der Hautfarbe gekommen sind. Wir können die Erstbeobachtung Leriches nur bestätigen, daß nämlich der unkomplizierte Aortenverschluß eine extreme Blässe beider Beine — besonders der Füße und Unterschenkel — verursacht.

In der Besprechung der Vorgeschichte wurden schon wesentliche Punkte des *Beschwerdetyps* berührt, dessen eingehende Erörterung nun folgt.

1. Die häufigste Klage dieser Patienten ist der doppelseitige Wadenschmerz, der bereits schon nach 30—50 m aufzutreten pflegt. Diese Tatsache, die sich aus der Zusammenstellung von 154 Fällen ergibt, von denen 131 eine typische Waden-Claudicatio schilderten, steht im Gegensatz zu der Auffassung R. Leriches, wonach eine extreme Schwäche beider Beine, dagegen aber keine eigentliche Claudicatio intermittens für den Aortenverschluß charakteristisch sein soll. V. F. Pataro u. Mitarb. können diese Ansicht auf Grund ihrer Erfahrungen an 24 Fällen ebenfalls nicht bestätigen: Jeder ihrer 24 Fälle wies eine seit mehreren Jahren bestehende, schwere doppelseitige Claudicatio intermittens auf, die im allgemeinen schon vor der 100-m-Distanz auftrat. Schließlich seien noch die 10 Aorten-Thrombosen von D. C. Elkin und F. W. Cooper erwähnt, bei denen allen eine doppelseitige Wadenclaudicatio vorlag.

Weniger häufig werden von den Autoren Hüft-, Gesäß- oder Kreuzschmerzen erwähnt: Elkin und Cooper beobachteten den Hüftschmerz nur 1 mal als erstes Symptom und 3 mal als bleibendes unter 10 Fällen. V. F. Pataro u. Mitarb. geben an, daß 13 von insgesamt 24 Patienten mit Aorten-Thrombosen einen Schmerz in der Kreuzgegend geäußert hätten.

2. Krampfartige Wadenschmerzen, die in völliger Ruhe besonders zur Nachtzeit auftreten, werden ebenfalls gelegentlich von den Patienten berichtet. V. F. Pataro u. Mitarb. registrierten diese Beschwerden relativ häufig, und zwar 13 mal

unter 19 auch in dieser Hinsicht befragten Patienten. Wir gingen bereits im Kapitel „Die Thrombose der A. ilica communis" näher auf diesen Schmerztyp und seine Pathogenese ein.

3. Ruheschmerzen in den Zehen und Füßen machen sich in den Endstadien des Aortenverschlusses als Vorläufer einer Gangrän bemerkbar. Sie sind besonders häufig in den Fällen zu beobachten, bei denen sich der Aortenverschluß aus einer doppelseitigen Femoralis-Obliteration — aufsteigend über die Aa. ilicae externae und communes — entwickelt hat. PATARO u. Mitarb. berichten, daß unter 20 Fällen dieser Schmerztyp 11 mal vorgekommen sei.

4. Die Potenzstörung im Sinne einer Erektionsschwäche ist in LERICHEs Erstbeschreibung an führender Stelle im Syndrom genannt. Sie ist zweifelsohne häufig, jedoch nicht so konstant wie die Claudicatio intermittens. Ist sie vorhanden, so geben die Patienten auf Befragen an, daß nicht die Libido, sondern die Erektion abgeschwächt bzw. aufgehoben ist. Die immissio penis wird als erschwert bezeichnet, sie wird in späteren Stadien häufig ganz unmöglich. Wie schon R. LERICHE ausführte, überschneiden sich häufig mäßige Erektionsschwächen auf der Basis einer Durchblutungsstörung mit psychogenen Mechanismen, bei denen die Furcht, daß es zu keiner stabilen Erektion kommen könnte, die noch an sich möglichen Erektionsgrade verhindert.

Naturgemäßerweise differieren hinsichtlich dieses Symptoms die Zahlenangaben der Autoren sehr. V. F. PATARO u. Mitarb. führen in ihrer Rubrik „impotencia genital" 20 Patienten auf, und nur 2 von den untersuchten 22 hatten sich eine normale Potenz erhalten. Da die Autoren keine Unterschiede zwischen Libido- und Erektionsverlust machen, muß bei dem z. T. sehr hohen Alter der 22 Patienten in einem gewissen Prozentsatz der Einfluß der involutiven Rückbildung in Anrechnung gebracht werden. Demgegenüber registrierten D. C. ELKIN und F. W. COOPER unter 10 Aortenverschlüssen 5 totale Erektionsschwächen, wobei erwähnt sein soll, daß diese Autoren ihre Rubrik mit "loss of sustained erection" überschrieben. Wir beobachteten unter 12 Aortenverschlüssen 3 Erektionsschwächen, die auf Grund des zeitlichen Zusammenhanges mit dem Auftreten der Durchblutungsstörung und auf Grund des noch nicht sehr vorgeschrittenen Alters der Patienten auf den Gefäßprozeß bezogen werden konnten. Bei Pat. Gerk. (S. 136) erhielten wir jedoch die Antwort bei der Frage nach der Potenz, daß sich diese während der Zunahme der Durchblutungsstörungen verstärkt habe.

5. Auf die Seltenheit abdomineller Schmerzen, Störungen im Bereich des Enddarms oder der Blase haben wir bereits hingewiesen. Sie sind derart rar, daß ihnen diagnostischer Wert nicht beigemessen werden kann.

Zusammenfassend ist hinsichtlich des *Beschwerdetyps* zu sagen, daß sein Kernsymptom der *doppelseitige Wadenschmerz* im Sinne der Claudicatio intermittens ist. Es muß erwähnt werden, daß nicht alle Patienten spontan diesen Schmerztyp äußern, sich häufig vielmehr auf das z. Z. im Vordergrund stehende Symptom einer akuten Schmerzphase beschränken oder den Ruheschmerz betonen. In über 90% jedoch läßt sich die Claudicatio intermittens auch ohne Suggestiv-Fragestellung herausarbeiten. Sie mag in jenen Fällen fehlen, in denen ein Herzleiden oder eine andere schwere konsumierende Erkrankung die Bewegungsmöglichkeiten des Patienten so einschränkt, daß die Gehstrecke noch im Toleranzbereich der Durchblutungsstörung liegt. Das beobachteten auch wir bei kachektischen älteren

Tumor-Patienten, bei denen trotz ausgedehnter Obliterationen der Beckenarterien, die einem Aortenverschluß funktionell gleichkamen, keinerlei Beschwerden vorlagen, die im entferntesten an eine Durchblutungsstörung der Beine hätten denken lassen können.

Die *Befunde*, die man beim Aortenverschluß zu finden pflegt, sollen unter dem Blickwinkel der Methoden, auf Grund derer sie erhoben werden, betrachtet werden.

a) Die *Inspektion* der Patienten zeigt dem Untersucher häufig die schon beschriebene vorzeitige Alterung der Patienten. Betrachtet man den entkleideten, auf dem Untersuchungstisch liegenden Patienten, so fällt an den Beinen und Füßen im allgemeinen nichts Wesentliches auf. Gelegentlich erscheinen die Füße extrem blaß, was R. Leriche zu dem Vergleich mit weißem Marmor veranlaßte. Nekrosen, Epitheldefekte, entzündliche Erscheinungen am Nagelbett der Zehen fehlen im größeren Teil der Fälle. Läßt man die Patienten nach einigen Minuten Horizontallage aufstehen, so wechselt sehr häufig die Marmorblässe der Fußhaut in eine Cyanose, die erstaunliche Grade erreichen kann und bis ins Violette geht. Daß die Cyanose nicht immer im Stehen eintritt, geht aus R. Leriches Erstbeschreibung der Aorten-Thrombosen-Symptomatik hervor: Er betonte, daß selbst bei Hängenlassen der Beine die Marmorblässe bestehen bliebe. Nach unseren Beobachtungen kann man diese Feststellung nicht für die Aortenthrombosen verallgemeinern. Legt man sich die Frage nach den Gründen vor, die im einen Falle zur extremen Cyanose und im anderen Falle zu keinerlei Farbänderung der Haut führen, so glauben wir, daß eine Cyanose der Füße in aufrechter Körperstellung immer dann zustande kommt, wenn eine Beteiligung der Extremitäten- oder Beckenvenen neben der Aortenthrombose vorliegt, wie wir schon eingangs erwähnten. Wir sahen immer dann eine starke Cyanose der Füße im Stehen, wenn sich dabei gleichzeitig ein Hervortreten der Venenzeichnung am Ober- und Unterschenkel abzeichnete, wie es für den varicösen Symptomen-Komplex charakteristisch ist. Dies gilt auch für einseitige Verschlüsse der Ilica-Arterien, die nie — selbst dann nicht, wenn zusätzlich ein Verschluß der A. poplitea oder A. femoralis besteht — zu einer stärkeren Blaufärbung des Fußes bei Vertikalstellung Veranlassung geben. In einem Falle (siehe S. 143) beobachteten wir jedoch eine erhebliche Cyanose und *gleichzeitig* einen starken Venenstau des ganzen Beines im Stehen.

b) Bei *Berührung* der Fußhaut kann man häufig — besonders nach längerem Liegen des Patienten — eine Herabsetzung der Hauttemperatur konstatieren; diese ist jedoch weder pathognomonisch für den Aortenverschluß, noch besitzt sie differentialdiagnostischen Wert. Der Vergleich der Werte von Pat. Gerk. (S. 137) mit dem partiellen Aortenverschluß zu denen von Pat. Claus. (S. 124) mit der Bifurkationsstenose zeigt, daß sie bei etwa gleicher Raumtemperatur und gleicher Aufenthaltsdauer in diesem Zimmer bei letzterem *tiefer* liegen. Man kann selbst bei exakter Hautthermometrie unter konstanten und gleichen Bedingungen aus den erhaltenen Werten keinerlei Schlüsse auf Lokalisation und Ausdehnung des Gefäßprozesses ziehen.

c) Die *Palpation* der Pulse hat die gleiche Reihenfolge, wie sie bei der Inspektion beschrieben wurde. Wir beginnen mit den Halsschlagader-Pulsen, die nicht selten Differenzen infolge der Thrombose der A. carotis communis, externa oder interna aufweisen. Seltener findet man unterschiedliches Verhalten bei den Pulsen der Aa. subclaviae, axillares, brachiales oder radiales.

Der für den Aortenverschluß jedoch wichtigste Befund ist das *völlige* Fehlen der Leistenpulse. Man darf sich nicht dadurch täuschen lassen, daß gelegentlich schwache Pulsationen medial oder lateral vom Gefäßnerven-Bündel, das seineLage genau in der Mitte der Leiste hat, gefühlt werden; es handelt sich um Kollateralarterien (A. obturatoria usw.). Die nochmalige Orientierung, wo ein evtl. Puls an der Leiste gefühlt wird und wo sich der bei nicht zu adipösen Patienten immer palpable Gefäß-Nerven-Strang findet, läßt unterscheiden, ob der Puls der A. femoralis oder einer kleineren Kollateralarterie angehört.

Fehlen die Leistenpulse, so wird naturgemäßerweise die Palpation der A. poplitea- und Fuß-Pulse ebenfalls ein negatives Ergebnis haben. Es ist nur selten beobachtet worden, daß trotz Fehlen der Leistenpulse einer der Fußpulse getastet werden konnte.

d) Die *Reaktive Hyperämie* ist eine weitere einfache Methode, die zur Feststellung einer arteriellen Durchblutungsstörung von Wert ist. Staut man beide Oberschenkel in ihrer Mitte nach vorherigem Ausstreichen des Blutes bei angehobenen Beinen für die Dauer von 2 min und löst dann die Kompression, so tritt bei Gesunden eine sofortige überschießende Rötung der durch die Stauung blaß gewordenen Fußhaut auf; dieses Phänomen hat nach 5 sec bereits seine stärkste Intensität erreicht. Beim Aortenverschluß wie auch bei anderen im Becken oder an den Oberschenkeln lokalisierten Arterienverschlüssen ist das Eintreten der „reaktiven" Rötung stark verzögert; wir beobachteten beim Aortenverschluß eine Verlängerung der Normzeit von 5 sec auf 5 min.

e) Die *Oscillometrie* gehört zu den wichtigsten Untersuchungsmethoden; welche entscheidende Bedeutung ihr neben der Arterien-Puls-Palpation zur Lokalisation von arteriellen Gefäßprozessen zukommt, haben wir bereits im Kapitel über die Beckenarterienverschlüsse betont.

Beim Verschluß der Aorta abdominalis zeigen sich weder am Oberschenkel noch am Unterschenkel oder Fuß Ausschläge, die man von kleinsten Zitterbewegungen der Extremitäten unterscheiden könnte. Pumpt man die Manschette auf den systolischen Blutdruckwert und geht dann schrittweise um 10 oder 20 mm/Hg herunter, so ändert sich das Bild in keiner Weise. Man erkennt dagegen häufig plötzlich hohe Ausschläge, die durch die schon beschriebenen Extremitäten-Zuckungen zustande kommen; letztere scheinen Ausdruck einer Übererregbarkeit der Extremitäten-Muskulatur zu sein und werden offenbar schon durch leichten Manschettendruck ausgelöst.

f) Die *Oscillographie* bringt im Vergleich zur Oscillometrie außer der graphischen Festlegung, daß praktisch keine auf Arterien-Pulsationen zu beziehende Ausschläge vorliegen, keine neuen Gesichtspunkte.

g) Die *Ballistokardiographie* ist eine weitere „konservative" Untersuchungsmethode im Vergleich zu den folgenden Kontrastdarstellungen. J. W. GORDON konstruierte 1877 das erste Gerät, mit dem eine Registrierung der Erschütterungen des Körpers möglich war, die als Folgen der Rückstoßwirkung des Körpers auf die Herzkontraktion und auf das Auswerfen des Blutes in die Aorta und A. pulmonalis und in die peripheren Gefäße entstehen. Die Ballistokardiographie wird vor allem in den USA als kardiologische Untersuchungsmethode benutzt, sie hat in Deutschland bis auf die Publikation von H. EBERT noch keinen Widerhall gefunden.

D. C. ELKIN und F. W. COOPER führten 1949 als erste Untersuchungen mit einem von J. L. NICKERSON modifizierten Ballistokardiographen an 9 totalen Thrombosen der Aorta abdominalis durch. Sie fanden *9mal* eine charakteristische Abänderung der normalen ballistokardiographischen Kurve. R. A. Murphy bestätigte 1950 die Feststellungen D. C. Elkins u. Mitarb. R. A. Murphy stützte sich auf die Untersuchung von 8 aortographisch oder operativ bestätigten Aortenthrombosen; deren Ergebnis stellt er den Befunden gegenüber. die er ballistokardiographisch an 10 Isthmusstenosen der Aorta thoracia erhoben hatte. Er fand bei beiden Gruppen praktisch identische Änderungen der Kurven.

Die Ausschläge der ballistokardiographischen Kurve werden mit I (1. absteigender Schenkel = vergleichbar mit der Q-Zacke im EKG), J (1. aufsteigender Schenkel = vergleichbar mit der R-Zacke im EKG) und K (1. absteigender Schenkel = vergleichbar mit der S-Zacke im EKG) bezeichnet.

Die I-Welle soll durch einen fußwärts gerichteten Rückstoß des Körpers bedingt sein, der der Ventrikelsystole folgt, wobei das Blut kopfwärts aus dem Herzen geworfen wird und das Herz selbst eine fußwärts gerichtete Bewegung beschreibt.

Die anschließende J-Welle soll dadurch verursacht werden, daß die Blutsäule bei ihrem Aufprall auf den Aortenbogen eine Hemmung in ihrer Propulsion erfährt.

Die K-Welle endlich wird durch das Aufprallen der Blutsäule auf die Aortenbifurkation und auf den Widerstand der peripheren Arterien erklärt.

J. L. Nickerson zeigte an einem Kreislaufmodell, daß die Form der K-Welle von der Länge der Aorta descendens abhängig ist. Dementsprechend ist die K-Welle in allen Fällen von Aortenthrombosen verändert: Sie fällt nicht steil nach unten ab, sondern bildet Stufen. Die Autoren sehen die Erklärung dafür in der Tatsache, daß die Aorta abdominalis bei der Aortenthrombose verkürzt ist und der periphere Widerstand viel früher in Erscheinung tritt, als es normalerweise der Fall ist (siehe Abb. 16).

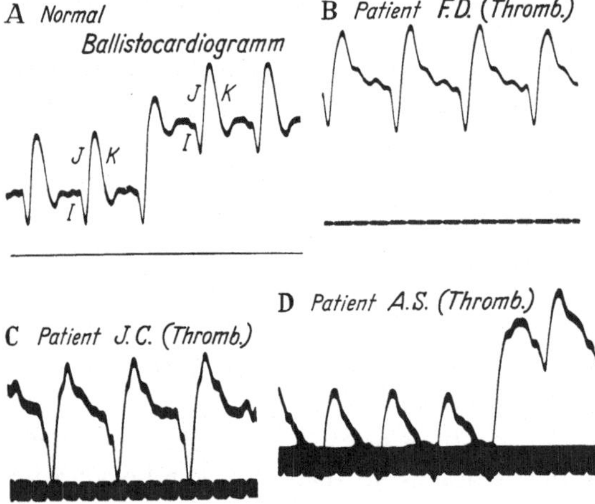

Abb. 16. Die der Arbeit von R. A. Murphy entnommene Skizze demonstriert unter A den normalen ballistokardiographischen Kurvenverlauf. Unter B, C u. D finden sich die ballistokardiographischen Kurven von 3 verschiedenen Aortenthrombosen; bei allen 3 (B, C u. D) wird deutlich, daß die K-Welle nicht wie normal steil nach unten abfällt, sondern eine Stufenbildung aufweist. Erklärung siehe Text.

Untersuchungen über das Verhalten des Ballistokardiogramms bei einseitigen Obliterationen der Aa. ilicae liegen u. W. bisher nicht vor; theoretisch müßte auch bei ihnen eine Änderung der K-Welle zur Beobachtung kommen, indem sich eine evtl. tiefere und weniger intensive Stufenbildung, als sie bei der Aortenthrombose angetroffen wird, entwickelt..

Die Aufzählung 7 verschiedener Untersuchungsmethoden könnte den Eindruck erwecken, daß die Diagnose der Aortenthrombose nur mittels mehrerer Methoden und somit schwierig zu stellen wäre. Das *Gegenteil* ist der Fall. Zur Äußerung des begründeten Verdachtes einer Aortenthrombose gehören eigentlich nur 2 Faktoren:

1. Die Angabe von Beschwerden im Sinne einer doppelseitigen Claudicatio intermittens.

2. Die Feststellung des Fehlens beider Leistenpulse.

Liegen diese beiden Gegebenheiten vor, so kann die Verdachtsdiagnose durch eine Erweiterung des Beschwerdetyps von seiten des Patienten, die allerdings vom Untersucher in bestimmter Richtung gelenkt werden muß, und durch eine Hinzuziehung der unter a) bis g) genannten Untersuchungsmethoden gefördert bzw. gestützt werden. Selbst bei Anwendung aller dieser Möglichkeiten kann allerdings differentialdiagnostisch nicht entschieden werden, ob es sich um eine komplette Aortenthrombose oder um eine inkomplette, also eine Verlegung beider Aa. ilicae communes oder externae handelt. Denn bei den letztgenannten Möglichkeiten pflegen sowohl die doppelseitige Claudicatio intermittens als auch das Fehlen der Leistenpulse vorzukommen. Daß auch Erektionsschwächen, Cyanose der Füße, Schmerzen in Höhe der Hüften dabei beobachtet werden, geht aus dem Kapitel über die Beckenarterien-Thrombosen hervor.

Handelt es sich um einen sehr alten oder kachektischen oder cerebralsklerotischen oder coronarsklerotischen Patienten, so wird man die Möglichkeit einer operativen Intervention nicht in Erwägung ziehen. Für die Wahl der internen Therapie ist es z. Z. noch irrelevant, ob es sich tatsächlich um einen kompletten oder inkompletten Aortenverschluß handelt. Entscheidet man sich auf Grund des Gesamteindruckes und nach Erhalt der psychiatrischen und kardiologischen Befunde für letztere Behandlungsart, so wird man — wie bereits gesagt — ohne genaue Kenntnis der pathologisch-anatomischen Verhältnisse auskommen und die *Indikation* zu *Aortographie* nicht stellen. Auf diesem Indikationsgebiet wird man — wie überall — immer wieder Grenzfällen begegnen, bei denen z. B. kardiologisch „kein sicherer pathologischer Befund" und auch kein „eindeutiger dementiver Abbau" oder cerebralsklerotische Herdsymptome von neurologisch-psychiatrischer Seite nachzuweisen sind, der Gesamtaspekt jedoch dem Untersucher auf Störungen beider Gebiete verdächtig ist.

Glaubt man auf Grund der angiologischen Befunde die Möglichkeit einer relativ kurzen beiderseitigen Ilica externa-Obliteration nicht ausschließen und dem Patienten evtl. den Eingriff einer Thrombendarteriektomie zumuten zu können, so wird man sich zur *Aortographie* entschließen, die als einzige Methode eine Klärung en detail bringen kann.

h) Die *Aortenpunktion* entscheidet meist schon, welche Ausdehnung die doppelseitige Obliteration im Beckengebiet hat. Bei allen bisher von uns beobachteten Aortenverschlüssen fühlten wir vor der Punktion der Aorta einen harten, derben Widerstand, den wir als die sklerotische Aortenwand ansprachen. Beim Durchstich dieser Wand — „man fällt hinein" — und nach Herausziehen des Mandrins vermißten wir den arteriellen Blutstrahl, der sich sonst nach Punktion der Aorta aus der Kanüle entleert. Diesen Befund erhoben wir regelmäßig bei Richtung der Kanülen auf den 3.—4. LW. Da die Aortenthrombose in der Mehrzahl der Fälle den 3. LW schon überstiegen hat und sich in Höhe des 2. oder 1. LW. befindet, ist es verständlicherweise unmöglich, arterielles Blut zu bekommen.

In solchen Fällen ist es erforderlich, die Kanülen ganz zurückzuziehen und höher, in Art der subdiaphragmalen Aortengraphie einzuführen.

Bei der Injektion des Kontrastmittels geben die Patienten sehr häufig an, daß es zu einer Hitzewallung des Kopfes und der Hände käme, während das Hitzegefühl in der Anal-und Genitalregion, das bei Durchgängigkeit der Beckenarterien immer geschildert wird, nicht verspürt wird. Es ist verständlich, daß der größere Teil des Kontrastmittels bei einem Aortenverschluß in der Aorta descendes aufsteigt und sogar den Aortenbogen erreicht; dabei wird der Blutdruck überwunden. Daß bei den Aortenthrombosen fast regelmäßig eine sehr gute Kontrastanreicherung in den Aa. renales, lienalis, hepatica und coeliaca erzielt wird, wird ebenfalls dadurch erklärt.

Die wichtige Frage, ob bei vorhandenem Aorten- und Ilica communis-Verschluß die Aa. femorales permeabel sind, wird selten durch die Anfertigung eines Bildes geklärt. Hier hilft entweder die von R. GOTTLOB empfohlene Methodik weiter (S. 24) oder eine nochmalige Kontrastmittelinjektion mit Zentrierung der Röntgenröhre auf die Oberschenkel und Verschiebung der Platte auf diese Region; dabei ist natürlich der Aufnahmetermin ein späterer als sonst bei der Aortographie üblich. Man muß nach Injektion des gesamten Kontrastmittels 1—3 sec mit dem Einschalten der Röntgenröhre warten; genaue Angaben, nach wieviel Sekunden die Aufnahme gemacht werden soll, können naturgemäßerweise ohne Bestimmung der Kreislaufzeit (Aorta — Waden) nicht gemacht werden, da die Ausbildung des Kollateralkreislaufs von Fall zu Fall variiert und hiervon der Zeitpunkt abhängig ist, wann das Kontrastmittel in den Aa. femorales oder Aa. profundae femoris erscheint. Am elegantesten gelingt die Klärung dieser Verhältnisse durch ein Seriengerät, dessen Verwendung sich in diesen seltenen Fällen lohnen würde.

VIII. Der Kollateral-Kreislauf.

Bevor auf die jedem Verschluß eigene Kollateralbildung eingegangen wird, seien die allgemeinen Grundregeln aufgeführt, wie sie von MALAN und CELESTINO DA COSTA bei der Betrachtung der „Physiopathologie der chronischen arteriellen Obliterationen" gefunden wurden:

1. Eine arterielle Thrombose bleibt gewöhnlich stumm und wird gut toleriert, wenn sie begrenzt ist, wenn sie nicht oberhalb einer wichtigen Teilungsstelle sitzt und wenn sie nicht mehrere Kollateralen blockiert.

2. Die Toleranzgrenze einer arteriellen Thrombose wird maßgeblich davon abhängig sein, ob die Kollateralen den Hauptstamm distal vom Verschluß wieder erreichen und der Hauptstamm stromabwärts frei ist.

3. Eine Thrombose, die alle Kollateralen, die eine Verbindung zum distalen Stamm herstellen könnten, unterbricht, hat stärkste Ernährungsstörungen unmittelbar zur Folge.

4. Eine arterielle Thrombose wird um so besser kompensiert, je höher sie sitzt. Eine begrenzte Thrombose der Aorta führt zu geringeren unmittelbaren Folgen als eine solche in der A. tibialis posterior. Eine umschriebene A. femoralis-Obliteration wird besser toleriert als eine solche der A. poplitea oder A. tibialis posterior.

5. Kommt zu einer arteriellen Thrombose eine solche im venösen Schenkel, so resultiert fast immer eine schwere, unbeeinflußbare Ischämie.

Diese Leitsätze wären keine Regeln, wenn es keine Ausnahmen von ihnen gäbe! Daß letztere sogar nicht selten sind, beweist unsere Kasuistik. LERICHE äußert in diesem Zusammenhang, daß immer dann, wenn man gestützt auf zahlreiche Beobachtungen das Häufige und immer Wiederkehrende als Regel darstellen möchte, neue Beobachtungen hinzukommen, die der Regel widersprechen. Diese Äußerungen beziehen sich auch auf die Toleranzgrenze des Gewebes bei einem oder mehreren arteriellen Verschlüssen. Sagt man z. B., daß ein Verschluß der A. poplitea ungünstiger für die Durchblutung des Fußes ist als ein solcher der A. ilica communis, so wäre beim Vorliegen beider mit großer Wahrscheinlichkeit eine schwere Ernährungsstörung des Fußes zu erwarten. Daß dieses nicht der Fall sein muß, beweisen Fall Dr. und Kothe (S. 132 und S. 121).

Die Schwierigkeiten hinsichtlich der Prognose eines arteriellen Verschlusses liegen u. a. darin begründet, daß die normalen anatomischen Verhältnisse der Arterien-Abgänge im Einzelfall erheblich variieren können. So muß es bei 2 Individuen nicht das Gleiche sein, wenn bei einem A. ilica externa-Verschluß die Obliteration der A. ilica interna hinzukommt. Entspringt bei dem einen z. B. die A. iliolumbalis aus der A. ilica communis, so bleibt die Anastomose zur A. profunda femoris über die A. circumflexa femoris fibularis erhalten; stammt die A. iliolumbalis bei dem anderen von der jetzt obliterierten A. ilica interna ab, so fällt eine bedeutende Anastomose aus. Die im Kapitel „Anatomie" aufgezählten Variationen in den Arterien-Abgängen machen es deutlich, wie groß die Zahl von entsprechenden Beispielen sein könnte.

Es bedarf daher keiner weiteren Erörterung, daß die für den Ilica externa-, Ilica communis- und Aorten-Verschluß „typischen" Umgehungsmöglichkeiten nur Beispiele sein können, die besonders häufig angetroffen werden, wie sich aus dem Literatur-Studium und aus unseren eigenen Beobachtungen erkennen läßt.

Seit den Untersuchungen PORTAs im Jahre 1845 werden die Arterien, die den Verschluß einer Hauptarterie überbrücken, in „direkte" und „indirekte" Bahnen eingeteilt. Letztere sind die eigentlichen Kollateralgefäße, die das Blut dem Hauptstamm unterhalb des Verschlusses wieder zuführen. Die „direkten" Bahnen werden durch Gefäßneubildungen innerhalb der Verschlußmasse (Thrombus) gebildet. Im folgenden ist nur von den indirekten, außerhalb des Hauptstammes verlaufenden Kollateralen die Rede, da sich nur diese klinisch durch die Kontrastmittelinjektion darstellen lassen. Ihnen fällt auch die Hauptaufgabe bei der Kollateralbildung zu, wie OLOVSON tierexperimentell zeigen konnte. Der Kollateralkreislauf nützt in erster Linie die präformierten groben makroskopischen Anastomosen aus, die man als feine Anastomosen häufig auf normalen Arterio- oder Aortogrammen beobachten kann. So erkennt man bisweilen einen stark ausgeprägten Kollateralkreislauf der kranken Verschluß-Seite auf der gesunden als zarte, physiologisch schon vorkommende Anastomose wieder.

Nimmt eine Arterie am Kollateralkreislauf teil, entwickeln sich Veränderungen ihrer Funktion und ihres anatomischen Baues:

1. erweitert sich ihr Durchmesser,
2. nimmt die Länge des Gefäßes zu,
3. verläuft das Gefäß in starken Windungen, so daß es Ähnlichkeit mit einem Korkenzieher bekommt,
4. verdickt sich die Gefäßwand und ist frühzeitig degenerativen Veränderungen unterworfen.

H. GESENIUS hat auf die klinische Bedeutung dieser Veränderungen hingewiesen und ihnen diagnostischen Wert insofern beigemessen, als bei fehlender Darstellung des distalen Teils der partiell obliterierten Hauptarterie korkenzieherartig geschlängelte, verlängerte und erweiterte kleinere Arterien das Bestehen eines Kollateralkreislaufs anzeigen, der sich nur bei Verschlüssen auszubilden pflegt. Wir können den Wert dieser Beobachtung nur unterstreichen.

Man erkennt derartige Umformungen funktioneller und anatomischer Art aber nicht nur an den Kollateralarterien. Wir machten häufig die Beobachtung (siehe Abb. 41 u. 45), daß auch die distal des Gefäßverschlusses gelegene Strecke der Hauptarterie Dilatationen aufweist, soweit die Alterationen der Gefäßwand diese Funktionsänderung noch zulassen. Diese „post-obliterative" Dilatation entspricht der poststenotischen Dilatation; wir haben früher auf diese Zusammenhänge hingewiesen und besonders betont, daß die „postobliterative" Dilatation häufiger zur Beobachtung kommt, als es beim oft zitierten Spasmus der Fall ist. Es ist in diesem Zusammenhang von Interesse, daß Arteriendilatationen auch bei arterio-venösen Fisteln beschrieben wurden. F. Mörl beschäftigte sich mit diesem, anfangs paradox erscheinenden Faktum: Daß es infolge des arteriovenösen Kurzschlusses zu einer Druckerhöhung und starken Erweiterung in der abführenden Vene kommt, ist ohne weiteres verständlich. Daß sich dabei die Arterie hochgradig dilatieren kann, ist weit weniger einfühlbar. Erklärungen wie veränderter Druckwert in der Arterie = Arteriendilatation wurden schon von Reid wie auch Fick als unzutreffend bezeichnet. Die allgemeine Vorstellung, daß die Arterie infolge des vorzeitigen Blutabstroms durch die kurzgeschlossene Vene mehr Blut führen müsse und deshalb dilatiere, konnte bis 1950 nicht wesentlich erweitert werden. F. Mörl nahm an, daß die Arteriendilatation durch einen „aktiven Erschlaffungsreflex" verursacht würde; H. Killian sprach im gleichen Zusammenhang von einer „nutritiven Dilatation", die später zu dem Krankheitsbild der „arteriellen Dilatation" führe. F. Mörl versuchte, „den von der notleidenden Peripherie ausgehenden Erschlaffungsreflex auf die zuführende Arterie" tierexperimentell nachzuweisen.

Ginge der Reflex von der infolge der arteriovenösen Fistel minderdurchbluteten Peripherie einer Extremität aus, so müßte der Reflex bei Fehlen dieser Peripherie ausbleiben. F. Mörl legte bei 4 Hunden arteriovenöse Fisteln an und führte bei 2 von ihnen die Amputation unterhalb des Kniegelenkes durch. Es wurde bei den Tieren die Pulswellengeschwindigkeit registriert. Während bei den nicht-amputierten Hunden die Pulswellengeschwindigkeit nach Eröffnung der arteriovenösen Fistel sank, unter dem Normwert blieb und sich eine Dilatation der Arterie entwickelte, änderte sich die Pulswellengeschwindigkeit bei den Amputierten nicht und es trat auch keine Arteriendilatation auf. Der Autor wertet die Differenzen in der Pulswellengeschwindigkeit nicht, dafür aber die unterschiedliche Weite der Arterien bei amputierten und nicht-amputierten Hunden. Dieses Ergebnis würde dafür sprechen, daß die Weite der Extremitätenarterien vom Grad der peripheren Gewebsdurchblutung abhängig ist.

Der aus der Femoralisthrombose hervorgegangene Verschluß der A. ilica externa.

In diesem Falle anastomosieren die beiden starken proximalen Äste der A. profunda femoris (A. circumflexa femoris fibularis und A. circumflexa femoris tibialis) mit den Ästen der A. ilica interna (A. glutaea cranialis, A. glutaea caudalis und A. pudendalis interna). T. Olovson beschrieb weitere Anastomosierungsmöglichkeiten; es ist schwierig, die einzelnen kleineren Arterien auf dem Aortogramm anatomisch zu definieren — wir haben im Abschnitt „Anatomie" auf die Variationsfreudigkeit hingewiesen, die schon bei normalen Fällen beobachtet wird. Um so weniger läßt sich im pathologischen Falle entscheiden, um welche kleinere Arterie es sich handelt.

Wir sprechen, einem Vorschlag von V. G. de Wolfe u. Mitarb. folgend, von einem medialen (= tibialen) und lateralen (= fibularen) Überbrückungsweg, an dem sich in der Hauptsache die obengenannten Arterien beteiligen. Interessanterweise ist in der Mehrzahl der Fälle nur der eine Überbrückungsweg — also der laterale *oder* der mediale — stark ausgebildet, was wohl in den anatomischen Varianten als auch in dem unterschiedlichen Befall der Kollateralarterien selbst durch den Gefäßprozeß begründet sein dürfte.

Der isolierte Ilica externa-Verschluß.

Im Gegensatz zum vorigen ist die A. femoralis durchgängig; ihre proximalen Äste (A. circumflexa ilium profunda, A. epigastrica caudalis) können die oben beschriebene A. profunda femoris-Anastomosen unterstützen. Die A. femoralis-Äste — besonders die A. circumflexa ilium profunda — können nicht nur mit den Ilica interna-Ästen (A. glutaea cranialis speziell), sondern auch mit der A. iliolumbalis oder sogar mit der 4. A. lumbalis Verbindung aufnehmen; so liegen die Kompensationsmöglichkeiten bei dem isolierten A. ilica externa-Verschluß günstiger als bei der Kombination mit einem A. femoralis-Verschluß. OLOVSON fand bei postmortalen Kontrastmittelfüllungen an 107 Erwachsenenleichen folgende 4 Hauptverbindungen zwischen A. ilica interna — A. femoralis (+ A. profunda femoris):

1. A. glutaea cranialis mit der A. circumflexa femoris fibularis (Ast der A. profunda femoris).

2. A. obturatoria (falls sie der A. ilica interna entstammt, siehe „Anatomie") mit der A. circumflexa femoris tibialis (Ast der A. profunda femoris).

3. A. glutaea caudalis mit der A. circumflexa femoris tibialis und mit der A. perforans I (beide Äste der A. profunda femoris).

4. A. pudendalis interna mit der A. circumflexa femoris tibialis.

Diese von OLOVSON beschriebenen makroskopisch zu erkennenden Anastomosen wurden in 71 von 107 Fällen nachgewiesen; der Autor hält es für wahrscheinlich, daß in den 36 Fällen, bei denen Anastomosen zwischen A. ilica interna und A. femoralis bzw. A. profunda femoris *nicht* beobachtet wurden, diese fehlen — jedenfalls bei makroskopischer Untersuchung. Man muß nach OLOVSONs Untersuchungen annehmen, daß die zweifelsohne auch bei den 36 Fällen vorhandenen Anastomosen zwischen A. ilica interna und A. femoralis so kleinkalibrig waren, daß die Kontrastmittelmasse nicht in die Anastomose übertreten konnte.

Das besagt, daß auch die groben, makroskopischen Anastomosen in einem Drittel der Fälle fehlen können: Die Variationsfreudigkeit der Arterien-Anastomosen gleicht also derjenigen der Arterienabgänge, die wir bereits bei der Besprechung der normal-anatomischen Verhältnisse kennenlernten.

Im Gegensatz zu R. GOTTLOB sind wir der Ansicht, daß bei fehlender Darstellung der A. femoralis trotz kontrastmittelgefüllter A. profunda femoris ein Femoralis-Verschluß angenommen werden muß. R. GOTTLOB erklärte sich das häufige Nicht-Gefüllt-Sein der A. femoralis damit, daß diese nur wenige Äste in ihrem proximalen Teil abgebe und z. T. über die A. epigastrica caudalis kontrastmittelfreies Blut erhalte. Wir verweisen auf die Abb. 12 und 32, auf denen trotz des A. ilica communis bzw. externa-Verschluß, die wenn auch schwache Füllung der A. femoralis zu erkennen ist. Durch die zahlreichen operativen Freilegungen zum Zwecke der Rekanalisation (Doz. Dr. R. KAUTZKY) haben wir die Erfahrung gemacht, daß fehlende Darstellung der A. femoralis bei gut gefüllter A. profunda femoris einem Femoralis-Verschluß gleichzusetzen ist.

Der Verschluß des Stammes der A. ilica interna.

Wie wir schon eingangs betonten, bleiben die Äste einer obliterierten Hauptarterie in einem großen Prozentsatz durchgängig. Dies gilt auch für die Zweige der A. ilica interna: A. glutaea cranialis und caudalis, A. pudendalis interna sowie A. iliolumbalis. Letztere stellt beim Ilica-interna-Verschluß die wichtigste Kollaterale dar, indem sie mit der 4. A. lumbalis anastomosiert. Weiterhin kann eine Verbindung zwischen der A. pudendalis interna mit den Ästen der A. mesenterica caudalis als Überbrückung eine Rolle spielen.

Der isolierte Verschluß der A. ilica communis.

Folgende Überbrückungswege kommen in diesem Falle in Frage:

4. A. lumbalis mit der A. iliolumbalis (wenn letztere nicht aus der A. ilica communis selbst, sondern aus der A. ilica interna hervorgeht).

Die Aa. iliolumbales miteinander (siehe Pat. Bu. S. 148, Abb. 45); 4. A. lumbalis mit der A. glutaea cranialis; 4. A. lumbalis mit der A. circumflexa ilium profunda; A. mesenterica caudalis mit den Ästen der Aa. ilicae interna und externa.

Der kombinierte Femoralis-Ilica externa-Ilica communis-Verschluß.
(iléo-fémorale im französ. Schrifttum).

Die Kollateralen benutzen die gleichen Wege, die oben für die isolierten Verschlüsse der Arterien beschrieben wurde. Nur die oft zitierte Tatsache, daß die Äste der obliterierten Hauptarterien permeabel bleiben, macht überhaupt einen ausreichenden Kollateralkreislauf bei diesen ausgedehnten Verschlüssen möglich.

Die wichtigste und immer wieder anzutreffende Anastomose ist zwischen der 4. A. lumbalis und der A. iliolumbalis. Über letztere werden weitere Ilica interna-Äste gefüllt und es entwickelt sich entweder der „mediale" oder „laterale" Überbrückungsweg der A. profunda femoris, wie wir es beim Ilica externa- und Femoralis-Verschluß darstellten. Beispiele dafür sind Abb. 12 und 27.

Die totale Aortenthrombose.

Während der Kollateralkreislauf bei den Thrombosen der Aa. ilicae durch die translumbale Aortographie (Einstichhöhe L3/L4) größtenteils darstellbar ist, gelingt dies bei den totalen Aortenthrombosen in weitaus geringerem Maße. Die Arterien, die als Kollateralen den Aortenverschluß überbrücken, entspringen so weit kranial von der Punktionsstelle, daß das Kontrastmittel a) nicht an ihren Abgang gelangt und b) — falls dieses doch der Fall wäre — der Blutstrom so verlangsamt ist, daß bei unserer Röntgentechnik die späte Füllung in ihnen nur schwierig erfaßbar ist.

Befindet sich der Aortenverschluß noch unterhalb des Abgangs der A. mesenterica caudalis, so spielt letztere die wichtigste Rolle im Kollateralkreislauf. Über ihre Äste (Aa. sigmoideae) kommt es zur Füllung der Ilica interna-Äste (A. pudendalis interna) oder der Femoralis-Äste (Aa. pudendales externae); mit diesen Fragen hat sich besonders eingehend B. L. LINDSTRÖM beschäftigt.

Hat die Aortenthrombose den Abgang der A. mesenterica caudalis verschlossen, so tritt die Anastomose zwischen A. thoracica interna (Ast der A. subclavia) bzw. ihres Astes der A. epigastrica cranialis mit dem Ilica externa-Ast, der A. epigastrica caudalis in den Vordergrund. Diese Anastomose wurde schon 1732 von WINSLOW beschrieben. Dieser Kollateralkreislauf kann jedoch nur dann Bedeutung erlangen, wenn die A. ilica externa durchgängig ist, da die A. epigastrica caudalis in diese mündet.

Welche Bedeutung die Aa. intercostales 7—10 für die Überbrückung eines Aortenverschlusses in Höhe von LW 1 haben, geht am besten aus der Abb. 7 (B) von HELMSWORTH u. Mitarb. hervor, die einen Katheter von der li. A. brachialis aus bis kurz oberhalb des Niveaus der Aortenthrombose in Höhe Th 12 vorschoben und dort das Kontrastmittel injizierten: Man erkennt, daß die Aa. intercostales Nr. 7—10 mit den Ästen (normalerweise kleine Zweige für die Bauchmuskulatur z. B. M. rectus) der A. epigastrica caudalis anastomosieren und zu einer relativ kräftigen Füllung des Stammes der A. epigastrica caudalis geführt haben (siehe Abb. 17).

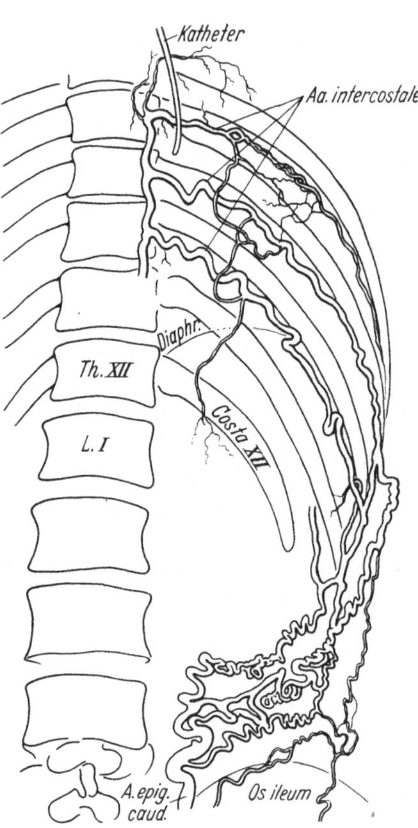

Abb. 17. Späte Füllungsphase einer Kontrastmittelfüllung der Aorta bei totalem Aortenverschluß in Höhe von L 1. Das Kontrastmittel wurde durch einen Katheter injiziert, der von der li. A. brachialis bis in die Aorta oberhalb des Verschlusses vorgeschoben wurde. Die Aa. intercostales 7—10 verlaufen stark geschlängelt und sind deutlich erweitert als Zeichen dafür, daß sie an dem den Aortenverschluß überbrückenden Kollateralkreislauf teilnehmen. Sie anastomosieren mit den normalerweise winzigen Ästchen der A. epigastrica caudalis (Ast der A. ilica externa), die die Bauchmuskulatur versorgen. Der Stamm der A. epigastrica caudalis ist deutlich dilatiert und überraschend gut dargestellt, woraus man die Bedeutung dieses Kollateralkreislaufes erschließen kann. [Die Zeichnung wurde nach einer Abbildung aus der Arbeit von J. A. HELMSWORTH u. Mitarb. (Amer. J. Roentgenol. LXIV, 2: 196, 1950) hergestellt.]

Analog zu dem bei der Isthmusstenose der Aorta beobachteten Kollateralkreislauf über die A. spinalis anterior (siehe H. HABERER wie auch P. CHRISTIAN und W. NODER) könnte sich der gleiche Überbrückungsweg auch bei der Thrombose der Aorta abdominalis entwickeln. Die Ramuli medii der Rami spinales, die den oberhalb der Aortenthrombose entspringenden

Aa. lumbales oder Aa. intercostales angehören, könnten mit den gleichen Ramuli der Aa. iliolumbales und der Aa. sacrales laterales kommunizieren; die A. iliolumbalis und A. sacralis lateralis sind Äste der A. ilica interna. Von diesem Stammgefäß leiten sich die Aa. glutaeae cranialis und caudalis wie die A. pudendalis interna ab, die wiederum mit den Ästen der A. profunda femoris Verbindung aufnehmen können. Diese Möglichkeit ist u. W. bisher für die totalen Aortenthrombosen noch nicht diskutiert oder beschrieben worden. Im Hinblick auf das Kaliber, das die Aa. intercostales als Kollateralarterien erreichen können (siehe Abb. 17), könnte dieser Weg schon eine Rolle spielen.

Nur wenige klinische Beobachtungen geben Anhaltspunkte dafür, welches Minimum an Zeit für die Ausbildung eines ausreichenden Kollateralkreislaufs notwendig ist. Bei den schleichend sich entwickelnden Thrombosen, die im allgemeinen über ein Stenose-Stadium laufen, das seinerseits schon Anreiz zur Kollateralenbildung ist, ist die Chance, die zeitlichen Bedingungen eines suffizienten Kollateralkreislaufs zu studieren, äußerst gering. Wir wissen z. B. nicht genau, in welche Größenordnung der zeitliche Faktor einzustufen ist (Stunden ?, Tage ?).

Die operative Ausräumung des Thrombus und Teile der Intima und Media (Thrombendarteriektomie) hat uns jedoch bei gelungener Rekanalisation gelehrt, in welcher Zeit und in welchem Umfang sich ein suffizienter Kollateralkreislauf *zurückbilden* kann.

Siehe Patient Bu. (S. 149, Abb. 46): Schon 2 Std. nach gelungener Rekanalisation der li. A. ilica communis ist der gut entwickelte Kollateralkreislauf zwischen A. lumbalis Nr. 4 und A. circumflexa ilium profunda um mehr als die Hälfte reduziert, das gleiche gilt für die Anastomose der beiden Aa. iliolumbales untereinander. Im Gegensatz dazu hat sich ein Über-brückungs-Kreislauf auf der re. Seite noch nicht entwickelt! Interessant ist, daß offenbar die Umkehr der arteriellen Strömungsrichtung auch längere Zeit beansprucht; im anderen Fall müßte man erwarten, daß nach Rekanalisation der li. A. ilica communis das Blut über die li. A. iliolumbalis in die re. A. iliolumbalis fließen würde — also entgegengesetzt der Richtung, die vor Rekanalisation und bei bestehendem Ilica communis-Verschluß li. bestand. Die sofortige Umkehr — in diesem Beispiel der Aa. iliolumbales untereinander — des Blutstroms hängt somit offenbar nicht nur vom Blutdruck ab, was man für die überraschend schnelle Rückbildung des Kollateralkreislaufes nach gelungener Rekanalisation als wahrscheinlichste Erklärung annehmen muß.

Wir können aus dieser wie auch anderen Beobachtungen entnehmen, daß die Rückbildung eines Kollateralkreislaufs innerhalb 1—2 Std. möglich ist.

OLOVSON ging tierexperimentell der Frage nach, welche Zeit die Ausbildung eines makroskopisch sichtbaren Kollateralkreislaufes in Anspruch nimmt. Von 5 Tieren zeigte nur eines nach 6 Tagen einen groben Kollateralkreislauf, während die früher gestorbenen keine entsprechenden Hinweise boten. NOTHNAGEL kam 1889 zu dem gleichen Ergebnis, das ihn veranlaßte, den Blutdruck in seiner Bedeutung für die Entwicklung des Kollateralkreislaufes gering einzuschätzen. Weitere Untersuchungen OLOVSONs zeigten jedoch, daß die Zeitspanne, die der Ausbildung des Kollateralkreislaufs beim Kaninchen zur Verfügung stehen muß, in erheblichem Maße, nämlich zwischen 24 Std. und etwa 9 Monaten schwanken kann. Die zwanglose Erklärung für diese Schwankungsbreite sehen wir in den häufigen individuellen Variationen sowohl der Arterienabgänge als auch der präformierten Anastomosen der Arterien untereinander. Das klinische Bild eines akuten Ilica externa-Verschlusses wird bei 2 Patienten unterschiedlich sein, soweit nicht beide zufällig gleichartige Arterienabgänge und gleichartige präformierte Anastomosen besitzen. Dieser Hinweis erscheint uns wesentlich, da man die normalanatomischen Verhältnisse gegenüber den biochemischen und nervalen ım allgemeinen wenig beachtet hat, wenn es sich um die Deutung handelte, die man dem unterschiedlichen Verhalten des Kollateralkreislaufes im Einzelfall geben sollte.

IX. Die Prognose der Aorten- und Beckenarterien-Thrombosen.

Die Kenntnis des eigengesetzlichen Verlaufs der Beckenarterien-Thrombosen ist aus mehreren Gründen von größtem Wert:

1. gibt sie Aufschluß darüber, welche Behandlungsmethoden man bei Feststellung einer solchen Thrombose als adäquat zu bewerten hat; sie ist in der Lage, die Frage zu beantworten, ob z. B. der Befund einer Thrombose der A. ilica communis einen sofortigen chirurgischen Eingriff erforderlich erscheinen läßt;

2. stellt die Kenntnis des Verlaufes *ohne* therapeutische Bemühungen die Vorbedingung dar, das Ergebnis bestimmter Behandlungsmethoden zu beurteilen; so hängt z. B. die Bewertung einer publizierten Erfolgsmeldung, nach der der Autor mittels neuartiger Methoden dem Patienten „die Extremität erhalten konnte", ganz wesentlich davon ab, was geschehen wäre, wenn diese neue Methode nicht zur Anwendung gelangt wäre;

3. muß der gutachterlich tätige Arzt den eigengesetzlichen Verlauf kennen, um z. B. Aussagen über die wahrscheinliche Dauer einer Erwerbsminderung machen zu können.

1. Die Prognose der isolierten Beckenarterien-Verschlüsse.

a) Die Erhaltung der Extremität. Daß Verschlüsse der A. ilica communis oder externa im allgemeinen keine schweren trophischen Störungen nach sich ziehen, ist schon 1909 G. Roque und J. Chalier aufgefallen: Die bei 17 Autopsien gefundenen Ilica-Thrombosen hatten keine Gangrän verursacht.

Leriche verfügt über 3 aortographisch verifizierte Aorten-Iliacal-Thrombosen, „die sich bei 70 jährigen seit 8—10 Jahren völlig schmerzlos und ohne ins Gewicht fallende trophische Störungen entwickelten". Von 29 Patienten mit Becken-arterien-Thrombosen, die de Wolfe u. Mitarb. bis zu 5 Jahren unter konservativer Therapie (Rauchverbot, langsames Gehen, Hochstellen des Kopfendes des Bettes, Fußpflege, Heißluft-Behandlung des Abdomens als Reflextherapie) beobachte-ten — davon 13 Patienten 2 und 3 Jahre lang —, verschlechterte sich der Zustand bei dreien: der 1. starb an einer Nierenerkrankung, bei dem 2. verkürzte sich die schmerzfreie Gehstrecke, der 3. zeigte bei der Kontrollaortographie eine Zunahme diffus lokalisierter Wandveränderungen. Keiner verlor einen Extremitätenteil durch evtl. Nekrosen.

Wir können die Erfahrungen Leriches und de Wolfes nur unterstreichen: Von unseren gemeinsam mit Gadermann 1953 publizierten 5 Aortenverschlüssen haben 2 Patienten amputiert werden müssen; bei dem 1. handelte es sich um eine akute, embolieartig auftretende Aortenthrombose, die zur sofortigen Ablatio Anlaß gab. Bei dem 2. entwickelte sich eine Gangrän (nach Ultraschall-Behand-lung der Füße in einem auswärtigen Krankenhaus), die die Absetzung und den späteren Exitus zur Folge hatte. Bei den 3 anderen Patienten sind — im 1. Fall 3 Jahre, in den beiden anderen 2 Jahre nach Feststellung des totalen Aortenver-schlusses — weder Nekrosen noch sonstige ernstere trophische Störungen auf-getreten.

Die folgende Tabelle bringt einige Beispiele für die Verlaufsmöglichkeiten:

1. Pat. Vortm., Otto; 52 J. April 1951: Ilica communis-Oblit. li. aortographisch. April 1954: Unveränderter Beschwerdetyp einer linksseitigen Hüft-Claudicatio nach 100 m. Therapie seit 1951: Padutin und Venostasin ohne Erfolg hinsichtlich der Gehstrecke.

2. Pat. Mack., Karl; 58 J. Seit 1942/43 Claudicatio intermittens re. Juni 1951: Ilica communis-Oblit. re. aortographisch. April 1954: Keine Änderung des Beschwerdetyps. Kann mit seiner Frau eine ¹/₂ Std. in langsamem Tempo spazierengehen. Keine troph. Störungen. Therapie: Magnetopath!!!

3. Pat. Blö., Adolf; 55 J. Seit 1949 doppelseitige Hüft-Claudikatio nach einem Unfall. Juni 1950: Fehlen beider Leistenpulse, Verd. auf Aorto Ilicale-Oblit. Cyanose (rötlich-livide) des li. Fußes. April 1954: Beschwerdetyp unverändert. Die Cyanose des li. Fußes ist nicht mehr nachweisbar. Keine troph. Störungen. Schmerzfreie Gehstrecke etwa 50 m. Leistenpulse bds. nicht palpabel. Therapie: Priscol, Regitin ohne Erfolg. Seit Juni 1952: Waden-Claudikatio li.

4. Joachimsth. Franz; 61 J. November 1952: Ilica communis- Oblit. li. aortographisch. März 1954 an Magen-Ca. in einem auswärt. Krankenhaus verstorben. Bis dahin keine Änderung der Durchblutungsstörung, keine troph. Störungen.

5. Rit., Berthold; 56 J. Seit 1951 Waden-Hüft-Claudikatio re. Juni 1952: Ilica communis Oblit. re. aortographisch. April 1954: Unveränderter Beschwerdetyp, therapeutisch Regitin, Venostasin und Dilatol ohne Änderung der schmerzfreien Gehstrecke. Keinerlei troph. Störungen.

6. Pat. Münt., Otto; 54 J. Seit 1949 Hüft-Claudikatio bds. u. Waden-Claudikatio re. April 1952: Leistenpuls re. angedeutet, li. nicht tastbar. Keine troph. Störungen. Verd. auf Ilica externa- bzw. communis-Oblit. bds. April 1954: Inzwischen keine der empfohlenen Therapiemaßnahmen durchgeführt. Die Beschwerden haben sich gegenüber 1949 vielleicht etwas verschlimmert, Gehstrecke nur noch 20 m schmerzfrei. Keine troph. Störungen.

7. Pat. Ham., Fritz; 58 J. Seit 1948 etwa uncharakt. Gehbeschwerden, die der indolente Pat. ignorierte. Februar 1952 Kribbeln, Taubheitsgefühl li. Fuß. Kurz danach fiel ihm 2mal eine Eisenstange auf die Zehen des li. Fußes, dadurch Ulcerationen an der li. Großzehe ohne Heilungstendenz. März 1952: Ilica communis-Oblit. li. aortographisch. April 1954: Arbeitet seit Mai 1953 wieder als Maurerpolier, nachdem die Nekrose unter Bettruhe und hyperämisierenden Maßnahmen abgeheilt war. Nur beim Tragen schwerer Gegenstände oder beim Schaufeln Schmerzen im li. Oberschenkel. Keine troph. Störungen mehr.

8. Sobkow., Johann; 63 J. Seit 1944 Belastungs-Schmerz im re. Oberschenkel. 1949: Krankenh.-Behandl. wegen rechtsseitiger Waden-Claudikatio. April 1952: Re. Leistenpuls nicht fühlbar, Ilica communis-Oblit. re. Länge der schmerzfreien Gehstrecke: 50 m. April 1954: Befund u. Beschwerdetyp unverändert. Muß nach 50 m wegen rechtsseitiger Wadenschmerzen stehenbleiben. Keinerlei troph. Störungen.

9. Pat. Wit., Adolf; 63 J. 1945 Granatsplitter-Verletzung li. Fuß; Wunde bis 1952 nicht zugeheilt. 1952 Leistenpulse re. nicht, li. schwach tastbar. Aortograph.: Diffus., stenosierende Arteriosklerose d. Aa. ilicae communis u. ext. Ulcus li. Sprunggelenk. April 1954: Unterschenkel-Amputation li. inzwischen durchgeführt. Jetzt Gangrän re. Großzehe, Amputation nach Bericht d. behandelnden Arztes nicht zu vermeiden.

10. Pat. Mai., Johannes; 58 J. Seit 1942 intermitt. Hinken bds. 1948 Gangrän des re. Fußes, Oberschenkel-Amputation re. 1952: Aortographisch Ilica externa-Oblit. bds. Starke Wandveränderungen in bd. Ilicae communes. Deutliche Hinweise für massive cerebrale ischämische Herde. 5. Juni 1953 Exitus; nach Bericht der Ehefrau unter dem Bilde des arteriosklerotischen Marasmus.

Von diesen 10 Patienten wurden nach aortographischer bzw. klinischer Feststellung ihrer Beckenarterienthrombose 1 Patient 4 Jahre, 2 Patienten 3 Jahre, 6 Patienten 2 Jahre und 1 Patient 1 Jahr später kontrolliert. 7 von 10 Patienten berichteten über praktisch *unveränderte* Beschwerden und boten auch klinisch keine Abweichungen von den früher erhobenen Befunden. 1 Patient verstarb an einem Magencarcinom, ohne daß sich die Durchblutung deutlich erkennbar (Gangrän usw.) verschlechtert hätte. 1 weiterer Patient kam unter dem Bilde des „arteriosklerotischen Marasmus" ad exitum; eine Gangrän war nicht aufgetreten. Der letzte Patient entwickelte nach der bereits bekannten Gangrän des einen Fußes (Folge einer Granatsplitterverletzung) ein gangränöses Ulcus am kontralateralen.

Zusammenfassend ergibt sich, daß von 10 Patienten mit Beckenarterien-Thrombosen sich 1 Patient hinsichtlich der peripheren Durchblutung innerhalb einer Beobachtungsspanne von 1—4 Jahren verschlechterte. Das mittlere Alter der 10 Patienten beträgt 57,7 Jahre.

Einen weniger günstigen Verlauf scheint die Erkrankung bei dem Patienten Schm. (S. 125, Abb. 24a u. b, 25) zu nehmen: Die aortographische Kontrolle zeigte in diesem Fall schon nach $^1/_2$ Jahr eine deutliche Progredienz des stenosierenden Prozesses im Bereich der Beckenarterien. Allerdings handelt es sich um keine auf den Beckenbereich beschränkte Arterien-Erkrankung; wie aus der Kasuistik zu entnehmen ist, liegt vielmehr eine diffuse, alle Gefäßprovinzen betreffende obliterierende Arteriosklerose vor. Wir erwähnen die Daten des Patienten an dieser Stelle deshalb, weil wir die an sich seltene Gelegenheit hatten, einen stenosierenden Beckenarterien-Prozeß kurzfristig zu kontrollieren.

Es ergeben sich aus den oben gemachten Feststellungen folgende Schlüsse:

Die isolierten Thrombosen der Beckenarterien haben in der Mehrzahl der Fälle eine gute Prognose im Hinblick auf die Erhaltung der betroffenen Extremität. Mit einer Gangrän ist im allgemeinen in den nächsten 3—5 Jahren nicht zu rechnen. Diesen relativ gutartigen Verlauf nehmen die Thrombosen bei Patienten im Alter von 55—65 Jahren. Für Patienten, die im Alter von 30—40 Jahren erkranken, trifft die Regel häufig nicht zu: die Progredienz des obliterierenden Prozesses ist eine schnellere („akute Arteriosklerose" ?).

b) Die Lebenserwartung. Hier können wir uns kurz fassen und auf das oben Ausgeführte verweisen. Wir haben bisher keinen Patienten mit einem isolierten Beckenarterienverschluß verloren — sei es durch die Folgen der Thrombose oder durch die Folgen einer operativen Behandlung.

LERICHE und MOREL berichteten über einen Mann, bei dem die doppelseitige Oberschenkelamputation 1935 wegen eines totalen Aortenverschlusses durchgeführt wurde. Dieser Patient leitete 1948 noch eine Garage und erledigte seine Wege in einem Motorrollstuhl ohne fremde Hilfe. Ein weiterer Patient mit einer totalen Aortenthrombose wurde 1939 einseitig amputiert; im Jahre 1947 erfolgte die Amputation des anderen Oberschenkels.

Diese Beispiele lehren, daß Patienten mit isolierten Beckenarterien-Thrombosen auch wenn sie das Endstadium, die totale Aortenthrombose, erreicht haben — noch 10—15 Jahre leben können.

2. Die Prognose der Beckenarterien-Thrombosen, die mit weiteren Manifestationen der obliterierenden Arteriosklerose kombiniert sind.

a) Die Erhaltung der Extremität. E. J. WYLIE sowie V. G. DE WOLFE weisen darauf hin, daß das Vorliegen deutlicher trophischer Störungen bei nachgewiesener Beckenarterien-Thrombose anzeigt, daß mit zusätzlichen distalen arteriellen oder venösen Thrombosen zu rechnen ist. Die Gefahr, daß sich aus den trophischen Störungen eine Gangrän mit nachfolgendem Extremitätenverlust entwickelt, ist natürlich größer, als es bei den isolierten Beckenarterien-Thrombosen der Fall ist. Und doch lehrt die Erfahrung, daß diese Gefahr zumindest keine unmittelbare ist. Wir verweisen auf unsere Beobachtungen [Pat. Dr. (S. 132), Pat. Ko. (S. 121) und Pat. Cl. (S. 123)]; bei allen lagen zusätzlich Obliterationen der A. poplitea vor. Dieser Verschlußtyp ist ohne Beckenarterien-Thrombose schon so ungünstig, daß man theoretisch schwerste trophische Störungen erwarten müßte, wenn noch eine Beckenarterien-Thrombose hinzukäme. Das Gegenteil ist der Fall: Keiner der 3 Patienten hatte die geringsten Hautveränderungen, bei keinem der 3 hätte die bloße Inspektion die Diagnose einer arteriellen Durchblutungsstörung zugelassen.

Die Prognose ist in diesen Fällen als zweifelhaft zu bezeichnen, jedoch keinesfalls so schlecht, wie es von R. GOTTLOB und R. WANKE angenommen wird.

Von den 31 Patienten GOTTLOBs mit Beckenarterien-Thrombosen aller Grade wurden bei 25 Patienten Sympathicus-Operationen (lumbale Sympathektomie, periarterielle Sympathektomie oder Arterienresektion) durchgeführt. Bei 6 von den 25 Operierten wurde anschließend die Amputation notwendig; 7 Patienten verstarben nach den operativen Eingriffen (keine genauen zeitlichen Angaben über die postoperative Überlebensdauer). Das heißt: Bei 13 Patienten von 25 konnte durch die operative Behandlung keine Besserung erzielt werden, im Gegenteil: Zumindest zeitlich fällt Operation und Verschlechterung zusammen.

R. WANKE berichtet, einen ähnlichen Eindruck von der Prognose der Beckenarterien-Thrombosen erhalten zu haben, ohne Zahlen anzugeben.

Wir möchten an dieser Stelle nochmals die Feststellungen DE WOLFEs u. Mitarb. unterstreichen, wonach von operativen Maßnahmen so lange Abstand genommen werden sollte, bis die zur Wiederherstellung der Gefäßbahn führenden Eingriffe den notwendigen Grad technischer Vervollkommnung erreicht haben. Denn auch nach ihren Erfahrungen stellen die Sympathicus-Operationen bei diesen Patienten eher eine Gefährdung als eine therapeutische Maßnahme dar. Nur so ist die Diskrepanz zwischen den prognostischen Auffassungen GOTTLOBs und der eigenen zu erklären, wobei zu berücksichtigen ist, daß sich das Klientel durchblutungsgestörter Patienten einer chirurgischen Klinik von dem einer internen Klinik durch seinen Schweregrad unterscheiden mag.

Sind die Beckenarterien-Thrombosen das Endstadium eines ascendierenden doppelseitigen Femoralis-Verschlusses, so teilen wir die Ansicht von R. GOTTLOB und R. WANKE: Die Prognose ist in diesen Fällen als infaust zu bezeichnen.

Ein Beispiel hierfür sind die Daten des Patienten Ge. auf S. 136 (Abb. 33 a u. b). Einen ganz ähnlichen und ebenso tragischen Verlauf nahm das Leiden bei einem Patienten, dessen Arterio- und Aortogramme Abb. 18 a u. b zeigen: Im 44. Lebensjahr (1946) traten Paraesthesien

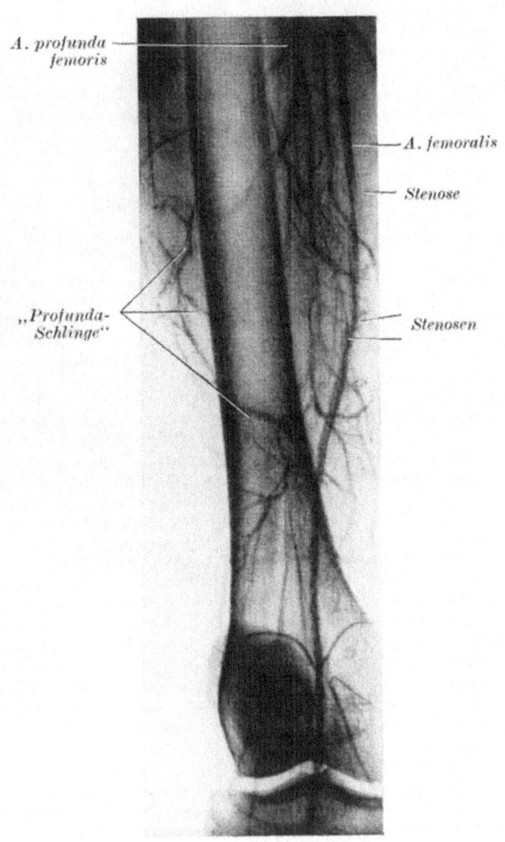

Abb. 18 a. Die 1950 durchgeführte percutane Arteriographie re. läßt Wandveränderungen und Kaliberschwankungen besonders im proximalen Teil der A. femoralis erkennen. Die Äste der A. profunda femoris anastomosieren bereits in erheblichem Maße mit Zweigen der A. femoralis; dieser bereits entwickelte Kollateralkreislauf spricht dafür, daß die Stenosen der A. femoralis (siehe Pfeile) schon funktionell bedeutsam sind und strömungshindernd wirken.

in den Zehen li. und eine Waden-Claudikatio li. auf; 1948 wurde wegen Zehengangrän li. die Oberschenkelamputation durchgeführt; 1950 kam es zu einer Waden-Claudikatio re.; anläßlich einer Begutachtung wurde die percutane Arteriographie (Abb. 18a) durchgeführt; 1951 Oberschenkel-Amputation re. nach vorausgegangener erfolgloser lumbaler Sympathektomie; 1952 Stumpfnekrose re., als deren Ursache anderen Ortes aortographisch eine distale Ilica externa-Obliteration festgestellt wurde; 1954 wurde der Patient wegen starker Stumpfschmerzen re. bei uns aufgenommen. Der doppelseitige oberschenkelamputierte Kranke bestand

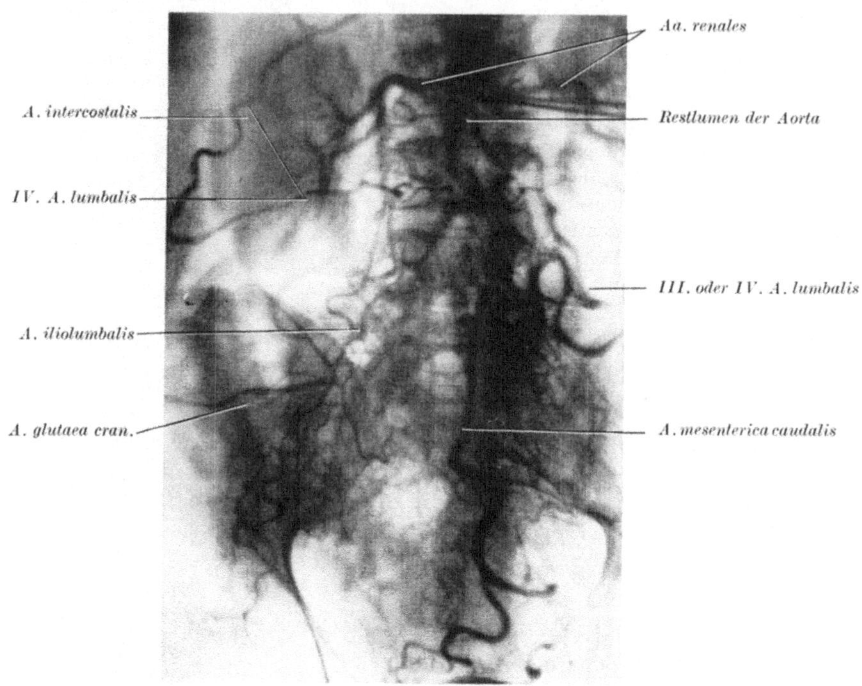

Abb. 18b. Auf dem 1954, also 4 Jahre später gemachten Aortogramm, stellt sich eine Thrombose der Aorta abdominalis dar, die bis zum Niveau der Aa. renales reicht und nur re. einen schmalen Spalt des ursprünglichen Lumens freiläßt. — Die A. mesenterica caudalis ist ungewöhnlich stark erweitert und scheint durch eine Anastomose mit der 2. oder 3. A. lumbalis li. kontrastmittelgefüllt zu sein; ihr Abgang von der Aorta ist höchstwahrscheinlich thrombosiert. Es besteht weiterhin ein Kollateralkreislauf zwischen der letzten A. intercostalis re. mit der 4. A. lumbalis re., die wiederum Verbindung mit der re. A. iliolumbalis hat. Über die letztere kommt es zur Füllung der A. glutaea cranialis, die vermutlich mit den verbliebenen Ästen der A. profunda femoris kommuniziert.

auf die aortographische Kontrolle, die sich technisch durch die bestehenden Oberschenkelstumpf-Beugekontrakturen sehr schwierig gestaltete (Abb. 18b). In diesem Falle war aus peripheren Thrombosen der Unterschenkelarterien aufsteigend in einem Zeitraum von nur 8 Jahren eine totale Aortenthrombose entstanden! Der 1950 130/90 betragende Blutdruck lag 4 Jahre später um 200/115; die wahrscheinliche Ursache ist in einer beginnenden Stenosierung der li. A. renalis (siehe Abb. 18b) zu sehen. Die Prognose quoad vitam ist somit ebenfalls als infaust zu bezeichnen.

Unsere prognostischen Schlußfolgerungen können dahingehend zusammengefaßt werden:

1. Tritt zu einer isolierten Beckenarterien-Thrombose ein peripher gelegener Arterienverschluß (A. poplitea, A. tibialis post. z. B.), so kann auch diese Durchblutungsstörung voll kompensiert werden; in etwa $^1/_4$ der Fälle muß jedoch mit ernsteren Ernährungsstörungen gerechnet werden.

2. Entsteht die Beckenarterien-Thrombose aus ascendierenden Verschlüssen der peripheren Extremitäten-Arterien, so kann sich kein Kollateralkreislauf entwickeln, der Anschluß zu den Hauptstämmen unterhalb der Thrombose bekommt. Die Prognose ist in diesen relativ seltenen Fällen als infaust zu bezeichnen: Es kommt zur Gangrän der Acren und bei aufsteigender Aortenthrombose zur Verlegung der Aa. renales mit den Folgen der schweren Niereninsuffizienz.

b) Die Lebenserwartung. Wir erwähnten schon, daß in der von GOTTLOB publizierten Serie 7 Patienten nach Sympathicus-Operationen verstarben. In 6 von den 7 Fällen bezeichnete dieser Autor die präfinale Phase der Patienten als „arteriosklerotischen Marasmus". Diesem sehr treffenden Ausdruck liegen meist cerebrale, durch arterielle Thrombosen bedingte Durchblutungsstörungen zugrunde; letztere beeinflussen die Prognose der Beckenarterien-Thrombosen „quoad vitam" in maßgeblicher Weise.

Wenn auch den hier zur Debatte stehenden cerebralen Durchblutungsstörungen im allgemeinen eine Arteriosklerose zugrunde liegt, muß an dieser Stelle die Thrombangiitis obliterans des Gehirns erwähnt werden. Im Kapitel „Pathologische Anatomie" führten wir aus, daß es selbst pathologisch-anatomisch schwierig sein kann, Thrombangiitis und Arteriosclerosis obliterans voneinander zu trennen und daß diese Trennung sogar unwesentlich würde, wenn man sich die Ansicht v. ALBERTINIs zu eigen machte, wonach die Thrombangiitis obliterans im „Spätstadium obligat in eine sekundäre A. Sklerose ausgeht". Noch schwieriger ist naturgemäß die klinische Differentialdiagnose; es sei auf die Arbeiten von R. LINDENBERG und H. SPATZ, E. JÄGER, P. SUNDER-PLASSMANN, F. LLAVERO und H. H. MEYER hingewiesen. In unserer Kasuistik sind 2 Fälle aufgeführt, bei denen nach Alter und klinischem Bild die Thrombangiitis obliterans des Hirns in höchstem Maße wahrscheinlich war. Aortographisches Bild (siehe Abb. 26) und histologische Untersuchung (siehe S. 128) bewiesen jedoch bei dem einen, daß es sich um eine obliterierende Arteriosklerose handelte. Bei dem anderen sprechen kalkdichte Einlagerungen im Bifurkationsbereich der Aorta und das elektrophoretische Serum-Eiweiß-Bild ebenfalls für eine Arteriosklerose (siehe S. 126 u. 127).

In diesem Zusammenhang interessieren die Ausführungen von H. I. LIPPMANN, der unter 1 700 Fällen von peripheren Thrombangiitis obliterans-Fällen 9 cerebrale Lokalisationen sah; nach Ansicht des Autors ist die Diagnose der cerebralen Thrombangiitis obliterans zu häufig gestellt worden und nur 30 Fälle von 250 im Weltschrifttum zu findenden hielten einer Kritik stand. Hinsichtlich der Diagnose kommt der Autor nach einer Übersicht pathologisch-anatomischer und klinischer Daten zu dem Schluß, daß nur bei Vorliegen einer Extremitäten-Thrombangiitis obliterans die Diagnose einer cerebralen Form gestellt werden könnte, da alle sonstigen Kriterien unzuverlässig seien. Uns erscheint diese Feststellung von großem Wert, da man mit den klinischen Untersuchungsmethoden die relativ seltene Thrombangiitis obliterans in ihrer typischen Lokalisation und in ihrem typischen Verlauf an den Extremitäten leichter herausfinden kann, als es bei der cerebralen Form der Fall sein könnte. Hinsichtlich der Prognose der Thrombangiitis obliterans des Hirns äußert sich dieser Autor auf Grund seiner Nachuntersuchungen recht optimistisch: Von 12 Patienten, die über 1—31 Jahre nach Einsetzen der cerebralen Symptomatik kontrolliert wurden, starb einer; 8 waren arbeitsfähig; einer bot noch nach 31 Jahren das gleiche klinische Bild und mußte einen Rollstuhl benutzen; 2 Patienten, die 1 bzw. 3 Jahre beobachtet wurden, konnten später aus äußeren Gründen nicht mehr erfaßt werden.

An dieser Stelle sei ein Syndrom erwähnt, das 1944 von F. MARTORELL und J. FABRE als "syndrome of obliteration of the supra-aortic branches" und im deutschen Schrifttum von H. LAMPEN als „umgekehrte Isthmusstenose" der Aorta beschrieben wurde. Das Krankheitsbild ist durch den Verschluß aller vom Aortenbogen abgehender Arterien gekennzeichnet: Rechts handelt es sich um die Obliteration des Truncus brachiocephalicus, der sich in die re. A. subclavia und re. A. carotis communis teilt, li. um die Obliteration der A. subclavia und A. carotis communis. Eine Stenose des Arcus aortae liegt *nicht* vor; gelegentlich entwickelt sich ein Hochdruck, der nach H. LAMPEN als Entzügelungshochdruck aufzufassen ist, soweit nicht andere Erklärungsmöglichkeiten (stenosierender oder obliterierender Prozeß der Aa.

renales z. B.) in Frage kommen. Klinisch existieren in diesen Fällen eine Pulslosigkeit der Aa. carotides und der oberen Extremitäten und an den unteren Extremitäten ein Hochdruck, so daß die umgekehrten hämodynamischen Verhältnisse wie bei der Isthmusstenose der Aorta (Hochdruck an den oberen Extremitäten, Hypotonie und Abschwächung der Pulse an den unteren) vorliegen. Sind die genannten Äste des Aortenbogens in toto verschlossen, so kommen nach F. MARTORELL und J. FABRE folgende Erscheinungen zur Beobachtung:

1. Atrophie der Gesichtsmuskulatur, tief und vergrößert anmutende Augenhöhlen, Zahnausfall usw.

2. Kollapszustände mit Bewußtseinsverlust und evtl. epileptischen Krämpfen nach längerem Stehen; sofortige Rückbildung bei Horizontallage.

3. Kopf- und Nackenschmerzen.

4. Abnahme des Visus.

5. Schwäche und Paraesthesien der Hände.

6. Progressiver Gewichtsverlust.

Folgende Befunde werden von den gleichen Autoren als charakteristisch für das Syndrom angesehen:

I. Fehlen der Carotiden-Pulse.

II. Fehlen der Pulse an Aa. subclaviae, axillares, brachiales und radiales.

III. Abschwächung oder Aufhebung der oscillometrischen Amplituden an den oberen Extremitäten.

IV. Fehlen von trophischen Veränderungen der Finger.

V. Mäßige oder starke Hypertension an den unteren Extremitäten.

VI. Opticusatrophie ohne Papillen-Ödem.

VII. Durch die Kompression der Carotis-Bifurkation können epileptiforme Krisen oder Kollapse hervorgerufen bzw. provoziert werden.

Unser Patient Schm. (S. 125—127, Abb. 24a u. b, 25) bietet mit Ausnahme des Hypertonus das Vollbild dieses Syndroms; wir beobachteten einen weiteren Patienten, bei dem sich die Obliteration auf die li. A. subclavia und die li. A. carotis communis im Anfangsteil beschränkte. Das erste Symptom war in diesem Fall ein plötzlicher Bewußtseinsverlust auf der Straße; auf einer Neurologischen Abteilung wurde eine rechtsseitigen Hemiparese festgestellt, die sich schnell zurückbildete. Das Krankheitsbild war dort als Endokarditis mit Embolien aufgefaßt worden.

Das Leitsymptom scheint nach den bisherigen Erfahrungen der orthostatische Kollaps oder der epileptische Anfall zu sein, so daß wir die Erörterung dieses Krankheitsbildes im Zusammenhang mit den cerebral lokalisierten arteriellen Verschlüssen anstellten.

Bemerkenswert ist noch die Tatsache, daß der Gefäßprozeß pathologisch-anatomisch keineswegs einheitlich beurteilt wird. A. G. FROVIG und A. G. LOKEN konnten in ihrem Falle die Lues und die Arteriosklerose ausschließen und waren der Ansicht, daß es sich um eine allergisch-hyperergische Gefäßreaktion ähnlich wie bei der Endangiitis obliterans, rheumatischen Erkrankungen, Periarteriitis nodosa usw. handelte.

Bei der mit Thrombosen einhergehenden Arteriosklerose bleiben die Hirngefäße in der Mehrzahl der Fälle nicht verschont. Dabei meinen wir weniger die thrombotischen Verschlüsse der Hirnarterien, sondern den arteriosklerotischen Wandprozeß. Liegen Hirngefäßthrombosen vor, so bestehen in der Mehrzahl der Fälle Symptome, die neurologisch oder psychiatrisch faßbar sind. Im Gegensatz dazu macht die Atherosklerose der Cerebralarterien ohne Thrombosen keine Ausfälle, die in der Klinik imponieren. Und doch sind es gerade *die* Fälle, die den Kliniker beschäftigen und vor sehr schwierige Entscheidungen stellen. Denn die Symptomfreiheit von seiten des Hirns verführt dazu, die Prognose quoad vitam bei diesen Patienten günstig und ihre Operabilität als gegeben darzustellen. Werden diese Patienten durch größere Eingriffe belastet, so entwickeln sich unerwarteterweise häufig hirnorganische Bilder, oder es treten hypotone Kreislaufkollapse auf, die zwar hämodynamisch reversibel sind, deren cerebrale Folgen dagegen irreversibel sind. Die Neigung der Cerebralsklerotiker zu Hirngefäßthrombosen wie auch zu „hypotonen Kreislaufinsuffizienzen" — wie sie bei alten

Menschen sehr häufig beobachtet werden — stellt ein großes Risiko für jede einschneidende Änderung der Lebensführung solcher Patienten dar.

Nur so läßt sich auch die hohe Mortalität bei Amputationen gangränöser Extremitäten erklären, denn die Amputation als solche stellt unter den chirurgischen Möglichkeiten noch eine wenig belastende dar. LILLY u. Mitarb. stellten anläßlich einer Nachuntersuchung ihrer während 5 Jahren sympathektomisierten Kranken mit peripheren Durchblutungsstörungen fest, daß bei 21 später verstorbenen Patienten 4 mal die Todesursache eine cerebrale Blutung oder Thrombose war.

Für die Prognose ergibt sich hieraus, daß jeder Patient einer gründlichen psychiatrischen-neurologischen Untersuchung unterzogen werden muß, bevor man sich prognostisch und — davon häufig abhängig — auch therapeutisch äußert.

Eine weitere, die Prognose der Patienten mit Beckenthrombosen stark beeinflussende Lokalisation der Arteriosklerose ist die stenosierende und obliterierende Coronarsklerose.

McDONALD teilte 129 Patienten je nach Lokalisation des peripheren oder coronaren Gefäßprozesses in 3 Gruppen auf:

1. 48 Patienten mit peripheren Gefäßverschlüssen ohne klinische Hinweise auf einen coronaren Gefäßprozeß.

2. 43 Patienten, bei denen sowohl die peripheren wie auch die coronaren Arterien vom obliterierenden Prozeß betroffen waren.

3. 38 Patienten, die eine obliterierende Coronarsklerose, jedoch keine Symptome einer peripheren arteriellen Obliteration hatten.

H. MARX beobachtete unter 100 Patienten mit peripheren arteriellen Durchblutungsstörungen in 42% sicher pathologisch zu bewertende kardiologische Befunde.

Die schon erwähnte Nachuntersuchung, die LILLY u. Mitarb. an ihren sympathektomierten Patienten anstellten, ergab, daß unter 21 Spät-Todesfällen 8 mal eine Herzerkrankung als Todesursache nominiert worden war. Die Gruppe, bei denen die Autoren eine obliterierende Arteriosklerose annahmen, war mit 59 Patienten die größte gegenüber 12 Patienten, bei denen die Diagnose Thrombangiitis obliterans gestellt worden war.

Wir fanden bei unseren Patienten mit Beckenarterien-Thrombosen in etwa 20% eindeutige Hinweise für eine obliterierende Coronarsklerose, jedoch liegt die Zahl der die Beckenarterienthrombosen begleitenden Coronarerkrankungen wahrscheinlich höher.

Als Beispiel sei die von uns häufig gemachte Beobachtung mitgeteilt: Patienten berichten, daß sie vor ihrer Gehstörung (infolge Beckenarterienthrombose) unter einer Belastungs-Angina pectoris zu leiden hatten. Seit der Gehstörung hätten sich jedoch die anginösen Zustände gebessert bzw. seien überhaupt nicht mehr aufgetreten. In diesen Fällen gelingt es, durch die Erhebung einer sorgfältigen Anamnese zu zeigen, daß die Gehstrecke, die ohne Angina pectoris zurückgelegt werden konnte, länger war, als jene, die seit Bestehen der Claudicatio intermittens ohne Schmerzen in den Waden oder Oberschenkeln bewältigt werden kann. Mit anderen Worten: Der Wadenschmerz tritt früher auf als die Angina pectoris; da der Patient durch ersteren zum Stehenbleiben gezwungen ist, erlebt er den Herzschmerz überhaupt nicht mehr. Auch das Umgekehrte wird häufig berichtet: Früher habe der Patient nach etwa 300 m Wadenschmerzen verspürt, durch die Behandlung (!!!) seien die Schmerzen in den Beinen jedoch gebessert worden, nur müsse er jetzt nach 75 m wegen eines wunden Gefühls in der Herzgegend mit Ausstrahlung in den li. Arm stehenbleiben! Bei diesen Patienten reicht die Belastung nicht mehr aus, den Wadenschmerz auszulösen.

Aus dem Gesagten geht hervor, daß das Fehlen kardialer Beschwerden bei unseren Patienten mit Beckenarterienthrombosen keineswegs dazu verleiten darf, auf einen normalen Coronarkreislauf zu schließen. Infolge ihrer Gehstörung, die ihnen nur ein gewisses Maß von Belastung erlaubt, erreicht die Hypoxämie des

Herzmuskels häufig nicht jene Grade, die zur Symptombildung (präkordialer Schmerz mit Ausstrahlung in den li. Arm usw.) notwendig sind. Wie schwierig es in praxi ist, den Coronarkreislauf zu beurteilen, geht daraus hervor.

R. KAUTZKY und wir haben bereits auf diese Zusammenhänge hingewiesen: 2 unserer Patienten, die ante Op. weder über Stenokardie-ähnliche Beschwerden klagten noch elektrokardiographisch (Extremitäten-, Brustwand-EKG und NEHBsches Herzdreieck) Pathologisches boten, starben 2 ¹/₂ Monate bzw. 3 Wochen nach gelungener Venentransplantation bzw. Thrombendarteriektomie. Der 1. Patient arbeitete bereits wieder als Heizer, die Claudicatio intermittens war völlig beseitigt. Während der Arbeit trat ein Herzinfarkt mit schwerem Infarkterlebnis auf, dem 4 Wochen später ein Re-Infarkt folgte. Über den autoptischen Befund berichtete später U. DEMBROWSKI. Dieser Krankheitsverlauf legt den Gedanken nahe, daß erst nach Beseitigung der Gehstörung das Herz einer Belastung ausgesetzt wurde, die zu leisten es infolge der Coronarsklerose nicht mehr in der Lage war. Vor der Op. dagegen war die Belastungsmöglichkeit infolge der Claudicatio intermittens (bds. Obliteration der Aa. femorales) so eingeschränkt, daß die Hypoxämie des Herzmuskels für den Patienten nicht spürbar wurde.

Im Verhältnis zu dem häufigen Vorkommen von Coronar- und Cerebral-Thrombosen gemeinsam mit Verschlüssen der Beckenarterien ist der Hypertonus eine relativ seltene Begleiterkrankung. MARX sah 5 Hypertoniker, deren Hochdruck nicht renal bedingt erschien, unter 100 organischen peripheren Durchblutungsstörungen. Wir berichteten gemeinsam mit GADERMANN 1953 über 5 Aortenthrombosen; keiner dieser Patienten wies einen Hypertonus auf. BOHLE untersuchte die Beziehungen zwischen totaler Aortenthrombose und Hypertonie und kommt bei der Analyse 2 eigener und 100 aus der Literatur gesammelter Fälle zu dem Schluß, daß zwischen Aortenthrombose und Hochdruck keine unmittelbaren Beziehungen bestehen; besonders nicht in dem Sinne, daß die Aortenthrombose durch eine Erhöhung des peripheren Widerstandes analog zur Isthmusstenose blutdrucksteigernd wirksam würde.

FONTAINE, BRASS und MARTORELL beschrieben Patienten, die neben einer Aortenthrombose einen Hypertonus boten. Bei allen lag außer der Aortenthrombose eine ein- oder doppelseitige Einengung der Aa. renales vor, die entweder durch eine arteriosklerotische Stenose der A. renalis oder durch die partielle Verlegung des Renalis-Ostiums infolge eines sich in die A. renalis fortsetzenden Thrombus (vom Niveau der Aortenthrombose aus) verursacht war. Es lagen also Bedingungen vor, wie sie beim GOLDBLATT-Hochdruck experimentell geschaffen wurden.

Unter den 9 mit einem Hypertonus einhergehenden Fällen von insgesamt 20 Endangiitikern, über die HEINTZ berichtete, fand sich auch eine Patientin mit einer Beckenarterienthrombose (nicht näher differenziert); ferner war bei der gleichen Patientin ein doppelseitiger Carotis interna-Verschluß anzunehmen.

B. MILANÉS u. Mitarb. haben die Blutdruckwerte ihrer 30 Patienten mit aortographisch gesicherten totalen Aortenthrombosen tabellarisch zusammengestellt: Für jeden Patienten wurde *ein* Wert angegeben; es geht aus dieser Arbeit nicht hervor, ob dieser eine Wert den errechneten Mittelwert mehrerer Messungen darstellt oder ob es sich um eine einmalige Messung gehandelt hat. 4 Patienten befanden sich zwischen dem 40. und 49. Lebensjahr, 12 zwischen dem 50. und 59. und 14 zwischen dem 60. und 70. Lebensjahr. 8 Patienten hatten einen systolischen Wert von 170, 6 Patienten einen solchen von 180, 1 Patient 190 und 2 2 Patienten über 200 systolisch. 14 Patienten boten diastolische Werte, die um 100 bzw. darüber lagen.

Im Falle F. MARTORELLs entwickelte sich ein Hypertonus von 220/140. Ophthalmologisch Engstellung der Arterien, GUNNsche Phänomene u. Blutungen am Fundus sowie ein Papillenödem. Pyelographisch stellte sich das li. Nierenbecken verzögert und nur schwach gegenüber re. dar (i.v. Pyelogramm). Es wurde daraufhin die Diagnose einer Stenose der li. A. renalis bzw. ihres Verschlusses und die Indikation zu linksseitige Nephrektomie gestellt.

Nach der linksseitigen Nephrektomie sofortiges Absinken des Blutdrucks auf normaleWerte, lediglich Rest-N u. Xanthoprotein bleiben noch einige Tage erhöht. Die A. renalis erschien eng, aber nicht obliteriert. Histologisch Zeichen einer Nephrosklerose u. Minderdurchblutung des Nierenparenchyms. — Bei einer Kontrolle 2 Jahre später normaler Blutdruck, völlige Beschwerdefreiheit hinsichtlich der Nierenfunktion.

Weiterhin berichtete F. V. THEIS über eine luisch bedingte Aortenthrombose bei einer 29jährigen Frau; entsprechend der Anamnese bestand die Aortenthrombose bereits 8 Jahre. Die Patientin konnte nach klinischer Behandlung ihren Beruf als Fabrikarbeiterin wieder ausüben, verstarb kurze Zeit später aber in der Urämie: Autoptisch zeigte sich, daß zuerst die li. Nierenarterie durch eine Vergrößerung des Aortenthrombus, dann auch die re. Nierenarterie thrombotisch verlegt worden waren. Vor diesem Ereignis hatte kein Hypertonus bestanden.

Bei unseren Patienten mit Beckenarterienthrombosen war die Feststellung eines fixierten Hochdrucks ein seltenes Vorkommnis. Ist schon die Erhöhung des peripheren Widerstandes infolge Aortenthrombose nicht ausreichend, um einen Hypertonus hervorzurufen, so kann es bei den ein- und doppelseitigen Beckenarterienverschlüssen erst recht nicht der Fall sein. Daß sich Alters- und essentielle Hypertonie gelegentlich auch bei den Beckenarterienthrombosen finden, nimmt nicht wunder bei 2 relativ häufigen Erkrankungen. Das gleichzeitige Vorkommen von Hypertonus und Beckenarterienthrombose wirkt sich natürlich prognostisch ungünstiger aus, als es bei der isolierten Thrombose der Fall ist.

Es ist danach verständlich, daß die Prognose quoad vitam bei cerebraler oder coronarer oder renaler Manifestation als zweifelhaft zu bezeichnen ist. Wenn wir das Kapitel „Prognose" in die Abschnitte A („isolierte" Beckenarterienthrombosen) und B (kombinierte Beckenarterienthrombosen) einteilten, so muß erklärend ergänzt werden, daß diese pathologisch-anatomisch sicher berechtigten Gruppen für den Kliniker sehr schwer erkennbar sind. Daraus kann der Schluß gezogen werden, welche Vorsicht bei der Einleitung allgemein belastender Eingriffe diagnostischer und therapeutischer Art zu walten hat. Man wird um so besser unseren therapeutischen Standpunkt, den wir im Kapitel „Therapie" vertreten, verstehen.

3. Prognose der Beckenarterien-Thrombosen bei Kombination mit andersartigen Organ-Prozessen.

Abgesehen von einigen Fällen, bei denen die Beckenarterien-Thrombose als Folge der die Arteriosklerose fördernden diabetischen Stoffwechselstörung aufzufassen war, sind uns weder durch das Literaturstudium noch durch unser eigenes Material häufigere Kombinationen mit anderen Organkrankheiten (z. B. Lebercirrhose, Tbc., hämatologische Krankheiten usw.) bekannt geworden. So können wir auch nichts darüber aussagen, inwieweit andere, pathogenetisch unterschiedliche Leiden den Verlauf der Beckenarterienthrombose beeinflussen können. Der viel zitierte Zusammenhang zwischen den mit einer Hypercholesterinämie einhergehenden Erkrankungen wie Hypothyreose, Nephrose usw. und einer besonders starken Arteriosklerose ist uns bei arteriosklerotischen Thrombosen jedenfalls nicht aufgefallen. Nach einer Mitteilung von H. HORST (Zentral-Röntgen-Institut der Hansischen Univ. Hamburg-Eppendorf) können diese Zusammenhänge keineswegs als gesichert gelten.

Die Prognose hängt bei Kombination mit einer weiteren pathogenetisch andersartigen Organerkrankung im wesentlichen von der Schwere der letzteren ab.

X. Differential-Diagnose des bei Beckenarterien-Thrombosen vorkommenden Beschwerdetyps.

Das erste, was den Untersucher auf eine Krankheit beim Patienten lenkt, sind dessen Beschwerden, soweit diese nicht im Gang oder in der Haltung oder in der Facies des Kranken sinnfällig werden. Da sich der Arzt schon bei diesem Bericht diagnostisch orientiert und der weitere Untersuchungsgang hierdurch richtungsgebend beeinflußt werden kann, scheint es uns wesentlich, eine Differential-Diagnose *der* Beschwerden zu geben, wie sie durch Beckenarterien-Thrombosen hervorgerufen werden können. Um Wiederholungen zu vermeiden, werden in diesem Zusammenhang die doppelseitigen und einseitigen Verschluß-Symptome nicht getrennt abgehandelt.

1. Der Wadenschmerz und seine Folgen (Hinken, Schongang). Es kommen folgende Möglichkeiten differentialdiagnostisch in Frage:

a) *Kniegelenks-Prozesse* (Arthrosis deformans, freie Gelenkkörper, Meniscus- u. Bänderschaden, Chondromalacia patellae, SCHLATTERsche Krankheit, Tbc. des Kniegelenkes, tabische Arthropathie, Polyarthritis, gonorrhoische Arthritis, Arthritis urica).

b) *Muskelerkrankungen:* Myositis ossificans, Trichinose.

c) *Knochen-Prozesse:* Entzündliche oder tumoröse Veränderungen an Tibia und Fibula.

d) *Venen-Erkrankungen:* Varicosis, Thrombophlebitis, arteriovenöse Fisteln mit und ohne arteriellem Venenpuls.

e) *Erkrankungen peripherer Nerven:* Polyneuritis (rheumatica, postdiphtherica, toxica, bei Periarteriitis nodosa, bei Porphyrie, bei Diabetes mellitus), neurale Muskelatrophie.

f) *Fuß-Deformitäten* (Platt-, Spreiz- und Senkfuß).

g) Höher liegende Prozesse im Hüftgelenk, Femur, Becken oder Wirbelsäule. Diese werden weiter unten abgehandelt.

2. Die Adynamie oder Schwäche sowie die Atrophie der Beine.

a) Allgemein zehrende Erkrankungen (Carcinom, Infektionskrankheiten chronischer Natur, endokrinologische Leiden wie Addison, Hypophysen-Vorderlappen-Insuffizienz, Hypogonadismus).

b) Neurale und spinale Muskelatrophie, große oder doppelseitige Bandscheibenprolapse der unteren LWS, Neurinome und andere Tumoren gutartiger Natur des Spinalkanals oder des Myelons, des Conus und der Cauda spinalis).

c) Wirbelprozesse wie Metastasen, Osteomyelitis spezifischer und unspezifischer Art, Plasmocytome mit Lokalisation der LWS, Tumoren der Wirbel.

d) Erkrankungen des Hüftgelenks (Zust. nach Epiphysenlösung, PERTHESscher Erkrankung, Coxa vara rachitica, Coxa vara congenita, Coxa valga, Coxitis tbc., Ostitis fibrosa localisata, Schenkelhals-Pseudorthrose).

e) Entzündliche oder tumoröse Erkrankungen des Femur.

3. Der Oberschenkel-Gesäß-Schmerz in Form der Claudicatio intermittens.

a) Becken-Prozesse im Knochen oder in den Beckenorganen wie Blase, Mastdarm, Prostata.

b) Conus- oder Cauda-Syndrome durch extra- oder intramedulläre Prozesse.

c) Osteoporose oder -malacie.

d) Beginn. M. BECHTEREW.

4. Potenzstörungen.

a) Idiopathische Hodenatrophie („Klinefelter Syndrom").

b) Sekundäre hypophysäre Hodenatrophie (Hypophysentumoren oder entzündliche Prozesse).

c) Morbus Addison.

d) Lebercirrhose, Hämochromatose, Broncediabetes.

e) Diabetes mellitus.

f) Nebenhoden- und Samenblasen-Tbc.

5. Paraesthesien der Zehen und Füße sowie Kältegefühl.

a) Encephalomyelitis disseminata (= multiple Sklerose).
b) funikuläre Myelose.
c) Polyneuritis (siehe I, 5).
d) Ariboflavinose oder andere B-Avitaminosen.
e) Neurozirkulatorische Dystonie.
f) Tabes dorsalis.
g) Spinale Muskelatrophie.
h) Hypocalcämische Tetanie.

Mit diesen Beispielen soll kurz skizziert werden, welche Hauptwege diagnostisch eingeschlagen werden sollen, wenn der angiologische Befund (Leisten- und Fuß-Puls-Palpation, Oscillometrie und Angiographie) den Beschwerdetyp nicht erklären kann. Die Aufzählung der differentialdiagnostischen Möglichkeiten kann keinen Anspruch auf Vollständigkeit erheben. Letztere anzustreben, würde über den Rahmen dieser Abhandlung hinausgehen. Es sei darauf hingewiesen, daß man bei normalem angiologischem Befund besser daran tut, für die geklagten Beschwerden eine andere organische Ursache zu suchen, als diese auf „funktionelle“, „spastische“, Gefäßstörungen zu beziehen. Abgesehen von dem so seltenen M. RAYNAUD oder der Unterschenkel-Cyanose junger Mädchen hatten wir bisher keine Gelegenheit, die unter 1—5 aufgeführten Beschwerden auf sogenannte „funktionelle, neurozirkulatorische Durchblutungsstörungen“ zu beziehen.

XI. Die Differentialdiagnose der arteriellen Verschlüsse im Beckengebiet.

Man kann die differentialdiagnostischen Möglichkeiten, die bei Vorliegen einer Beckenarterien- oder Aortenthrombose in Frage kommen, in vier Gruppen einteilen. Es sind folgende:

1. Die kongenitale Stenose der Aorta in Höhe des Zwerchfelles oder unmittelbar unterhalb des Abganges der Aa. renales.

2. Aneurysmen der Aorta abdominalis oder der Aa. ilicae communis et externa.

3. Der „reitende“ Embulus an der Aortenbifurkation und die embolische Obliteration der Beckenarterien.

4. Tumoren, die zu einer Kompression der Aorta abdominalis oder der Aa. ilicae communis oder externa geführt haben.

Zu 1.: Die häufigste Form der Aortenstenose: die Isthmusstenose vom „Erwachsenen-Typ“ ist an der Insertion des Ligamentum arteriosum lokalisiert, andere Teile der Aorta thoracica sind ebenfalls mehr oder weniger deformiert. Diese Stenose, die von G. JÖNSSON, B. BRODÉN und J. KARNELL monographisch bearbeitet wurde und von diesen Autoren in vier charakteristische Gruppen eingeteilt werden konnte, wird kaum Schwierigkeiten bei der Abtrennung von der Thrombose der Aorta abdominalis oder der Beckenarterien machen, da ihre Charakteristika (Hochdruck an den oberen Extremitäten — Hypotonie an den unteren Extremitäten — Rippenarrosionen infolge der stark erweiterten Intercostalarterien, systolisches Geräusch über der Aorta) wohl niemals von einer Thrombose im Beckengebiet nachgeahmt werden können. Immerhin findet sich in der Literatur ein Bericht von C. Holten, der sich speziell mit den Ähnlichkeiten von Isthmusstenose und Aortenthrombose anhand eines autoptisch untersuchten Falles beschäftigt.

Dagegen kann die ebenfalls kongenitale Stenose der Aorta im diaphragmalen Teil oder unterhalb der Nierenarterien ein täuschend ähnliches Bild hervorrufen. Die ersten Beobachtungen stammen von J. H. Power, I. Schlesinger, O. Schleckat und I. Hasler. In den letzten Jahren mehrten sich die Berichte über diese relativ seltene Form der Aortenstenose: H. T. Bahnson, R. N. Cooley und R. D. Sloan fanden unter 22 Patienten 20 typisch lokalisierte Stenosen der Aorta thoracica und 2 atypisch lokalisierte. Von letzteren betraf ein Fall eine ungewöhnliche Stenose der Aorta thoracica; die zweite Patientin klagte über Schwäche, Steifheit und Kribbeln in den Beinen, die Leistenpulse waren nicht tastbar. Während ein Hypertonus an den Armen nachweisbar war, ließen sich Rippenarrosionen infolge erweiterter Intercostalarterien nicht erkennen. Angiokardiographisch stellte sich die Aortenstenose wenige Millimeter unterhalb des Abgangs der Aa. renales dar; durch Katheterisierung der Aorta abdominalis von der li. A. femoralis aus konnte die freie Durchgängigkeit der Aorta abdominalis distal von der Stenose belegt werden.

B. Kondo, T. Winsor, W. O. Raulston und D. Kuroiwa publizierten einen weiteren Fall dieser Art, bei dem sich autoptisch eine Stenose der Aorta abdominalis zwischen dem Abgang der Aa. renales fand. Oberhalb der Stenose war die Aortenwand stark verdickt und wies atheromatöse Ulcera auf, was für das Alter der Patientin (12 Jahre) ungewöhnlich war. Dieser Befund entspricht den Feststellungen von Stewart und Bellet, die bei Isthmusstenose der Aorta regelmäßig einen arteriosklerotischen Umbau der Aortenwand oberhalb der Stenose, vermutlich infolge des Hypertonus, fanden.

Bei den bisher zitierten Fällen ließen sich der Hochdruck an den Armen und besonders die fehlende Claudicatio intermittens-Beschwerde als wichtige differentialdiagnostische Kriterien gegenüber den arteriellen Thrombosen der Beckenarterien anführen. Wie die Beobachtung von E. Doumer, A. Lorriaux und B. Steenhouwer lehrt, kann jedoch auch die kongenitale Stenose der Aorta abdominalis zu einer echten Claudicatio intermittens führen! Bei dem Fall dieser Autoren traten nach 200 m Gehstrecke beiderseits krampfartige Wadenschmerzen auf, die zum Stehenbleiben zwangen. Der Beschwerdetyp hatte seit 10 Jahren bestanden.

Die Ursache dieser ungewöhnlich lokalisierten Stenosen ist nach fast einmütiger Ansicht der Autoren in einer kongenitalen Mißbildung zu sehen, zumal neben der Aortenstenose andere Gefäßanomalien oder Stigmata degenerationis vorlagen. In gleicher Weise werden die Stenosen der großen Aortenäste im allgemeinen gedeutet, auch wenn sich gleichzeitig eine Arteriosklerose dabei findet. So nahm Ph. G. Piper für die von ihm gefundene, sehr seltene Stenose der A. coeliaca mit schwerer Arteriosklerose an, daß es sich um eine fetale Mißbildung handelt. — Die klinische Abtrennung von den Aorten- oder Beckenarterien-Thrombosen kann in manchen Fällen schwierig sein, da

a) die Chronizität,
b) der schleichende Verlauf,
c) die Symptomatik und
d) der physikalische Befund

fast völlig übereinstimmen können. Zwar handelt es sich bei den kongenitalen Stenosen der Bauchaorta im allgemeinen um jüngere Patienten, doch liegen auch Beobachtungen älterer (Patient von I. HASLER 49 Jahre; Patientin von R. FROMENT und Mitarb. 32 Jahre; Patientin von H. T. BAHNSON und Mitarb. 35 Jahre; Patient von O. SCHLECKAT 44 Jahre) vor, so daß auf Grund des Lebensalters keine sichere Unterscheidung möglich ist. Auch die Geschlechtsverteilung gibt keine Anhaltspunkte.

Die Klärung der Verhältnisse wird durch die Kontrastmittelfüllung der distal von der Aortenstenose liegenden Gefäßprovinzen erzielt. Besteht der Verdacht auf eine Verlegung des Aortenlumens, so ist, falls eine operative Behandlung indiziert und geplant ist, in jedem Falle die Ausdehnung des Gefäßprozesses nach distal zu bestimmen, um das Ausmaß des chirurgischen Eingriffes präoperativ festlegen zu können. Gelegentlich stellen sich die Arterien bei einer Verlegung des Aortenlumens distal vom Verschluß auf einem Einzelaortogramm schon dar oder werden bei der Serienaortographie in späteren Füllungsphasen sichtbar. Häufig jedoch ist man gezwungen, durch eine retrograde Injektion des Kontrastmittels von der freigelegten A. femoralis aus die Aa. ilicae externae, communes und die Aortenbifurkation darzustellen, da bei ausgedehnten Verlegungen der arteriellen Strombahn der Kollateralkreislauf sehr verzögert ist und die Anreicherung von Kontrastmitteln so gering in den distal von den Gefäßverschlüssen liegenden Arterien ausfällt, daß eine sichere Beurteilung der distalen Gefäßprovinzen nicht möglich ist. Bei dieser retrograden Arteriographie weichen die Befunde bei den Thrombosen der Aorta abdominalis oder der Aa. ilicae von der kongenitalen Stenose der Aorta abdominalis in charakteristischer Weise ab:

Bei der kongenitalen Aortenstenose sind Beckenarterien und Aorta bis zur eigentlichen Stenose hin permeabel.

Bei den Obliterationen im Bereich der Aorta abdominalis und der Beckenarterien lassen sich im ersten Falle die Aa. ilicae communes schon nicht mehr darstellen, bei den Beckenarterienverschlüssen reicht die retrograde Füllung häufig nicht einmal bis zur A. ilica communis.

Wie man sieht, sind unter den Methoden für die differentialdiagnostische Klärung der kongenitalen Aortenstenose gegenüber den Obliterationen der Aorta abdominalis und der Beckenarterien die lumbale Aortographie und besonders die retrograde Arteriographie (von der A. femoralis aus) von ausschlaggebender Bedeutung.

Zu 2: Die Aneurysmen der Aorta abdominalis oder der Beckenarterien spielen zahlenmäßig eine weitaus größere Rolle in der Differentialdiagnose. Es ist in diesem Zusammenhang interessant, daß CHARCOT, der Erstbeschreiber des Symptoms der Claudicatio intermittens, dieses Symptom erstmalig bei einem Patienten entdeckte, bei dem die Thrombosierung eines Aneurysmas der A. ilica externa zu einer Durchblutungsstörung des Beines geführt hatte. R. LERICHE widmet den Aneurysmen in seiner Monographie ein eigenes Kapitel, womit ebenfalls die Wichtigkeit dieser differential-diagnostischen Möglichkeit unterstrichen wird. Dabei scheint es selten zu sein, daß ein Aneurysma der Aorta abdominalis eine Aortenthrombose imitieren kann. E. HESSE führt 1921 in seiner Übersicht der bis dahin vorhandenen einschlägigen Literatur nur einen Fall an, bei dem ein losgelöster Intimalappen das Aortenlumen plötzlich verschloß und zu dem von der Aortenembolie her bekannten akuten Bild der schweren Ischämie beider Beine und anschließendem Exitus Anlaß gab. Unter 102 Aortenaneurysmen, die J. E. ESTES 1950 bearbeitete, fanden sich nur bei 3 Patienten Angaben über Schmerzen in den Beinen, dagegen klagten 38 über abdominelle und 14 über Rücken- bzw. Kreuzschmerzen. In einer Studie über das Aneurysma dissecans der thorakalen und abdominalen Aorta weist G. S. LODWICK 1953 auf die Möglichkeit des Verschlusses der Aa. ilicae communes mit nachfolgender Gangrän bei tiefsitzenden Aneurysmen der Aorta abdominalis hin, ohne jedoch auf entsprechende Kasuistik einzugehen. CH. DUBOST und CL. DUBOST erwähnen bei ihren 5 aortographisch gesicherten Aneurysmen der Aorta abdominalis bei 3 Fällen Durchblutungsstörungen der unteren Extremitäten vom Typ der Claudicatio intermittens. E. M. DE BAKEY und D. A. COOLEY führen in ihrem Bericht über die Resektion von Aneurysmen der Aorta abdominalis und Transplantation unter 6 arteriosklerotischen und einem luischen Aneurysma 3 Patienten an, bei denen eine Durchblutungsstörung der unteren Extremitäten mit fehlenden oder abgeschwächten Leisten- oder Fußpulsen vorlag.

R. LERICHE bringt ein eindrucksvolles Beispiel für die Möglichkeit, daß ein Aorten-Ilica-Aneurysma eine arterielle Thrombose vortäuschen kann.

Der 57jährige Patient klagte über eine Claudicatio intermittens und über Schmerzen in einer bläulich-verfärbten Großzehe. Weder Leisten-, noch Fußpulse waren auf der entsprechenden Seite zu tasten, so daß sich die Diagnose einer Obliteration der Ilica communis oder externa einseitig ergab. Bei der Operation, die ursprünglich die Resektion des obliterierten Arterienstückes zum Ziele hatte, fand sich ein obliteriertes Aneurysma der Aortenbifurkation, das eine der beiden Aa. ilicae communes mit einbezogen und zu deren Thrombosierung geführt hatte. R. LERICHE sah damals (1934) resümierend keinen sicheren Weg, in Zukunft ähnliche Fälle präoperativ diagnostisch klären zu können. Er betont, daß bei Kenntnis der vorliegenden Veränderungen das chirurgische Vorgehen in anderer Weise bestimmt worden wäre.

Daß diese Fälle, bei denen es auf dem Boden eines Aneurysmas der Aorta abdominalis bis zur Aortenbifurkation zu einer Thrombosierung einer oder beider Aa. ilicae communes kommen kann, nicht selten sind, beweisen die Beobachtungen von CH. und CL. DUBOST und H. REBOUL.

Erstere weisen in ihrer Publikation auf einen 50jährigen Patienten hin, der durch erhebliche Durchblutungsstörungen beider Beine, besonders aber des linken, beeinträchtigt wurde. Der Leistenpuls rechts war abgeschwächt, links nicht fühlbar. Aortographisch stellte sich ein Aortenaneurysma dar, das unterhalb der Nierenarterien begann und sich bis zur Aortenbifurkation erstreckte. Die rechte A. ilica communis zeigte eine Stenose am Abgang aus der Aorta, die linke war an der Aortenbifurkation thrombosiert und über Kollateralen nur sehr schwach kontrastmittelgefüllt. Bei der Operation gelang die Exstirpation des Aneurysmas und die Einsetzung eines Homotransplantates, dessen Permeabilität später klinisch und aortographisch bewiesen werden konnte. Die linke A. ilica communis war durch einen Thrombus obliteriert, so daß zusätzlich die Thrombendarteriektomie durchgeführt werden mußte. Ganz ähnlich lagen die Verhältnisse bei der 66jährigen Patientin, die H. REBOUL aortographisch untersuchte: Es stellte sich ein die gesamte Aorta abdominalis betreffendes spindeliges Aneurysma dar; darüber hinaus lag ein Verschluß der linken A. ilica communis vor. Beide Aortogramme lassen eine starke Schlängelung der Aorta abdominalis und der Aa. ilicae communes erkennen, die in manchen Fällen so hochgradig entwickelt ist, daß durch den immer stärker werdenden spitzwinkligen Abgang der Aa. ilicae communes eine Stenose an letzteren entstehen kann, die evtl. symptombildend wirkt. R. LERICHE bildet ein Schema einer derartigen Schlängelung bei Aneurysmen im Bereich der Aa. ilicae ab.

Der Vollständigkeit halber seien noch die Aortogramme von 2 Patienten mit Aneurysmen der Aorta abdominalis und der A. ilica communis links erwähnt, die

R. Dos Santos, A. C. Lamas und J. P. Caldas in ihrer Monographie abgebildet haben. Bei dem Aortenaneurysma, das oberhalb des Abgangs der Aa. renales saß, lag ein Beschwerdetyp im Sinne der Claudicatio intermittens bds. vor, während das Aneurysma der A. ilica communis links zu keiner peripheren Durchblutungsstörung geführt hatte.

R. Leriche beschreibt eine Symptomentrias, die für das Thrombosieren eines arteriellen Aneurysmas charakteristisch ist und die nach Leriches Erfahrung der Symptomatik nach Unterbindung großer Arterien völlig gleicht:

1. Plötzliches Auftreten eines totalen Sensibilitätsverlustes der entsprechenden Extremität.

2. Keine Schmerzen, solange die Extremität ruhiggehalten wird; sofortige Auslösung von Schmerzen durch Bewegungen.

3. Marmorweiße Verfärbung der gesamten betroffenen Extremität.

Dieses Syndrom erinnert stark an den Zustand, wie er durch den „reitenden Embulus" der Aortenbifurkation hervorgerufen wird. Eine genaue kardiale Diagnostik wird im Einzelfall darüber entscheiden, welche der beiden Möglichkeiten vorliegt.

Bei den bisher zitierten Aneurysmen der Aorta abdominalis war die Arteriosklerose als häufigste Ursache angesehen worden. Da die Arteriosklerose auch die häufigste Ursache für die Thrombose der Aorta abdominalis oder der Beckenarterien ist, muß das gleichzeitige Vorkommen beider Entwicklungsmöglichkeiten der Arteriosklerose in Betracht gezogen werden, wobei es im Einzelfall schwierig sein wird, ob man die Arteriosklerose als solche oder die Druck- und Stenosewirkung des Aneurysmas auf die distalen Arterien als pathogenetisches Moment anschuldigen soll.

Wie bereits erwähnt, waren von 11 Aortenthrombosen, die H. Teir und T. Granroth autoptisch untersuchten, 2 von einem Aortenaneurysma begleitet bzw. durch dieses verursacht.

Im allgemeinen sind die Aneurysmen, von denen bisher die Rede war, der Palpation zugänglich und sind somit leicht von den arteriellen Thrombosen zu differenzieren. Dieses trifft für die Aneurysmen der Bauchaorta wohl in jedem Falle zu; schwieriger gestaltet sich die Palpation von Aneurysmen der Beckenarterien, so daß hier nur die Kontrastmitteldarstellung eine klare Entscheidung zuläßt.

An dieser Stelle sei die Mitteilung von K. Kirkland und K. W. Starr erwähnt; ein pulsierendes Aneurysma der re. A. ilica interna hatte bei einem Patienten zu einer Kompression der Urethra u. entsprechenden Miktionsbeschweiden geführt. Außerdem bestanden Hüft- und Kreuzschmerzen. Einführung des Cystoskops unmöglich. Der re. Prostatalappen war vergrößert und pulsierte. Operativ wurde ein „Klein-Fußball- großes" Aneurysma gefunden, die A. ilica interna wurde unterbunden und der Patient beschwerdefrei entlassen.

Dieses Beispiel soll belegen, hinter welchen Beschwerden sich ein Beckenarterienaneurysma verstecken kann und welche diagnostischen Schwierigkeiten dabei zu überwinden sind; letztere werden bei fehlender Pulsation besonders verstärkt.

R. Maniglia und J. E. Gregory beobachteten unter 6000 Autopsien von 1906—1951 70 Aneurysmen der Aorta thoracica, 31 der Aorta abdominalis. Sie stellten fest, daß seit 1931 eine ständige Abnahme der luetischen und Zunahme der arteriosklerotischen, die Aorta abdominalis betreffenden Aneurysmen stattgefunden habe. Die diagnostische Trennung von Aortenaneurysma und Aorten-

bzw. Beckenarterienthrombose dürfte im Hinblick auf die wachsende Zahl der Aneurysmen eine immer wichtigere Rolle spielen.

Zu 3: Die Verlegung der Aortenbifurkation durch einen Embulus, der seinen Ursprung im allgemeinen vom li. Vorhof oder li. Ventrikel oder von Auflagerungen der Mitral- oder Aortenklappen genommen hat, ist ein akutes dramatisches Ereignis, dessen Trennung von dem Bild der Aorten- oder Ilicalthrombose keine Schwierigkeiten machen sollte. Immerhin sind auch uns Fälle bekannt geworden, bei denen der plötzliche Verschluß des Restlumens der Aorta durch gelöste wandständige Thrombusteile dem Bild der Aortenembolie sehr nahekam. Wir beobachteten einen Patienten, bei dem anläßlich der durchgeführten Amputation einer Extremität die histologische Diagnose „Endangiitis obliterans" gestellt worden war, und der später akut an einem Verschluß der Aorta abdominalis erkrankte (S. 138, Abb. 34). In diesem Falle wäre ohne Kenntnis der histologischen Gefäßveränderungen eine Trennung von Embolie und Thrombose unmöglich gewesen. H. GESENIUS macht mit Recht an Hand eigener Kasuistik auf diese Schwierigkeit aufmerksam.

Wir beobachteten weiterhin Patienten, bei denen offenbar Embolien, von einem Vitium cordis ausgehend, zu Gefäßverschlüssen führten und bei denen außerdem Thrombosen von Beckenarterien auf dem Boden einer Arteriosklerose nebeneinander vorlagen (S. 130, Abb. 29). Das plötzliche Auftreten von Gefäßverschlußfolgen wird eher für die Embolie, die allmählich in Erscheinung tretenden Durchblutungsstörungen eher für eine arterielle Thrombose sprechen.

H. GESENIUS, H. DUJOL, J. SAUTOT und H. DUJOL sowie CH. G. LOVINGOOD und R. PATTON haben sich besonders in den letzten Jahren für die lumbale Aortographie als diagnostische Methode bei Embolien im Beckengebiet eingesetzt. Nach dem Material von J. SAUTOT und H. DUJOL sind 5—10% aller arteriellen Embolien an der Aortenbifurkation lokalisiert. Ereignet sich eine derartige Embolie im Krankenhaus und ist ein chirurgischer Eingriff sofort durchführbar, so leistet die Aortographie hinsichtlich der Operationsplanung große Dienste. Ohne Aortogramm ist kaum zu entscheiden, ob der Embolus oder die Emboli an der Aortenbifurkation, in den Aa. ilicae communes oder externae oder in den Aa. femorales in Leistenbandhöhe lokalisiert sind. Weder die Palpation der Leistenarterien, die bei allen erwähnten Möglichkeiten zu fehlen pflegen, noch die Oscillometrie können in diesen Fällen lokalisatorisch weiterhelfen. Daß bei Kenntnis der genauen Verhältnisse dem Patienten im Verlaufe der Operation viel erspart bleiben kann, geht aus den Publikationen hervor, wo man bei unerwartetem Befund zu Verlängerung der Incisionen gezwungen war.

Schließlich läßt sich aus dem Aortogramm auch entnehmen, ob abgesehen von der lokalen Obliteration weitere Gefäßwandveränderungen vorliegen, die im positiven Fall eher für eine arteriosklerotische Thrombosierung der Arterie und gegen eine arterielle Embolie sprechen.

Eine weitere Möglichkeit zur Differentialdiagnose von Embolie und Thrombose ist evtl. in dem Verhalten der Lipoproteide zu sehen, die — wie wir bereits in dem Kapitel der Pathogenese der Arteriosklerose beschrieben — bei der Arteriosklerose in fast charakteristischer Weise gruppiert sind. In der bisherigen Literatur sind jedoch entsprechende Untersuchungen zum Zwecke der Differentialdiagnose nicht niedergelegt worden.

Daß die differentialdiagnostischen Schwierigkeiten sehr groß sein können, geht aus unserer Kasuistik (s. S. 130 u. 135) hervor. Eine Vielzahl von Möglichkeiten ergibt sich bei einem plötzlich eingetretenen arteriellen Verschluß; die wichtigsten seien genannt:

a) Embolie durch einen aus dem Herzen stammenden Thrombus (Vitium cordis, Herzinfarkt, Kugelthrombus oder Myxom, Herzwandaneurysma) in ein gesundes arterielles System.

b) Embolie mit Ursprungsort des Thrombus wie unter a) in ein durch einen Gefäßwandprozeß eingeengtes arterielles System.

c) Embolie durch einen aus der athero-thrombotischen Aorta stammenden Thrombus in ein normal weites, meistens eher eingeengtes arterielles System.

d) Plötzliche Thrombose einer bis dahin stumm gebliebenen arteriellen Stenose (siehe auch Kapitel über Stenosen).

e) Subendotheliale Intimablutung mit Vorwölbung der Intima und dadurch verursachte Einengung des Gefäßlumens und nachfolgende Thrombose.

f) Spontane Thrombose eines Aorten- oder Ilica-Aneurysmas.

g) Spontanhämatom mit Druckwirkung auf Hauptarterie bei arteriovenöser Fistel.

Zu 4: Die Berichte über Aorten- oder Ilica-Stenosen bzw. Verlegung dieser Gefäße durch Tumoren haben seit Einführung der Aortographie zugenommen. E. HESSE stellte bis zum Jahre 1921 aus der Literatur 3 Fälle zusammen. R. DOS SANTOS, A. C. LAMAS und J. P. CALDAS bilden auf S. *130* ihrer 1931 erschienenen Monographie das Aortogramm einer 40jährigen Frau ab, bei der ein großes Fibromyom des Uterus die rechte A. ilica communis fast total komprimiert hatte. F. GLENN, E. B. C. KEEFER, D. S. SPEER und CH. T. DOTTER berichteten über eine 19jährige Patientin mit einer generalisierten Fibromatose, bei der sich eine etwa 10,5 cm lange Stenose der Aorta, vom 10 L. BW. bis 1. LW. reichend, durch retrograde Aortographie nach Einführung eines Katheters in die rechte A. femoralis darstellen ließ. Bei der Patientin wurde neben einem Hypertonus der oberen Extremitäten ein Beschwerdetyp im Sinne einer Claudicatio intermittens gefunden, die Leistenpulse waren erheblich abgeschwächt. Bei der Operation, die in der Exstirpation der Milz und End-zur-Seit-Anastomosierung der A. lienalis mit der Aorta unterhalb der Stenose bestand, wurden Teile des die Aorta einengenden Gewebes entnommen. Die histologische Untersuchung ergab neurofibromatöses Gewebe.

Es geht aus diesen Beobachtungen hervor, daß bei abgeschwächten Leistenpulsen und Beschwerden in der Art der Claudicatio intermittens auch an Tumoren gedacht werden muß, die in der Nachbarschaft der Aorta abdominalis oder der Beckenarterien lokalisiert sind.

XII. Die Therapie.

1. Allgemeine Vorbemerkungen zur Beurteilung einer Behandlungsmethode.

Die Beurteilung der Wirksamkeit einer Behandlungsart stützt sich auf die Angaben des Kranken und — soweit vorhanden — auf klinische, jederzeit reproduzierbare und vergleichbare Messungen.

Die Kranken mit Verschlüssen der Beckenarterien suchen den Arzt wegen ihrer Gehbeschwerden, gelegentlich auch wegen ihrer Potenzstörungen auf. Die Gehbeschwerden äußern sich in krampfartigen Schmerzen, die in den ersten Phasen der Erkrankung eine deutliche Abhängigkeit von Belastungen (= Geh- oder Laufstrecke) zeigen, später auch in völliger Ruhe auftreten.

Das Ziel der Behandlung liegt in der Beseitigung der Belastungs- oder Ruheschmerzen. Der Kranke wird während und nach der Behandlung an dem Zeitpunkt, an dem die Schmerzen nach einer Wegstrecke spürbar werden, ermessen, welchen Wert die Behandlung gehabt hat. Der Schmerz und sein zeitliches Auftreten sind für den Kranken die Erfolgskriterien.

Es soll an dieser Stelle nicht versucht werden, eine Definition für den „Schmerz" bzw. für das Schmerzerlebnis zu formulieren. Jedem Therapeuten ist geläufig, daß das Schmerzerleben ein sehr komplexes und von vielen Faktoren abhängiges Ereignis ist. So wäre es einseitig und falsch, den Claudicatio-Schmerz nur unter dem Gesichtswinkel der Muskelhypoxämie zu betrachten. Das Erleben oder die Verarbeitung eines Schmerzes ist an die individuelle Struktur jedes Patienten gebunden und diese Struktur ist in bestimmten Grenzen wandelbar, von äußeren und inneren Faktoren beeinflußbar.

Das therapeutische Mittel als einer der äußeren Faktoren ist uns nach Herkunft und Stärke bekannt. Die Vielzahl der inneren Faktoren, die den Schmerz z. B. als Schicksalsgebung, als Zeichen körperlicher Leistungsschwäche, als natürliche Folge des für die Krankheit Einsichtigen usw. erleben lassen, bleiben für uns zum größten Teil Unbekannte.

Nach diesen Ausführungen ist zu erwarten, daß das gleiche Mittel in gleicher Dosierung bei etwa gleichem Gefäßverschluß bei verschiedenen Kranken unterschiedliche Wirkungen auf den Schmerz und sein Erleben haben muß, es sei denn, der Schmerz wird durch eine Art restitutio ad integrum völlig beseitigt.

Wir dürfen an dieser Stelle vorausschicken, daß uns ein solches Mittel, das über den Angriffspunkt am Gefäßsystem zur Schmerzfreiheit führt, bis heute in der konservativen Therapie nicht zu Gebote steht.

So wertvoll und erfreulich die Angabe des behandelten Patienten, der Schmerz trete nunmehr erst nach 2 km statt nach 1 km auf, für den Therapeuten ist, so schwierig ist seine Bewertung als klinisches Kriterium der Therapie. Es ändert sich auch nicht viel, wenn man den Patienten in einer Apparatur, die Muskelleistung nach Kilogramm und Sekunden angibt, arbeiten läßt und dann den Termin des Schmerzauftretens bestimmt. Wir haben die Erfahrung machen müssen, daß die zum großen Teil sehr dankbaren Patienten schon der Mühe des Arztes und dem neuen Heilmittel zuliebe, den Schmerz später angaben gegenüber früheren Messungen. Sie dissimulieren je nach Suggestivkraft des Mittels (z. B. Heißwerden von Gesicht und Armen), der Persönlichkeit des Arztes und des Fluidums der Klinik so weitgehend, daß sie sich z. T. als völlig schmerzfrei bezeichnen. Dankbar nehmen sie Wochen später eine neue, andersartige Behandlungsart an, obwohl sie angeblich schmerzfrei entlassen wurden und auch blieben.

Wir möchten die Ausführungen mit dem Hinweis beschließen, auch in Meter abgeteilte Gehstrecken oder exakte Ergometer-Belastungen als Untersuchungsbedingungen zu betrachten, die in Verbindung mit dem absolut subjektiven und individuell variierenden Schmerz nicht zu den objektiven Untersuchungsmethoden gerechnet werden können.

Hautthermometrie, Plethysmographie, Oscillotonometrie, Pulstasten, Arterio- und Aortographie gehören zu den objektiven, in ihren Ergebnissen vergleichbaren Methoden. Zur Beurteilung aller jener Maßnahmen, die eine Vasodilatation als Ziel haben (konservative Therapie, Sympathicusausschaltung durch Grenzstrangresektion oder temporäre Blockade, Arterienresektion), werden mit Recht Hautthermometrie und Plethysmographie, zu *Unrecht* Oscillotonometrie, Arterio- oder Aortographie herangezogen.

W. Vischer u. H. Staub haben nochmals darauf hingewiesen, daß trotz nachweisbarer starker Steigerung der peripheren Hautdurchblutung meist eine *Abnahme* der Oscillotonometerwerte beobachtet wird. Nach v. Recklinghausen hängen Form und Größe der Pulswelle 1. vom systolischen Blutdurchfluß, 2. von der Rückprallwelle infolge peripheren Gefäßwiderstandes und 3. von der Interferenz der verschiedenen Rückprallwellen ab. Erhöhter peripherer Widerstand = erhöhter Oscillotonometer-Ausschlag, da sich Rückprallwelle und systolische Hauptwelle addieren. Erniedrigter peripherer Widerstand (z. B. Vasodilatation) = unveränderter oder meist erniedrigter Oscillotonometer-Ausschlag, da Rückprallwelle klein und verspätet auftritt, so daß keine Summation, eher eine Abnahme der systolischen Pulswelle erfolgt. Experimentelle Ergebnisse von v. Recklinghausen und von F. Merke und A. Müller stimmen mit diesen klinischen Beobachtungen überein. R. Staehelin und A. Müller bewiesen das gleiche am Modellversuch.

Das Oscillotonometer ist also zur Beurteilung der Stärke einer Vasodilatation im allgemeinen ungeeignet.

Eine Ausnahme dieser Regel scheint im Falle der intraarteriellen Acethylcholin-Injektion vorzuliegen: Windus und Mertens konnten eindrucksvolle Erhöhungen der oscillometrischen Amplituden 3—13 min nach Injektion demonstrieren; ein ähnliches Verhalten beobachteten sie nach Periduralanaesthesie. Dagegen war eine Vergrößerung der Oscillationen nach Hydergin, Dilatol, Vasculat und Depotpadutin nicht oder nur gering (Fehlerbreite der Methode) nachzuweisen. In diesem Zusammenhang seien auch die Ergebnisse von Bittner zitiert; der Autor beobachtete nach lumbaler Sympathektomie bis zu 4 Wochen *kleinere — breitere* Ausschläge gegenüber präoperativen Messungen und erklärt dieses Phänomen durch die Weitstellung des Kollateralkreislaufes und den Tonusverlust aller Gefäße. Dem entsprechen die Befunde von Hess, der bei 4 Sympathektomierten in den ersten postoperativen Wochen einen verminderten Bluteinstrom mittels der von ihm modifizierten plethysmographischen Messung fand.

Das gleiche, wie das für das Oscillotonometer Gesagte, gilt für die Arterio- oder Aortographie.

Es ist wohl keinem Untersucher möglich, 2 an verschiedenen Tagen durchzuführende Gefäßfüllungen in völlig gleicher Weise zu gestalten. A. dürfte die Lage der Nadel bzw. Nadeln immer variieren, B. müßte schon bei Koppelung von Injektions- mit Röntgenapparat Injektions- und Aufnahmetechnik mit einem Elektrokardiographen kombiniert werden, um jeweils in der Systole oder Diastole Füllung und Aufnahme abzupassen. Weiterhin müßten Blutdruck und Pulszahl die gleichen sein. Diese Forderungen mögen überspitzt erscheinen; sie sind es jedoch nicht, wenn man bedenkt, daß nur minimale Schwankungen des Gefäßkalibers zu erwarten sind. Will man diese bewerten, so ist die Einhaltung der oben beschriebenen Kautelen u. E. erforderlich. Wir bewerten diese evtl. zu beobachtenden Kaliberänderungen nicht, da wir die geforderten Untersuchungsbedingungen nicht einhalten können.

Wird durch eine restaurierende Operation die Durchgängigkeit des vorher thrombosierten Gefäßes erreicht, so läßt sich der Erfolg an allen genannten Methoden prüfen.

Der Puls ist palpabel, die Oscillotonometerwerte erreichen z. T. die Norm, im Arterio- oder Aortogramm werden die jetzt permeablen Arterien dargestellt. Hautthermometrie, Plethysmographie u. a. haben bei solch eindrucksvollem Therapieerfolg höchstens akademisches Interesse.

Abschließend sei erwähnt, daß auch der Verlauf einer Beckenarterien-Thrombose Hinweise auf die Wirksamkeit der durchgeführten Therapie geben kann. Dabei ist es außerordentlich schwierig, eine größere Zahl gleicher oder ähnlicher isolierter Verschlüsse zusammenzustellen und behandelte und unbehandelte Vergleichsgruppen zu bilden. Was den eigengesetzlichen Verlauf im allgemeinen betrifft, ist im Kapitel „Prognose" abgehandelt. Es wird, um Wiederholungen zu vermeiden, darauf verwiesen. Bisher existieren weder in der Literatur noch in unserem Material vergleichbare Reihen der oben beschriebenen Art.

2. Die konservative Behandlung der Beckenarterien-Thrombosen und ihrer Folgen.

Bis heute gleicht sie im wesentlichen der konservativen Therapie, die allgemein bei peripheren arteriellen Durchblutungsstörungen angewandt wird. Dabei ergibt sich eine Einschränkung: Da die Beckenarterien-Thrombosen zu einer starken Abschwächung und meist zur Aufhebung des oder der Leistenpulse führen, ist man nicht in der Lage, die *intraarterielle* Therapie anzusetzen, wenn man nicht — wie K. E. LOOSE u. M. RATSCHOW — intraaortale Injektionen durchführen will.

Somit kommen Verfahren wie die Arteriopneumographie (O_2-Insufflationen nach F. JUDMAIER) oder die intraarterielle Dauerinfusion(!) von Acethylcholin (nach F. KAINDL) wie auch intraarterielle Injektionen anderer gefäßerweiternder Pharmaka nicht in Frage.

Allerdings könnte man sich durch Einbringen gasförmigen O_2 in die evtl. pulsierende A. femoralis der *Gegenseite* das konsensuelle Mitreagieren der *anderen*, kranken Seite zu Nutze machen.

Ziel der zahlreich empfohlenen Remedia ist es, den sich entwickelnden oder bereits bestehenden Kollateralkreislauf durch eine Vasodilatation der Arterien zu fördern. Dabei werden 2 Voraussetzungen als gegeben angenommen:

1., daß der bei lange bestehenden Thrombosen bereits vorliegende Kollateralkreislauf einer noch stärkeren Erweiterung fähig ist;

2., daß in der Mehrzahl der Fälle „spastische" Verengerungen der Kollateralarterien vorhanden sind, die man zu lösen bemüht sein sollte.

Zu 1. sei bemerkt, daß es theoretisch gesehen fraglich ist, ob man durch Erweiterung des bestehenden Kollateralkreislaufs eine Verbesserung der Durchblutung erzielt oder ob man durch die Dilatation eine Verlangsamung des Blutstroms erreicht.

Zu 2. weisen wir auf frühere Untersuchungen hin, durch die wir nicht bestärkt wurden, arteriellen Spasmen bei arteriellen Thrombosen besondere Bedeutung beizumessen. H. GESENIUS kam zu ähnlichen Ergebnissen. Wir möchten nur einen wesentlichen Punkt berühren: Spasmen, die sich auf den Kollateralkreislauf auswirken sollen, gehen nach allgemeiner Ansicht von dem erkrankten und obliterierten Arterienstück aus. Schafft man durch die Venentransplantation nach J. KUNLIN (s. a. R. KAUTZKY u. Mitarb.) eine Umgehungsbahn des obliterierten Gefäßstückes und beläßt das obliterierte Stück Arterie in situ, so sind *sämtliche* Zeichen der Durchblutungsstörung bei Durchgängigkeit des Transplantates beseitigt. Theoretisch müßten die Patienten auch weiterhin unter ihren arteriellen „Spasmen" leiden, da ihr Entstehungsort nach wie vor existiert. Das Gegenteil ist der Fall.

Wenn wir diese kritischen Vorbemerkungen an den Anfang der konservativen Therapie stellen, so geschieht es deshalb, um unseren Standpunkt zu begründen: Therapeutische Maßnahmen, die auf noch unsicherer Grundlage im oben besprochenen Sinne (Punkt 1 und 2) basieren, werden von uns nur dann angewandt, wenn wir von ihrer Unschädlichkeit und Harmlosigkeit überzeugt sind! Wir schränken damit unser therapeutisches „Rüstzeug" wesentlich ein, vermeiden aber, unerwünschte Wirkungen zu erzielen.

Therapie-Verfahren, die nach unserer Erfahrung weder klinisch wirksam noch absolut unschädlich sind:

1. Am Ende zahlreicher Betrachtungen wird dem Leser empfohlen, die gründliche „Fokalsanierung" nicht zu vergessen. Viele unserer Patienten mit Beckenarterien-Verschlüssen sind auf diese Weise der sehr nützlichen Zahnsanierung zugeführt worden. Deren Wert in Abrede zu stellen, erschiene unberechtigt. Der Zahnsanierung jedoch Tonsillektomie,

Nebenhöhlen-Spülung, Prostata-Massage usw. folgen zu lassen, betrachten wir, falls nicht eindeutige klinische Hinweise für einen Prozeß dieser Regionen vorliegen, als sinnlose Polypragmasie. Es ist uns bisher noch kein Fall bekannt geworden, bei dem diese „Therapie" hinsichtlich der Durchblutung effektvoll gewesen ist. Ihr prophylaktischen Wert beizumessen, ist eine Glaubensfrage. Im Kapitel „Prognose" haben wir auf die Häufigkeit coronarer (Herzinfarkt) und cerebraler (Hirnarterien-Thrombosen), den Beckenarterienthrombosen parallellaufender Gefäßprozesse hingewiesen. Im Hinblick auf diese Prozesse wäge man einen Eingriff wie die Tonsillektomie aus „prophylaktischen" Gründen ab.

2. Die Behandlung mit Sexualhormonen hat sich uns nicht bewährt. Wir sahen keinerlei Änderungen bei Nekrosen und bei der Claudicatio intermittens; von einer klinischen Wirksamkeit kann u. E. nicht die Rede sein.

Gewisse Bedenken gegen die angiologisch wirkungslose Anwendung von Testosteron werden durch die Feststellungen von D. P. BARR hervorgerufen: Dieser Autor sah unter der Behandlung mit Methyl-Testosteron (50 mg täglich) einen „extremen und dramatischen" Anstieg der β-Lipoproteide und eine Verminderung der α-Lipoproteide; es entstand ein Serumbild, wie es für die Arteriosklerose charakteristisch ist. Nach diesen Befunden erscheint es theoretisch möglich, mittels Testosteron die für die Arteriosklerose typische Lipoproteid-Konstellation hervorzurufen, was nicht das Ziel der Behandlung sein kann.

Einen konträren Effekt sahen D. P. BARR und M. F. OLIVER und G. S. BOYD bei Gaben von Ethinyl-Oestradiol, Estinyl und Premarin: BARR berichtet z. B. über einen Abfall des Cholesterol-Phospholipoid-Quotienten von 1,05 auf 0,72 sowie über ein Sinken des βLipoproteid-Quotienten von 1,32 auf 0,97. Der letzte Wert liegt tiefer als die bei Normalpersonen gefundenen. OLIVER und BOYD beobachteten eine deutliche Abnahme der Serum-Cholesterin-Ester bei Patienten, die eine Coronarerkrankung aufwiesen. Eine Änderung der Beschwerden (Häufigkeit, Schwere und Stärke der Angina pectoris-Anfälle sowie Atemnot) konnte dagegen von den Autoren nicht festgestellt werden. Dafür traten die bekannten Nebenerscheinungen wie Gynäkomastie, Übelkeit, Schwäche und Depressionen auf. Im Hinblick auf diese halten die Autoren die zusätzliche Medikation von Testosteron für wünschenswert; nach den Befunden von D. P. BARR neutralisiert dieses aber nicht nur den feminisierenden Effekt der Oestrogene sondern auch deren Wirkung auf das Serum-Lipoproteid-Spektrum.

3. Lumbale Sympathicus-Blockaden mit Novocain haben in keinem unserer Fälle eine subjektive oder objektivierbare Besserung gebracht. Es gelang weder, die Ruheschmerzen bei Gangrän zu beeinflussen, noch wurde jemals eine Verlängerung der schmerzfreien Gehstrecke erreicht. Dagegen wurde häufig eine 2—5° betragende Steigerung der Hauttemperatur festgestellt.

Wenn auch wir keine Komplikationen bei diesem therapeutischen Eingriff gesehen haben, so sei an dieser Stelle auf die 11 Todesfälle nach lumbaler Sympathicus-Blockade aufmerksam gemacht, die J. BECKER zusammenstellte; auch der Fall einer tödlichen Osteomyelitis von L. SCHÖNBAUER sei hier zitiert. Wir würden auf diese zweifelsohne seltenen Vorkommnisse nicht hinweisen, wenn es sich bei der Novocain-Blockade um einen wirklich erfolgreichen therapeutischen Weg handelte, dessen Risiko im Vergleich zu seiner Wirksamkeit ohne Bedenken getragen werden könnte.

Die *Ernährung* spielt in der Genese der Arteriosklerose möglicherweise eine wichtige Rolle. Die Tatsache, daß man tierexperimentell durch eine stark fetthaltige Kost eine Arteriosklerose erzeugen kann, hat immer wieder Veranlassung gegeben, sich der Diätetik der Arteriosklerose zu widmen.

Kürzlich haben TH. P. LYON u. Mitarb. darauf hingewiesen, daß man bei Coronarsklerotikern den Spiegel der Lipoproteide mit S_f-Konstante 10—20 durch eine fettarme Kost (tgl. 25 bis maximal 50 g) senken konnte, wenn dieser erhöht war. Es ging auch aus ihren Untersuchungen hervor, daß die stationär streng kontrollierten Diätetiker einen stärkeren Lipoproteid-Abfall aufwiesen als die ambulant überprüften Patienten, die die gleiche Diät nach ihren Angaben eingehalten hatten.

Auch L. M. MORRISON berichtete über die mögliche diätetische Beeinflussung des Serum-Cholesterin- und Fettspiegels bei einer Patientengruppe, die 3 Jahre lang eine Cholesterin-Fett-arme Kost erhielt. Der Cholesterin-Spiegel konnte im Durchschnitt von 312 auf 220 mg-%, der Gesamtfett-Spiegel i. S. von 840 auf 571 mg-% und der Neutralfett-Spiegel i. S. von

236 auf 120 mg-% gesenkt werden. Der Autor weist daraufhin, daß während der Nahrungsmittelrationierung in Norwegen die Erkrankungsziffer der städt. Bevölkerung an Coronarsklerosen um 31% absank und sich die Sterblichkeit der Landbevölkerung an Arteriosklerose zur gleichen Zeit um 22% verringerte. Ähnliches wurde in England beobachtet, wo die Sterblichkeit der über 45 Jahre alten Diabetiker um 50% abnahm. L. M. MORRISON kommt zu dem Schluß, daß Beziehungen zwischen Nahrungsfettgehalt und Arteriosklerose bestehen, die therapeutisch durch entsprechende Diätvorschriften ausgenutzt werden können.

H. H. BERG mißt den diätetischen Maßnahmen in der „präoperativen Arbeit des Internisten" die gleiche Bedeutung bei, wie sie für die Kreislaufvorbereitung und Einstellung eines Diabetes mellitus seit langem anerkannt ist. Die Verhütung von Überernährungszuständen durch Einschränkung von Fett und Eiern kann seines Erachtens „auf billige und ungefährliche Weise im Sinne einer Thrombose-Prophylaxe" wirken.

Eine Einschränkung hinsichtlich der Effektivität dieser Diätetik stellt die Tatsache dar, daß das Cholesterin z. B. nicht als solches vom Organismus aufgenommen wird, sondern aus einfachen Bausteinen wie dem Acetat und dem Squalen (Kohlenwasserstoffe) aufgebaut wird; diese Erkenntnisse wurden tierexperimentell mit radioaktivem Squalen gewonnen (K. BERNHARD).

Wenn auch weniger die Quantitätsfragen bei der Störung im Lipoid-Cholesterin-Stoffwechsel eine Rolle spielen als vielmehr die Löslichkeitsbedingungen — hierauf hat E. KEESER aufmerksam gemacht —, so ist es doch wahrscheinlich, daß eine unnötig erhöhte Fettkonsumption die Stoffwechsellage verschlechtern kann, indem in noch stärkerem Maße Lipoide ungelöst in der Gefäßwand eingelagert werden.

Die Ernährungstherapie hat vorwiegend prophylaktischen Wert. Man kann sich von ihr nicht versprechen, daß die Thrombose in irgendeiner Weise beeinflußt wird, wohl kann man erhoffen, daß der arteriosklerotische Prozeß im Sinne der Stationierung gelenkt wird.

Im folgenden sei als Beispiel eines „Kurtages" die Kostform angegeben, wie sie von W. HEUPKE zur Behandlung der Lipoidosen vorgeschlagen wurde:

1. Frühstück: Schwarzer Tee ohne Milch, Knäckebrot oder Toast mit Orangenmarmelade oder Honig.

2. Frühstück: Rohes oder gekochtes Obst.

Mittagessen: 200—250 g Gemüse aller Sorten: Blumenkohl, Rosenkohl, Rotkohl, Wirsing, Kohlrabi, Schwarzwurzeln, Selleriegemüse, Spinat, Zichorie, Artischocken, Kastanien, Erbsen, grüne Bohnen, Champignons, Kartoffeln. Die Gemüse werden kräftig mit Muskatnuß, Sellerie, Lauch usw. gewürzt und mit 40 g Pflanzenfett abgeschmeckt. Dazu Knäckebrot und verschiedene Salatsorten, die mit Olivenöl und Citronensaft angerichtet sind. Als Nachtisch Kompott aus Äpfeln, Mirabellen, Erdbeeren usw.

Nachmittags-Kaffee: Tee ohne Milch, Knäckebrot oder Toast und Orangenmarmelade oder Honig.

Abendessen: Wie Mittagessen.

Die Einschaltung von Obsttagen (Gehalt: 400 g Äpfel, 700 g Birnen und 400 g Bananen) und Obstsafttagen (Gehalt: 400 g Kirschsaft, 400 g Apfelsaft und 400 g Traubensaft) ist eine weitere diätetische Möglichkeit, die jedoch nur an arbeitsfreien Tagen durchgeführt werden sollte; körperliche Ruhe ist u. E. die Vorbedingung, von der die Einhaltung dieser für den Patienten nicht leichten Einschränkungen abhängig ist.

Über die Bedeutung der Genußgifte, allen voran des Nicotins, ist viel geschrieben und gedacht worden. Sicher ist, daß die individuelle Ansprechbarkeit so verschieden ist, daß keine allgemeingültigen Aussagen gemacht werden können. Die Erfahrung lehrt, daß der Nicotin*abusus* sehr häufig mit schweren obliterierenden Arteriosklerosen gemeinsam beobachtet wird. Wir messen ihm die Bedeutung eines „nicht Richtung gebenden Verschlimmerungsfaktors" zu und erteilen unseren Patienten Rauchverbot. Strenges Rauchverbot hat nur dann Sinn, wenn es willensstarke Kranke trifft.

Neben die diätetische ist in den letzten Jahren die pharmakologische Beeinflussung des gestörten Cholesterin-Lipoid-Stoffwechsels der Arteriosklerose getreten. E. KEESER fand, daß die Ölsäure die cholesterolytische Fähigkeit des Blutes stark erhöht. Er konnte weiterhin zeigen, daß Magnesium thrombolytisch wirkt und auch die Cholesterinlöslichkeit im Blut verstärkt. Er entwickelte aus diesen Überlegungen ein Theobromin-Magnesiumoleat (= „Theomagnol") als Therapeuticum zur Behandlung der arteriosklerotischen Stoffwechselstörung. „Theomagnol" wird in der Dosierung von 1—2mal 2—4 Dragées täglich gegeben.

G. SCHIMERT und K. SCHWARZ konnten mit „Venostasin" (täglich 5 cm³ i.v.) bei 27 Arteriosklerotikern den durchschnittlich erhöhten Cholesterinspiegel i. S. um etwa 50 mg-% senken, vorwiegend auf Kosten der Cholesterinester.

Nach A. TAMCHÈS ist es bereits berechtigt, von einer „antiatheromatösen" Wirkung des Heparins zu sprechen. Während die mittels Ultrazentrifuge gewonnenen Ergebnisse von D. M. GRAHAM u. Mitarb. in etwa gleichem Sinne zu werten sind, ist diese Auffassung von klinischer Seite nicht unwidersprochen geblieben. H. I. RUSSEK u. Mitarb. konnten sich durch die Heparin-Behandlung von 14 Coronarinsuffizienten nicht von einem klinischen Effekt überzeugen lassen. M. PORT u. Mitarb. gaben 2 Gruppen von Angina pectoris-Kranken einmal Heparin, das andere Mal NaCl-Injektionen; sie kamen zu dem Ergebnis, daß Heparin- und NaCl-Injektionen in gleichem Umfang Besserungen bringen können, daß dem Heparin also keine spezifische Wirkung zugeschrieben werden könne. Da der Verlauf einer Coronarsklerose auch bei Anwendung aller diagnostischen Kriterien (EKG, Ballistokardiogramm, Gehteste, Nitroglycerin-Verbrauch, Zahl der anginösen Anfälle, Herzgröße usw.) nur schwer übersehbar ist, behandelten wir 3 Patienten mit arteriellen Stenosen der Aa. femorales und einer Stenose der Aortenbifurkation. Durch die arterio- bzw. aortographische Kontrolle konnten wir zeigen, daß sich die Stenosen in ihrem Grad nach der Therapie nicht verändert hatten (täglich 5000 E Depot-Heparin 14 Tage lang). Von einer „antiatheromatösen" Wirkung des Heparins kann also in dieser Dosierung und bei dieser Dauer keine Rede sein. D. M. GRAHAM u. Mitarb. hatten eine über Tage sich haltende Lipoproteid-Senkung nach einer einmaligen Heparin-Injektion beobachtet, so daß man eine niedrige Dosis etwa 2mal die Woche empfahl. Nach unseren Erfahrungen, die sich auf die klinische Wirksamkeit des Heparins beziehen, ist es nicht empfehlenswert, das sowohl kostspielige wie auch nicht indifferente Heparin in der Absicht einer „antiathermatösen" Prophylaxe zu verwenden. Sein Wert bei der Behandlung thrombophiler Situationen wird dadurch nicht geschmälert.

Theoretisch und tierexperimentell begründet wäre die therapeutische Anwendung von Ultraviolettbestrahlungen des Patienten. ALTSCHUL konnte 1950 zeigen, daß an Kaninchen verfüttertes Eigelb, das zuvor einer Ultraviolettbestrahlung unterzogen worden war, geringere arteriosklerotische Veränderungen hervorrief als unbestrahltes. 1953 berichtete der gleiche Autor, daß 16 von 18 Kaninchen, die mit Cholesterinkapseln gefüttert wurden und gleichzeitig 90 Tage einer Ultraviolettbestrahlung ausgesetzt waren, gegenüber einer unbestrahlten

Kontrollgruppe weitaus geringere bzw. *keine* arteriosklerotischen Gefäßveränderungen zeigten. Das Ansteigen des Serum-Cholesterinspiegels während der Fütterung, das sonst regelmäßig zu beobachten ist, blieb unter der Bestrahlung ebenfalls aus. ALTSCHUL glaubt nicht, daß das Vitamin D hierbei eine Rolle spielt; er hält es für wahrscheinlicher, daß die Überführung des Cholesterins in Lumicholesterin der Grund für die abgeschwächte atherogene Wirksamkeit ist, oder daß durch diesen chemischen Prozeß die Ausscheidung der Cholesterinkörper beschleunigt und somit ihre Anhäufung in den Geweben — besonders der Gefäßwand — verhindert wird. MALCZYNSKI beobachtete bei Krebskranken nach Ultraviolettbestrahlung ein Absinken des Serum-Cholesterins; im Gegensatz dazu wurde eine Änderung bei Gesunden nicht beobachtet. ALTSCHUL und HERMAN kontrollierten bei 30 „Arteriosklerotikern" (Herzinfarkt, Hemiplegie, Diabetes, Hochdruck, vorgeschrittenes Alter) die Cholesterinwerte vor und nach einer Ultraviolettbestrahlung und sahen ein Absinken um 12,8% im Mittel (normale Schwankungsbreite $\pm$ 6%).

Groß ist die Zahl der Mittel, die zur Anregung des Kollateralkreislaufs und zur Dilatation der Kollateralarterien empfohlen werden.

Von den physikalischen haben sich uns die von R. COBET entwickelten und von M. RATSCHOW immer wieder empfohlenen Kohlensäurebäder gut bewährt. M. RATSCHOWs Auffassung, daß Wechselbäder mit beabsichtigten starken Temperaturschwankungen eher schädigend als nützlich bei arteriell minderdurchbluteten Acren sind, können wir nur beipflichten und unterstreichen. Zu den physikalischen Behandlungsmethoden gehört auch der Ultraschall: Wir haben Patienten pflegen lassen müssen, bei denen auswärts eine Beschallung der Füße vorgenommen worden war! Im Falle eines Aortenverschlusses entwickelte sich in unmittelbarem Anschluß daran eine Gangrän beider Füße, die zur Ablatio und zum späteren Exitus führte. Inwieweit eine Ultrabeschallung des Grenzstrangs effektvoll ist, können wir nicht beurteilen; eine Beschallung minderdurchbluteter Extremitätenteile stellt in jedem Falle eine schwere Gefährdung der eben noch kompensierten Kreislauflage dar. Histologisch konnte man nachweisen, daß bei entsprechender Intensität durch den Ultraschall kleinste Nekrosen gesetzt werden können, die natürlich bei einem durchblutungsgestörten Patienten zu dem gleichen Effekt wie etwa eine Zehennagel-Entfernung führen.

Die Bindegewebsmassage stellt nach unseren bisherigen Erfahrungen eine mehr allgemein roborierende als speziell die gestörte Durchblutung verbessernde Maßnahme dar. Sie hat ihren Platz dort, wo Patienten mit diffusen arteriosklerotischen Manifestationen keine anderen, eingreifenderen therapeutischen Verfahren zugemutet werden können.

Von den pharmakologischen „Vasodilatativa" haben sich uns besonders das Dilatol, Niconacid (siehe speziell J. E. ARNETH, J. JACOBI u. F. NORTHOFF), Ronicol und Padutin bewährt. Wenn auch die unmittelbare vasotrope Wirkung klinisch schwer zu fassen ist, so hatten wir doch den Eindruck, daß die Patienten subjektiv gebessert wurden und keine unerwünschten Effekte auftraten.

Die Medikation von *Dilatol*, die sich uns seit Jahren bewährt hat, muß unter Berücksichtigung folgender Gesichtspunkte erfolgen: Nach WIEMERS kommt es nach Dilatol bei Mensch und Tier zu einer erheblichen Steigerung des Herzminutenvolumens; dadurch nimmt die periphere Durchblutung zu und der arterielle Mitteldruck wird trotz geminderten peripheren Widerstandes aufrechterhalten. Der diastolische Blutdruck sinkt in geringem Maße, es wird eine Zunahme der Pulsfrequenz beobachtet. Nach MARX werden außer dem diastolischen

Blutdruck und dem peripheren Widerstand alle Herz-Kreislauf-Faktoren erhöht gefunden. Wie im Kapitel „Prognose" ausgeführt ist, muß in einem hohen Prozentsatz der Beckenarterienthrombosen mit parallellaufenden Coronarprozessen gerechnet werden. Die *Dilatol*-Medikation setzt voraus, daß das Herz zu einer Steigerung des Schlag- und Minutenvolumens in der Lage ist. Diese Herzmehrarbeit kann man von einem coronarinsuffizienten Herzen nicht ohne Risiko verlangen, worauf auch BITTNER hingewiesen hat. Auch wir haben die Erfahrung gemacht, daß Patienten mit einer Angina pectoris auf *Dilatol* mit Tachykardien und pectanginösen Anfällen antworten. Wir raten daher in solchen Fällen von der Medikation ab und beschränken das *Dilatol* auf Patienten, die klinisch als „coronargesund" bezeichnet werden können.

Bei den stenosierenden Gefäßveränderungen und Verschlüssen, wie wir sie in den Beckenarterien-Thrombosen vor uns haben, kann man von den genannten Präparaten keine überwältigenden Erfolge verlangen. Ginge man wie L. L. PENNOCK und A. M. MINNO vor und würde den Erfolg einer derartigen Behandlung (diese Autoren prüften das Vitamin E bei 15 Patienten mit arteriosklerotischen Nekrosen und Ulcerationen) an der Heilungsdauer schwerster trophischer Störungen (Gangrän usw.) abschätzen wollen, so würden wahrscheinlich alle obengenannten Remedia ebenfalls versagen. Wir wollen es uns daher ersparen, die zahlreichen Remedia zu zitieren, mit denen unsere Patienten, bevor sie in unsere Behandlung kamen, erfolglos behandelt wurden. Der Vollständigkeit halber seien die Ganglienblocker (Dibenamin, Pendiomid usw.) erwähnt, deren Gegenindikationen (Alter über 60 Jahre, organische Herzerkrankungen, Hirngefäßprozesse) gerade in der Gruppe der Beckenarterien-Thrombosen zahlreich sind.

Alle erwähnten Medikamente, die als Sympathicolytica oder Ganglienblocker verwendet werden, sind nach unseren Erfahrungen nicht in der Lage, die schmerzfreie Gehstrecke wesentlich zu verlängern oder den Schmerz der Claudicatio intermittens eindrucksvoll abzuschwächen. In zahlreichen Fällen kann man jedoch den Eindruck gewinnen, daß die trophischen Ulcerationen unter dieser Behandlung stärkere Heilungstendenz zeigen und daß die Demarkation kleiner Nekrosen schneller eintritt, als es ohne medikamentöse Therapie der Fall wäre.

Wir stehen mit dieser wenig ermutigenden Erfahrung nicht so allein, wie es nach den zahlreichen optimistischen Erfolgsberichten anderer Autoren scheinen könnte. M. HAMILTON und G. M. WILSON behandelten 40 Patienten mit Claudicatio intermittens. Sie verwandten Vitamin E, Priscol, Methyl-Testosteron, Nicotinsäure, Hydergin, Papaverin, Aminophyllin als konservative Mittel; außerdem synkardiale Massage und an chirurgischen Verfahren die lumbale Sympathektomie sowie die Tenotomie. Außer der Tenotomie der Achillessehne versagten alle genannten Maßnahmen bei der überwiegenden Zahl der Patienten. Sie machen mit Recht darauf aufmerksam, daß die bei den Gefäßverschlüssen auch von uns beobachteten spontanen „Besserungen" und die von Tag zu Tag wechselnde Schmerzintensität bei der Beurteilung etwaiger Therapieerfolge in Betracht gezogen werden müßten.

3. Die orthopädischen und chirurgischen Behandlungsverfahren.

Handelt es sich bei einem Beckenarterienverschluß um eine reine Waden-Claudikatio, so kann man durch eine Fixation des Sprunggelenkes die Beanspruchung der Wadenmuskulatur beim Gang herabsetzen. A. M. BOYD empfahl 1949 die Tenotomie der Achillessehne zur Behandlung der Claudicatio intermittens und erzielte damit günstige Resultate. M. HAMILTON und G. M. WILSON führten diesen Eingriff bei 4 Patienten durch und erreichten bei 3 eine erhebliche Schmerzminderung; der 4. Patient litt unter der Gangstörung infolge Achillessehnentenotomie mehr als vorher unter der Claudicatio intermittens.

G. Burdzik (Orthopäd. Univ.-Klinik Hamburg-Eppendorf) legte einigen unserer Patienten eine Hülse an, die den Umfang der Bewegungen im Sprunggelenk einschränkte; dadurch war es den Patienten unmöglich, den Fuß normal abzurollen und die Wadenmuskulatur stärker zu beanspruchen. Tatsächlich berichteten die Patienten über eine wesentliche Minderung des Wadenschmerzes; sie waren in der Lage, mit dem Hülsenapparat längere Gehstrecken als früher zurückzulegen. Allerdings wurde diese Besserung durch eine Gangbehinderung erkauft. Die blutige Arthrodese durch Operation verbietet sich auf Grund der zu fürchtenden mangelnden Heilungstendenz der Operationswunden.

Die periarterielle Sympathektomie ist u. W. als isolierter Eingriff bei den Beckenarterienverschlüssen nicht durchgeführt worden.

Die Arterienresektion — meistens in Verbindung mit der lumbalen Sympathektomie — hat dagegen noch zahlreiche Anhänger. R. Leriche, der wohl als erster Arterienresektion und lumbale Sympathektomie therapeutisch empfohlen hat und über sehr große eigene Erfahrungen verfügt, äußerte sich 1953 hierüber wie folgt:

„Man hat, die Verhältnisse etwas vereinfachend, geglaubt, alle Aorten- und Iliacal-Thrombosen operieren zu sollen, wobei man für alle Fälle unterschiedslos dieselbe Operation, nämlich die beidseitige Resektion der Lumbalganglien — falls möglich kombiniert mit der Resektion der Arterie an der Obliterationsstelle — für angezeigt hielt. Dies ist aber ein Irrtum.‟

An anderer Stelle sagt der Autor:

„Des weiteren soll man von einer Aortektomie — es sei denn mit anschließender Transplantation — absehen, wenn der thrombotische Prozeß die Teilungsstelle der Iliaca überschreitet und auf die Ilica externa übergreift. Kein operativer Eingriff, mit Ausnahme der Transplantation, kann hier einen Erfolg bringen, weder die Arterienresektion noch die Resektion des sympathischen Ganglions, da wegen der mangelhaften Gefäßversorgung, vor allem der Extremität, eine Gefäßerweiterung nicht möglich erscheint.‟

R. Fontaine kommt auf Grund seiner Spätergebnisse bei Aorten- und Ilicaresektionen zu dem Schluß, daß diese chirurgische Behandlungsmethode versagt habe.

De Wolfe u. Mitarb. konnten sich auch von dem Wert der Sympathektomie für den Claudikatioschmerz bei Beckenarterien-Thrombosen in keiner Weise überzeugen.

An dieser Stelle möchten wir nochmals auf das Ziel der Therapie hinweisen: Dreiviertel der Patienten mit Beckenarterien-Thrombosen suchen uns wegen ihrer Oberschenkel- oder Wadenclaudicatio auf, einviertel höchstens wegen beginnender oder ausgeprägter trophischer Störungen (Gangrän usw.). Bei der Mehrzahl der Patienten kommt es also darauf an, den Belastungsschmerz zu mildern oder zu beheben. Dieses gelingt durch die lumbale Sympathektomie nach unserer Erfahrung *in keinem Falle!* Betrachtet man die Erfolgsstatistiken der Sympathektomie-Anhänger, so findet man z. B. bei R. Wanke die Angabe, daß „bestenfalls nur in 40—46,8%‟ eine Beseitigung der Claudicatio intermittens erzielt werden könnte trotz vorhandener Steigerung der Hauttemperatur. H. W. Pässler gibt an, daß die lumbale Sympathektomie oft Wunder durch schlagartige Schmerzbeseitigung bewirke; dies kann sich — der Autor führt nicht aus, ob es sich um Ruhe- oder Belastungsschmerzen handelt — wohl nur auf die Ruheschmerzen beziehen, auf die wir später noch zu sprechen kommen. Leider wird in der Mehrzahl der Erfolgsberichte versäumt, über die Wertbegriffe „sehr gut‟,

„gut", „mäßig" oder „schlecht" hinaus nähere Einzelheiten über die Erfolgskriterien bekanntzugeben. Bezieht man diese Wertschätzungen z. B. auf die Hauttemperatur, so müssen auch wir zugeben, daß dann der Erfolg der Sympathektomie in den meisten Fällen als „sehr gut" oder „gut" zu bezeichnen ist. Leider
besteht keinerlei Abhängigkeit zwischen Steigerung der Hautdurchblutung und
Verbesserung der Muskelleistung.

Es ist z. B. schwierig, die Angaben von L. T. Palumbo u. Mitarb. hinsichtlich
ihrer Erfolge mit der lumbalen Sympathektomie bei 47 Patienten mit einer Arteriosklerosis obliterans zu beurteilen. Die Resultate waren bei 7 Patienten "ex-
cellent", bei 23 "good", bei 13 "fair" und bei 6 "poor". Bei 14 Patienten war im
Anschluß an die Sympathektomie die Amputation (7 mal oberhalb, 7 mal unterhalb
des Kniegelenkes) notwendig; abschließend werden diese Ergebnisse für die Arterio-
sklerose-Gruppe als in 60% gut bis ausgezeichnet bewertet.

Im Kapitel „Prognose" haben wir bereits auf die Tatsache hingewiesen, daß
man in einem hohen Prozentsatz der Fälle neben den Beckenarterien-Thrombosen
gleiche Manifestationen an den Coronar- und Hirngefäßen erwarten muß.
Das bedeutet, daß das Ergebnis der chirurgischen Maßnahmen nicht nur nach dem
Zustand der Extremität, sondern auch nach den postoperativen Komplikationen
(Herzinfarkt, Hirnerweichung durch Arterienthrombose) beurteilt werden muß.
Betrachten wir die Aufstellung von R. Gottlob nochmals, so ist das Ergebnis ent-
mutigend.

P. Sunder-Plassmann hat in seiner Monographie „Sympathikus-Chirurgie"
die noch offenen Fragen dieses Gebietes eingehend gewürdigt. Hinsichtlich der
Indikationsstellung bei den arteriosklerotischen Thrombosen der Extremitäten-
arterien, die Symptome wie „Ameisenlaufen" und „intermittierendes Hinken"
hervorrufen, ist er der Ansicht, daß man zwar durch cyclische temporäre Grenz-
strang-Blockaden „erheblich helfen" könne, daß er jedoch von Sympathicus-Operationen in solchen Fällen „durchweg abzusehen" pflegt. Die Beckenarterien-
Thrombosen werden in diesem Zusammenhang nicht gesondert behandelt oder
erwähnt. Im Kapitel „Endangiitis obliterans der Gliedmaßengefäße" seines
Buches macht der Autor immer wieder darauf aufmerksam, daß man mit der
Sympathektomie nicht zu lange warten solle, bis der Zustand der Patienten sich so
verschlechtert hat, daß auch die Sympathektomie nicht mehr helfen könne. Wenn
er auch eine scharfe Trennung des Indikationsbereichs (etwa: nur bei drohender
Gangrän oder nur bei Ruheschmerzen z. B.) nicht angibt, so man muß doch seinen
Ausführungen entnehmen, daß die unkomplizierte Claudicatio intermittens *keine*
Indikation zur Sympathektomie abgibt. Wir messen seinen Ausführungen ganz be-
sonderen Wert bei, da er sich auf eigene Erfahrungen an 510 sympathektomierten
Patienten stützt.

Während sich P. Sunder-Plassmann zu den thorakolumbalen Grenzstrang-Resektionen
nie entschließen konnte, empfehlen jüngst G. D. Lilly u. Mitarb. die „hohe" lumbale Sympathektomie, die infolge der Resektion des 12. thorakalen Ganglions jedoch zu den thorakolumbalen Sympathektomien gerechnet werden muß. Dabei müssen die distalen $^2/_3$ der 12. Rippe
reseziert werden. Die Autoren entschlossen sich zu diesem Vorgehen, da sie beobachtet
hatten, daß Hypertonie-Patienten nach thorakolumbalen Sympathektomien eine vollständigere
Sympathicus-Ausschaltung an den unteren Extremitäten aufwiesen, als es bei der lumbalen
Sympathektomie der Fall war. In ihrer Kasuistik berichten die Autoren über einen 47 jähr.
Mann mit trophischem Ulcus nach Amputation der nekrotischen 1. Großzehe. 1 Jahr vorher

war die „quadrilaterale" Sympathektomie durchgeführt worden. Wie der Schwitzversuch zeigte, war die sympath. Ausschaltung auf dem li. Bein unvollkommen, so daß sich die Autoren zur „hohen" lumbalen Re-Sympathektomie entschlossen. Der darnach angestellte Jod-Stärke-Schweißversuch bewies die nun totale Ausschaltung auch am li. Bein, was durch eine Abb. demonstriert wird. Das Ulcus heilte ab. Bei der klassischen lumbalen Sympathektomie lauteten ihre Ergebnisse: 27 gebessert, 8 ungebessert, 15 zweifelhaft, 31 gestorben.

Bei der „hohen" lumbalen Sympathektomie: 14 gebessert, 3 ungebessert, 1 zweifelhaft, 4 gestorben.

Bei der „hohen" Re-Operation nach vorheriger klassischer lumbaler Sympathektomie: 8 gebessert, 0 ungebessert, 1 zweifelhaft, 2 gestorben.

Diese Ergebnisse erzielten die Autoren bei peripheren Durchblutungsstörungen, ohne daß letztere nach ihrer Lokalisation differenziert wurden. Die Todesfälle ereigneten sich nicht während der operativen oder in der unmittelbaren postoperativen Phase.

Nach unseren Erfahrungen ist die lumbale Sympathektomie nur dann indiziert, wenn es sich um einen durch andere Maßnahmen nicht beeinflußbaren Ruhe- bzw. Nachtschmerz oder um oberflächliche Epitheldefekte mit fehlender Heilungstendenz handelt. Ist diese Situation gegeben, so muß abgewogen werden, inwieweit dem Patienten auf Grund seines kardialen und cerebralen Zustandes der Eingriff zugemutet werden kann. Einschränkend sei darauf hingewiesen, daß die lumbale Sympathektomie nicht in jedem Falle die Gewähr für eine Schmerzbefreiung oder für die Heilungsbeschleunigung von trophischen Störungen bietet; wir haben katamnestisch häufiger von sogenannten „paradoxen Effekten" der Sympathektomie gehört, die in einer Beschleunigung der Gangrän unmittelbar post sympathectomiam bestanden. Interessant ist die Einstellung von N. E. FREEMAN u. Mitarb. zur Sympathektomie im Hinblick auf die Schmerzbekämpfung: diese Autoren nennen die Restbeschwerden nach mehr oder minder plötzlicher Arterienthrombose "ischemic neuritis". Diese äußert sich in Ruheschmerz, Paraesthesien und Taubheitsgefühl. In einer Serie von 10 plötzlich eingetretenen Arterienthrombosen der unteren Extremität resezierten sie nach vorheriger arteriographischer Festlegung der Ausdehnung des obliterierten Segmentes dieses und konnten die Schmerzen bzw. Ruheparaesthesien dadurch günstig beeinflussen. Die Autoren sind der Ansicht, daß die Schmerzbesserung nicht durch eine Verstärkung der Durchblutung (eine solche konnten sie nicht nachweisen), sondern durch die Unterbrechung von Gefäßnerven erreicht wird. *Die lumbale Sympathektomie ist ihrer Ansicht nach in diesen Fällen kontraindiziert.*

Die Zahl der in den letzten Jahren von uns veranlaßten Sympathektomien ist sehr klein. Wie schon gesagt, kann man nur in einem gewissen Prozentsatz (der für den Einzelfall aber keine sicheren Anhaltspunkte gibt) mit einem positiven Effekt hinsichtlich Ruheschmerz und Heilungstendenz rechnen. Hinzu kommt, daß die Art des chirurgischen Vorgehens bei der lumbalen Sympathektomie und auch die Größe des Eingriffes (Schnittführung, extraperitoneale Manipulation) der *Thrombendarteriektomie* ähnlich sind; d. h. : bei der Wahl zwischen diesen beiden operativen Möglichkeiten, die in ihrer Belastung für den Patienten nicht sehr differieren, haben wir uns für die entschieden, die uns die Chance einer weitgehenden Wiederherstellung der Gefäßdurchgängigkeit bietet. Diese Chance ist bei der lumbalen Sympathektomie niemals vorhanden. Selbst wenn sich nach gelungener Rekanalisation eine sekundäre Thrombose der Arterie einstellen sollte, so ist durch die Entfernung der Intima und eines Teiles der Media und der organisierten Thrombusmasse eine Sympathektomie durchgeführt worden, die in ihren Auswirkungen (starke Erwärmung der Haut, Hitzegefühl der entsprechenden unteren Extremität) sehr der Arterienresektion ähnelt. Mit anderen Worten: Im Vergleich zur lumbalen Sympathektomie kann die Thrombendarteriektomie kaum enttäuschen, selbst dann nicht, wenn durch eine sekundäre Thrombose der Status quo ante operationem wieder erreicht ist.

Die Thrombendarteriektomie wurde von CID DOS SANTOS 1946/1947 als chirurgische Behandlungsmethode der arteriellen Thrombosen empfohlen. Inzwischen haben zahlreiche Chirurgen Erfahrungen auf diesem Gebiet machen können. Das Lager der „Erfahrenen" ist jedoch — wie so häufig — in Anhänger und Enttäuschte geteilt. Auf der einen Seite raten H. REBOUL, E. J. WYLIE und CID DOS SANTOS zu dem Eingriff und berichten über 1—2 jährige Dauerresultate, auf der anderen widerraten R. LERICHE, R. FONTAINE und DE WOLFE u. Mitarb. Wir möchten vorausschicken, daß es sich um ein noch junges Gebiet — kaum 7 jährig — handelt; die Autoren, die enttäuscht über sekundäre Frühthrombosen berichten und nach wenigen Fällen ihre operativen Bemühungen eingestellt haben, sind natürlich — was das Endresultat betrifft — den positiv Eingestellten, die ihre Jahresheilungen noch abwarten müssen, im Vorteil; denn man wird Berichten, die von 1 bis 2 jähriger Permeabilität rekanalisierter Arterien zeugen, entgegenhalten, daß das aber auch das äußerste an Erreichbarem wäre. Hätte man lange genug weiterbeobachtet, so wäre die Zahl der Spätthrombosen eine größere. Das Problem kann z. Z. nicht als gelöst betrachtet werden, da die Zahl der über 5 Jahre kontrollierten Patienten noch zu klein ist. Auf der anderen Seite berechtigen unsere Erfahrungen (R. KAUTZKY und wir) doch schon dazu, die Indikation zur Thrombendarteriektomie zu umreißen. Unabhängig davon kam E. J. WYLIE auf Grund seiner Operationsresultate zu den gleichen Schlußfolgerungen.

Die Thrombendarteriektomie hat ihre Domäne in den isolierten, kurzen Stenosen und Segmentthrombosen der Beckenarterien.

E. J. WYLIE vermutet, daß die Häufigkeit der Segmentthrombosen gerade in den Beckenarterien — im Gegensatz zu den langen Obliterationen der A. femoralis z. B. — damit zusammenhängt, daß die Beckenarterien in kurzen Abständen starke Äste abgeben. Aus der Pathologie wie auch aus der Klinik ist bekannt, daß die arteriellen Thrombosen lange Zeit vor der Stelle, an der eine starke Seitenarterie abgeht, haltmachen.

Auf die *Technik* der Thrombendarteriektomie sei hier nur kurz eingegangen, da sie nicht Gegenstand einer internistischen Betrachtung sein kann. Die Arterie wird über dem thrombosierten Bezirk incidiert; vorher werden durch Klemmen ober- und unterhalb Ligaturen gelegt. CID DOS SANTOS wie auch R. KAUTZKY legen 2 oder 3 kleinere Schnitte, H. REBOUL und E. J. WYLIE legen das Gefäßinnere durch einen fortlaufenden Schnitt frei. Sodann versucht man, mittels Sonde oder Pinzette die Schicht zu finden, in der sich die Media von der Intima und Thrombusmasse lösen läßt. In der Mehrzahl der Fälle erweist sich die der Intima zuliegende Mediaschicht als Intima-adhärent, so daß auch ein Teil der Media mit Intima und Thrombusmasse entfernt wird. Vorsichtig wird in der gefundenen Schicht nach distal und proximal vorgegangen; es gelingt dann meistens, eine wurstförmige Masse in toto aus dem Gefäß zu ziehen, deren Außenseite Mediaanteile bilden. Dann folgen Intima und Thrombus nach innen zu.

Gelegentlich (siehe Pat. Bu., S. 146, Abb. 45—47) erstrecken sich die Kalkplatten von der Media bis zur Adventitia, so daß bei ihrer Entfernung die Gefahr einer Defektbildung in der Adventitia entsteht. Man sollte von der radikalen Exstirpation solcher Kalkplatten Abstand nehmen und nur den Anteil resezieren, der das neugeschaffene Gefäßvolumen einengen könnte.

Nach der fortlaufenden Naht der Arterie und Abnahme der Klemmen überprüft man die Dichte der Naht und die Stärke des arteriellen Stroms im rekanalisierten Gefäßanteil.

E. J. Wylie warnt auf Grund von zwei eigenen sekundären Thrombosen davor, nach beendeter Arterien-Op. an den betreffenden Arterien Manipulationen anzustellen, da die Gefahr der sofortigen Thrombose sehr groß ist (siehe Pat. Bu. S. 146 und Pat. Moh. S. 150).

Zu vermeiden ist — was unsere Kasuistik bestätigt —, die Aorta oder die kontralaterale Arterie abzuklemmen. Wenn es sich auch um eine isolierte Thrombose nur kurzer Ausdehnung handelt, die der Op. unterzogen wird, erinnere man sich der Tatsache, daß der arteriosklerotische Prozeß im allgemeinen nicht lokalisiert ist, daß also Atherome mit Auflagerungen auch an den durchgängigen Arterien mit großer Wahrscheinlichkeit vorliegen. Durch das Quetschen der rigiden Arterien werden solche Auflagerungen leicht gelöst und führen zur embolischen Verschleppung mit ihren ernsten Folgen.

Während des Eingriffes wird die Koagulationszeit des Blutes durch Heparin-Gaben auf 20—30 min verlängert. 15—30 mg Heparin sind insgesamt im allgemeinen erforderlich.

Um postoperative Nachblutungen aus kleinsten Muskel- oder Hautgefäßen zu vermeiden, haben N. E. Freeman und R. S. Gilfillan wie auch E. J. Wylie die generelle, allgemeine Heparinisation verlassen und sind zur regionalen übergegangen. Dabei wird das Heparin nicht i.v. appliziert, sondern unterhalb der distalen Arterienklemme in das arterielle System gebracht; durch Kanülen wird ein Polyätylen-Katheter intraarteriell eingelegt, durch den Heparin gegeben wird. N. E. Freeman und R. Gilfillan haben eine Pumpe angegeben, die die Heparininjektion selbsttätig in rhythmischer Weise gestaltet. Diese Autoren führen die Heparintherapie bis 2 Tage post op. durch und setzen die Antikoagulantientherapie mit Dicumarol weitere 3—4 Wochen fort. Dagegen gab E. J. Wylie schon 1952 an, daß er bei den 4 letzten Thrombendarteriektomien auf die Antikoagulantien-Therapie in der postoperativen Phase verzichtet habe, ohne daß dadurch der Erfolg der Operation in irgendeiner Weise beeinträchtigt worden ist. Wir selbst verwandten bisher *Vetren* als Heparinpräparat *nur* während der operativen Phase und setzten es post op. ab; eine Therapie mit anderen Antikoagulantien wurde postoperativ von uns nie betrieben.

Wir sind — wie auch E. J. Wylie — der Ansicht, daß der Wert der Heparingaben während der Operation darin zu sehen ist, daß eine Thrombose in den distal von den Arterienklemmen liegenden Gefäßabschnitten vermieden wird. Durch die temporäre Ligatur der Arterien kann — soweit oberhalb wesentliche Kollateralen abgehen — der Blutstrom im Sinne einer Stase vermindert werden, so daß eine Thrombose begünstigt werden könnte. Diese Möglichkeit besteht theoretisch, jedoch haben wir ihre Verwirklichung nie erlebt. Kam es während der Operation zu neuerlichen Gefäßverlegungen, so handelt es sich immer um Embolien, die — wie bereits erwähnt — ihren Ursprung von Atheromen nahmen. Nur in dem Falle, wo aus Gründen der Blutstillung die temporäre Drosselung von starken Kollateralarterien notwendig ist, besteht die Gefahr einer Thrombose im distalen Abschnitt; diese Situation tritt jedoch selten ein.

Zwei Gründe veranlaßten Wylie, die Thrombendarteriektomie durch eine lumbale Sympathektomie der gleichen Seite zu ergänzen:

1. hält er es für wahrscheinlich, daß im Falle einer postoperativen Thrombose des rekanalisierten Segmentes oder im Falle einer sekundären, distal vom Operationsbereich gelegenen Thrombose die Ischämie und ihre Folgen durch die prophylaktische lumbale Sympathektomie gemildert würden;

2. wird durch die Sympathektomie die Gefäßperipherie weit gestellt. Hierdurch soll gewissermaßen ein „Sog" und eine schnellere Blutströmung durch das rekanalisierte Segment entstehen, letztere wirke wiederum einer evtl. postoperativen Thrombose des operierten Arterienteils entgegen.

Wesentlich für unsere Vorstellungen über den Dauererfolg einer Arterien-Rekanalisation sind die pathologisch-anatomischen Befunde, die vereinzelt vorliegen. Cid dos Santos und J. Horta berichteten 1952 über einen 41jähr. Mann, der 4 Wochen nach gelungener Thrombendarteriektomie der re. A. poplitea verstarb. Mikroskopisch zeigte sich auf der neugeschaffenen Innenfläche der durchgängigen A. poplitea eine dicke Schicht neutrophiler Granulocyten, die fest mit dem darunterliegenden Mediagewebe verbunden war. Die Zellen erschienen abgeplattet und ähnelten bereits solchen des normalen Endothels der Intima. U. Dembrowski hatte Gelegenheit, einen unserer von Doz. Dr. R. Kautzky operierten Patienten (Exitus durch Herzinfarkt 21 Tage nach gelungener Thrombendarteriektomie der li. A. femoralis) pathologisch-anatomisch zu untersuchen. Die operierte Arterie erwies sich als permeabel; in dem rekanalisierten Bereich war die Intima so erheblich verdickt, daß 8—15 Zellkerne nebeneinander lagen. Diese Schicht bestand aus jugendlichem Bindegewebe, das eine Abgrenzung zum Lumen hin durch Endothel zeigte. Die Tunica elastica war an einigen Stellen als kräftige Membran ausgebildet, an anderen Stellen brach sie ab und fehlte vollständig. Der Autor nimmt an, daß das Fehlen der Tunica elastica dadurch bedingt ist, daß der Operateur an der Grenzfläche der Elastica interna zur Intima oder zur Media eingeht. So wären die Defekte als Operationsfolgen zu deuten.

Wichtig ist der Befund, daß sich 3 Wochen post op. bereits eine *Intima neugebildet* hat!

Wir haben z. Z. den Eindruck, daß der Erfolg der Thrombendarteriektomie weniger von technischen Einzelheiten (ein oder mehrere Schnitte zur Freilegung der Thrombusmasse, Heparinisieren für die Dauer der Operation oder über mehrere postoperative Tage usw.) abhängig ist, als vielmehr von der Auswahl der zu operierenden Patienten. Wie E. J. WYLIE treffen wir nach folgenden Gesichtspunkten die Auswahl der operationstauglichen Patienten:

1. Alter nicht über 65 Jahre.

2. Keine klinischen (EKG, Konfiguration des Herzens, Belastungsteste) Hinweise für einen coronaren oder cerebralen (neurolog. psychiatr. Untersuchung) Gefäßprozeß.

3. Starke Beschwerden infolge der Durchblutungsstörung, die die Arbeitsfähigkeit beschränken.

4. Isolierter Verschluß oder Stenose ohne weitere distale arterielle Obliterationen; wir machen in diesem Punkt Ausnahmen, wenn die Gefäßstrecke zwischen dem proximalen und distalen Verschluß lang und frei von stenosierenden Prozessen ist und man erhoffen kann, daß trotz weiterbestehendem distalen (z. B. Femoralis-Verschluß) die Rekanalisation des proximalen (z. B. A. ilica communis-Thrombose) eine wesentliche Verbesserung der Durchblutung erreicht werden kann. In diesem Zusammenhang verdient die kasuistische Mitteilung von H. REBOUL und P. LAUBRY besondere Beachtung: Sie bilden 4 Photographien einer handtellergroßen Nekrose des Fußrückens und z. T. der Fußsohle eines 63jährigen Diabetikers ab, bei dem die Thrombendarteriektomie eines kurzen Verschlusses der A. femoralis durchgeführt wurde. $2^1/_2$ Monate nach diesem Eingriff hatte sich die ulcerierte Nekrose epithelisiert, was durch Abbildungen belegt wird. Daß es sich hier nicht nur um die Folgen der Segment-Obliteration der A. femoralis, sondern um die von weiter distal gelegenen Verschlüsse gehandelt hat, bedarf keiner weiteren Erörterung, da die Femoralis-Obliteration allein niemals zu Nekrosen Anlaß gibt. Obwohl die zu vermutenden distalen Obliterationen fortbestanden, wurden durch die Beseitigung des Femoralis-Verschlusses eine entscheidene Besserung der Durchblutung und damit die Abheilung der großen Nekrose erreicht. In gleicher Weise kann die Beseitigung einer Beckenarterien-Thrombose trotz Fortbestandes distaler Obliterationen (z. B. in der A. poplitea) zu günstigen therapeutischen Ergebnissen führen.

Folgende Punkte stellen eine Gegenindikation dar:

1. Alter über 65 Jahre (falls es sich nicht um ausnahmsweise rüstige Menschen handelt).

2. Angina pectoris (überstandene Herzinfarkte usw.).

3. Zustand nach cerebralem Insult (Blutung, Thrombose).

4. Andere Organerkrankungen ernsterer Natur (Tbc., hämatologische Morbi usw.).

5. Diffuse Verteilung des stenosierenden arteriellen Prozesses (aortographisch erfaßbar, siehe Abb. 12, 13, 14 u. 27). E. J. WYLIE macht darauf aufmerksam, daß man durch die Palpation einer harten, verdickten A. femoralis am bzw. unter dem Leistenband und vorliegendem isoliertem Beckenarterienverschluß den berechtigten Verdacht auf eine diffuse Manifestation des arteriosklerotischen Prozesses äußern kann.

Nach E. J. WYLIE sind die Spätresultate der Thrombendarteriektomie bei dem Femoralis-Ilica externa-Ilica communis-Verschlußtyp ungünstig, so daß er von dem Eingriff in diesem Falle abrät.

Es ist das Schicksal jeder neuen Methode, verschiedene Phasen der Popularität zu durchlaufen. Der anfänglichen, überschießenden Begeisterung folgt häufig die Ernüchterung; im Anschluß daran zeichnen sich die Grenzen der Anwendbarkeit ab. Diese Entwicklung hat auch die Thrombendarteriektomie durchgemacht und wir glauben, daß sie sich jetzt noch im Stadium der nicht abgeschlossenen Grenzziehung befindet. Von dieser noch nicht beendeten Indikations-Begrenzung hängen im hohen Maße die therapeutischen Erfolge ab. Im folgenden werden die Früh- und z. T. Spätresultate verschiedener Autoren aufgeführt, wobei wir nochmals unterstreichen möchten, daß es sich um Ergebnisse handelt, die in der Entwicklungsphase der Thrombendarteriektomie erzielt wurden; zu einer Zeit also, in der die Indikationsstellung mangels ausreichender Erfahrungen noch sehr weit gefaßt wurde.

CID DOS SANTOS berichtete 1949 über die erste, 1946 durchgeführte „Desobstruktion" der A. axillaris; die A. axillaris erwies sich bei einer Kontrolluntersuchung, die 2 Jahre nach der Operation angestellt wurde, als durchgängig. Weiterhin demonstrierte der Autor in der gleichen Arbeit die prä- und postoperativen Aortogramme eines Femoralis-Ilica externa-Verschlusses; bei diesem Patienten wurde die Rekanalisation der Arterie 3 Monate post op. aortographisch bewiesen.

H. REBOULs und P. LAUBRYs Fälle hatten eine Nachbeobachtungszeit von maximal 28 Monaten. Die Thrombendarteriektomie wurde bei *19* (!!) Aortenthrombosen 8mal mit dem Erfolg der völligen Rekanalisation durchgeführt. 7 Patienten verstarben unmittelbar oder längere Zeit nach der Op., bei 4 stellte sich eine sekundäre Thrombose des rekanalisierten Abschnittes früher oder später wieder ein. Von 6 Iléo-fémoral-Thrombosen wurde 3mal völlige Durchgängigkeit erzielt, 1 Patient verstarb, bei 2 Patienten kam es zu einer Früh- bzw. Spätthrombose des operierten Arterienabschnittes.

E. J. WYLIEs Ergebnisse lauten 1954 wie folgt: Von 62 Patienten, die der Thrombendarteriektomie unterzogen wurden, starben 8. Unter den 62 Patienten befanden sich 13 mit Verschlüssen der A. femoralis, die übrigen 49 hatten Beckenarterienthrombosen. Die Nachuntersuchung der 54 lebenden Patienten ergab 3—30 Monate post op.:

38 Patienten wiesen postoperativ keine Symptome einer arteriellen Durchblutungsstörung mehr auf; die vorher fehlenden Leisten- und Fußpulse waren wieder tastbar.

7 Patienten, die eine 2. arterielle Obliteration schon präoperativ distal von dem rekanalisierten Arterienabschnitt hatten, wurden wesentlich gebessert (siehe als Vergleich Pat. Ha., S. 142, Abb. 41 u. 42).

2 Patienten erlitten postoperativ eine Thrombose distal vom rekanalisierten Abschnitt, der selbst permeabel blieb.

4 Patienten zeigten eine postoperative Thrombose des thrombendarteriektomierten Arterienabschnittes.

3 Patienten wurden postoperativ einer Amputation unterzogen.

Die Todesursachen der 8 verstorbenen Patienten waren:

2 Patienten starben am 9. bzw. 20. postoperativen Tage an einer cerebralen Thrombose.

2 Patienten boten das typische Bild des "lower nephron"-Syndrom (toxische Nephrose), sie starben in der Urämie.

2 Patienten erlitten eine Nachblutung aus Operationsnahtstellen, an der sie verstarben.

1 Patient, bei dem die sonst ohne Komplikationen verlaufende Unterbindung der A. mesenterica caudalis zu einer Gangrän des Colon descendens geführt hatte, verstarb an den Folgen.

1 Patient erlitt einen Herzinfarkt, ohne daß präoperativ Zeichen einer stenosierenden Coronarerkrankung vorlagen.

Unter den 12 thrombendarteriektomierten Patienten von N. E. FREEMAN und R. S. GILFILLAN befinden sich 4 mit Beckenarterien-Thrombosen. Bei einem Patienten im Alter von 71 Jahren (!!) thrombosierte die rekanalisierte Strecke sofort, der Oberschenkel mußte abgesetzt werden. Bei einem weiteren, ebenfalls 71 jährigen kam es 4 Tage später zur sekundären Thrombose und zum Exitus. Die anderen 2 Patienten (62 bzw. 52 Jahre alt) mit einem Femoralis-Ilica externa- bzw. Ilica communis-Verschluß wurden mit rekanalisierten Arterien beschwerdefrei entlassen.

C. CRAFOORD und T. HIERTONN wie auch J. P. WEST u. Mitarb. demonstrieren je eine durch Thrombendarteriektomie beseitigte Aorten- bzw. Ilica-Stenose mit prä- und postoperativen Aortogrammen. Letztere wurden in jedem Falle 1 Monat nach der Operation angefertigt.

De Wolfe u. Mitarb. führten im ganzen 3 Thrombendarteriektomien bei Beckenarterien-Thrombosen durch; da nur 1 Patient als gebessert bezeichnet werden konnte, betrachten sie die Methode als „nicht zufriedenstellend" und lehnen sie vorerst ab.

Wir beschränken uns auf diese Literaturhinweise. Die Ergebnisse dieser Operation an unseren von R. Kautzky operierten Patienten lauten bisher: 7 Thrombendarteriektomien von Thrombosen der A. ilica externa führten 4mal zur (bisher) bleibenden Rekanalisation (1 Patient $1^3/_4$ Jahr, 2 Patienten 1 Jahr [siehe S.141—149], 1 Patient 4 Wochen nachbeobachtet). 1 Patient verstarb an einem cerebralen Insult bei Permeabilität der operierten A. ilica externa; bei 1 Patienten kam es zur sofortigen postoperativen, bei einem zweiten zu einer Spätthrombose im rekanalisierten Abschnitt ohne klinische Verschlechterung.

Bei 2 Obliterationen der A. ilica communis (siehe auch Abb. 41 u. 42, 45 — 47), die von R. Kautzky rekanalisiert wurden, wurde die Durchgängigkeit der operierten Arterien 1 Monat post op. klinisch und aortographisch bewiesen.

Die in der Literatur niedergelegten wie auch unsere eigenen Erfahrungen geben den von Cid dos Santos schon 1949 aufgestellten Regeln Recht: Je größer das Kaliber der rekanalisierten Arterie ist, um so geringer ist die Gefahr der sekundären Thrombose an gleicher Stelle. Das ist auch der Grund, weshalb die Beckenarterien-Thrombosen als besonders geeignet für die Thrombendarteriektomie von J. E. Wylie, Cid dos Santos und von uns betrachtet werden. Ebenfalls umriß Cid dos Santos schon 1949 den Indikationsbereich der zu rekanalisierenden Beckenarterien-Thrombosen, indem er sagte:

„Die Gefahrenzone einer rekanalisierten Arterienstrecke liegt im Hinblick auf die postoperative, sekundäre Lokalthrombose dort, wo der organisierte Thrombus endet und stärkere Wandveränderungen beginnen."

Das heißt: Je umschriebener eine Beckenarterien-Thrombose ist und je geringer die arteriellen Wandveränderungen proximal und distal ausgeprägt sind, um so größer ist die Chance, einen über Jahre dauernden Operationserfolg zu erzielen.

Die *freie Gefäßtransplantation* ist zweifelsohne auch nach R. Leriches Meinung die ideale Behandlung der Beckenarterien-Thrombosen. Bisher existieren nur einige wenige Erfolgsberichte. Als erster berichtete J. Oudot † 1951 über eine Frau von 51 Jahren, die einen totalen Aortenverschluß aufwies.

Die Patientin wurde am 14. 11. 1950 operiert: Es wurde eine menschliche Aortenbifurkation [entnommen am 21. 10. 50, konserviert in einer isotonischen Nährlösung (keine detaillierten Angaben) bei + 4°] nach Resektion der thrombosierten Aortenbifurkation eingesetzt. Die Kontrollaortographie zeigte am 16. 12. 1950, daß das Transplantat auf der li. Seite durchgängig, auf der re. dagegen thrombosiert war. Die li. Leistenarterie pulsierte stark, re. war ein Puls nicht sicher nachweisbar.

Inzwischen hat sich die Zahl der von J. Oudot † erfolgreich operierten Aortenthrombosen mittels Überpflanzung homologer Transplantate auf 5 erhöht. Dadurch ist bewiesen, daß dieser Weg gangbar ist; trotzdem wird die Zahl der für diesen Eingriff geeigneten Aortenthrombosen klein bleiben, denn die Mehrzahl dieser Patienten zeigen höchstgradige arteriosklerotische Manifestationen auch in anderen Gefäßprovinzen, so daß der große Eingriff mit einem noch größeren Risiko verbunden ist.

R. Fontaine hat bis Oktober 1952 4 Beckenarterien-Thrombosen mittels einer Venentransplantation nach Resektion der obliterierten Strecke operiert; bei

2 Patienten handelte es sich um eine Femoralis-Ilica externa-Thrombose. Die Spätresultate der 4 Fälle wurden bis auf einen nicht angegeben.

Bei diesem Patienten war im Juni 1950 die thrombosierte A. ilica externa li. reseziert worden und der entstandene Defekt durch eine Venentransplantation ersetzt worden. 2 Jahre später wird die erhaltene Permeabilität des Transplantates, die schon kurz nach der Operation durch den Nachweis des wiedergekehrten Leistenpulses li. und durch die erhöhten Oscillometerwerte evident war, aortographisch bewiesen. 5 Monate nach der Venentransplantation berichtete der Patient über eine neu aufgetretene Claudikatio re., der ebenfalls eine Thrombose der A. ilica externa re. zugrunde lag. Auf dieser Seite wurde eine Arteriektomie durchgeführt, da die Transplantation wegen der ungünstigen Wandverhältnisse technisch nicht durchführbar war. Das Ergebnis dieses Eingriffes wird gegenüber der venentransplantierten li. Seite als weniger gut bezeichnet.

R. E. Horton und E. M. Nanson gelang die Überbrückung einer Thrombose A. ilica externa; die Autoren resezierten die obliterierte Arterie und setzten ein Aortenstück (Aorta descendens eines 4 Jahre alten, verstorbenen Knaben) ein. Das Kontrollaortogramm des 64jährigen Patienten zeigte 3 Monate nach der Operation die wiederhergestellte „A. ilica externa"; klinisch wurde das ausgezeichnete Ergebnis 14 Monate überwacht: Der Patient hatte seine Ober- und Unterschenkelclaudikatio trotz stundenlanger Spaziergänge auch bei schnellerem Tempo nicht wieder verspürt.

In unserer Kasuistik ist ein Patient aufgeführt, dessen Ilica communis-Thrombose durch eine Venentransplantation (Vena ilica communis) von Prof. Dr. Lezius † erfolgreich überbrückt wurde. Das Ergebnis wurde aorto- und oscillographisch kontrolliert (siehe Abb. 50 u. 51, S. 151). Die Operation lag bei der letzten Untersuchung ein $^3/_4$ Jahr zurück.

P. Gauthier-Villars und J. Oudot † untersuchten 11 arterielle Homotransplantate, die zur Überbrückung von arteriellen Thrombosen für die Dauer von 4 Tagen bis 9 Monaten in situ verblieben waren. Sie stellten fest, daß sich eine Intima aus dem Fibrin neu bildet, das sich auf der Oberfläche des Transplantates niedergeschlagen hat, während die Media frei von cellulären Elementen bleibt. In letzterer findet sich eine amorphe Substanz, die zum Teil durch elastische Fasern ersetzt wird.

Im allgemeinen wird sich der Operateur erst nach Freilegung der in Frage kommenden Gefäßstrecke entscheiden können, ob eine Transplantation (Vene oder Homotransplantat) oder eine Thrombendarteriektomie das Günstigere ist. Diese Entscheidung hängt in hohem Maße von der Länge der Obliteration und von dem Zustand der Arterienwandungen ober- und unterhalb der Thrombose ab.

Weiterhin ist von großer Bedeutung, ob dem Operateur eine Gefäßbank zur Verfügung steht oder ob die Venae ilicae ihrer Verfassung nach transplantabel sind. Da die Konservierungsmethoden homologer Transplantate von großer Wichtigkeit sind, seien sie an dieser Stelle kurz skizziert. G. Petry und K. Bätzner geben folgende von K. Bätzner und G. Grupp entwickelte Methode als beste hinsichtlich der Erhaltung der Lebensfähigkeit des Transplantates an:

Aufbewahrung des Transplantates in einer arteriellen Blutkonserve bei einer Temperatur von 0—4° C, wobei das Blut alle 4 Tage durch frisches ersetzt werden soll. Dadurch können die Transplantate bis zu 19 Tagen lebend aufbewahrt werden.

Weitere Methoden sind:

1. Konserve, aus modifizierter Ringerlösung bestehend, mit 10%igem homologen Serum bei — 4° C.

2. Konservierung in 4%igem Formalin.

3. Konservierung in homologem Serum.
4. Konservierung in Blutkonserven.
5. Konservierung durch Einfrieren bei — 70°.
6. Konservierung in absolutem Alkohol.

Kommen bei Bestehen einer Gangrän restaurierende Gefäßoperationen nicht in Frage, so treten die konservativen lokalen Behandlungsmöglichkeiten in den Vordergrund. Da dieses Gebiet besonders dem nicht chirurgisch tätigen Arzte häufig fremd bzw. wenig vertraut ist, werden im folgenden die Grundzüge einer solchen langwierigen, viel Geduld vom Patienten und Arzt verlangenden Behandlung geschildert.

Wir stützen uns hierbei vor allem auf die großen Erfahrungen von S. S. Samuel, die in seiner Monographie niedergelegt sind.

Nach diesem Autor sind Allgemeinmaßnahmen wie strengstes Rauchverbot, absolute Bettruhe, Horizontallagerung der Beine und Einwickeln der ganzen Extremität in Watte von größter Wichtigkeit. Der Watteverband soll nur zur Besichtigung der Nekrose lokal — höchstens 1 mal am Tage — gelöst werden. Abgesehen von Analgetica und Sedativa, die dem Grad der Schmerzen angemessen verordnet werden müssen, sind nach S. S. Samuel Gaben von *Whisky* in täglichen Dosen von 30 cm³ und mehr am wirkungsvollsten. Weiterhin empfiehlt der Autor intravenöse 2%ige NaCl-Injektionen bis zu 300 cm³ täglich. S. S. Samuel rät von allen mechanischen Maßnahmen wie intermittierenden venösen Stauungen wie auch von chirurgischen Eingriffen (Sympathektomie, paravertebrale Novocain-Blockaden des lumbalen Sympathicus) ab. Die aseptische Behandlung der Nekrosen (sterile Gummihandschuhe, sterile Instrumente) wird von ihm nachhaltig unterstrichen, da sie nach seiner Erfahrung meistens vernachlässigt würde. Antiseptische Puder sind indiziert.

Hat sich unter dieser Behandlung die Nekrose demarkiert, ist eine Trennungslinie zwischen abgestorbenem und lebendem Gewebe zu erkennen, so müssen die nekrotischen Teile vorsichtig chirurgisch unter Schonung des gesunden Gewebes abgetragen werden, am besten unter Penicillinschutz oder unter Verwendung eines anderen Antibioticum von noch breiterem Wirkungsspektrum. Von einer Lokalanaesthesie ist wegen der gesteigerten Verletzlichkeit des gesund erscheinenden Gewebes abzusehen, zumal die nekrotischen Partien gefühllos sind. Das entstandene Ulcus wird täglich mit Wasserstoff-Superoxyd-Lösungen und Chloramin-Lösungen sauber gespült. Anschließend wird das Ulcus mit Penicillinpuder bedeckt.

Daß über diese Lokalbehandlung der Allgemeinzustand des Patienten (Blutbild, Blut-Eiweiß-Spektrum, Ernährung usw.) nicht vergessen werden darf, sei nur kurz vermerkt.

Es hängt vorwiegend vom Grad der häufig zur Nachtzeit auftretenden Schmerzen des Patienten ab, ob die Demarkation der Nekrose abgewartet werden kann, oder ob man sich zur Amputation des Unter- bzw. Oberschenkels — letzteres ist bei weitem das häufigste — schon vor der Demarkation entschließen muß. Wir gehen auf die Amputationstechnik nicht ein, da es sich hierbei um ein spezielles chirurgisches Thema handelt. Hingewiesen sei jedoch auf die Erfolge der Eisanaesthesie, die vor der Amputation zur Vermeidung stärkeren Eiweißzerfalles, stärkerer Toxinämie und zur Verminderung der Narkosemittel neuerdings Anwendung gefunden hat. A. Lautner berichtete kürzlich über 54 Amputationen wegen arteriosklerotischer Gangrän.

Bei 42 Patienten genügte die Eisanaesthesie bei der Amputation, so daß kein weiteres Anaestheticum verwandt zu werden brauchte. Bei 10 Fällen wurde etwas Lachgas zusätzlich gegeben, in 2 Fällen war ein Ätherzusatz notwendig. Wie schon französ. Chirurgen berichteten, kann durch Verwendung der Eisanaesthesie die Operationsmortalität, die bekanntlich bei diesen Amputationen infolge der meist vorhandenen allgemeinen Arteriosklerose-Manifestationen sehr hoch liegt, bemerkenswert gesenkt werden. Immerhin verstarben von den 54 Patienten, über die A. Lautner berichtete, 11 innerhalb der ersten 10 Tage post op., weitere 4 in den nächsten 3 Wochen post op.

Zur Eisanaesthesie, die als weitere positive Wirkung ein sofortiges Nachlassen der Schmerzen aufzuweisen hat, ist eine mit Zinkblech ausgeschlagene Kiste erforderlich, in die das ganze Bein gelagert wird. Letzteres wird mit kleinen Eisstücken umgeben. Wir haben eine Kiste mit doppelter Zinkwand bauen lassen, so daß das Eis nicht mit der Haut in Berührung kommen kann; das Eis wird oben eingefüllt, ein unten angebrachter Hahn kann das Eiswasser abfließen lassen. Wichtig ist, daß der Zinkhohlraum, in dem das Bein liegt, vorher desinfiziert wurde, damit eine Infektion der Nekrose vermieden werden kann. Auf diese Weise wird das Bein 4—5 Std. ante op. unterkühlt auf etwa + 8 bis 10°.

Bestehen unerträglich starke Schmerzen, ohne daß sich Nekrosen oder gangränöse Ulcerationen gebildet haben, so fällt es schwer, sich zur Ablatio der Extremität zu entschließen.

Wir verweisen in diesem Zusammenhang auf unseren Patienten Gerk. (S. 136, Abb. 33a und 33b): Außer einer intensiven, Erysipel-artigen Rötung aller Zehen und der Vorderfüße bestanden keine trophischen Störungen ernsterer Natur. Wir konnten uns daher zur Absetzung beider unterer Extremitäten in Oberschenkelhöhe nicht entschließen und stellten nach Hinzuziehung von Doz. Dr. KAUTZKY die Indikation zur bds. Tractotomie (Durchschneidung des Tractus spinothalamicus im thorakalen Myelon), in der Erwartung, den Patienten 1. schmerzfrei zu machen und 2. durch diesen Eingriff eine evtl. Durchblutungssteigerung zu erzielen. Der Patient verstarb im „arteriosklerotischen Marasmus"; retrospektiv ist es schwierig, zu entscheiden, ob er die bds. Ablatio femorum überstanden hätte. Nach der Tractotomie war der Patient völlig schmerzfrei hinsichtlich der Ruheschmerzen beider Füße. Decubiti am Gesäß, an den Fersen und Waden — z. T. bedingt durch herabgesetzte arterielle Durchblutung dieser Partien — entwickelten sich im Verlauf der notwendigen postoperativen Bettruhe und führten zu einer Sepsis, der der Patient erlag.

Weitere Erfahrungen mit dieser Methode haben wir nicht gemacht; handelt es sich um einseitige Schmerzzustände, so würden wir heute eher zu dem kleineren Eingriff der Amputation raten.

Hinsichtlich der Wirksamkeit subcutaner oder intramuskulärer O_2-Insufflationen proximal oder in die Umgebung von Ulcerationen können wir nur auf Literaturberichte verweisen, da uns eigene Erfahrungen fehlen; SCHERER, WUERMELING und LÖW berichteten kürzlich über eine Beschleunigung der Abheilungsvorgänge, wenn sie mehrere 100 cm³ subcutan oder intramuskulär bis zur Bildung eines luftkissenartigen Polsters insufflierten. Demgegenüber warnen MUNDINGER, PHILIPP und UMBACH gerade bei nekrotischen Gewebsdefekten vor der lokalen und intraarteriellen O_2-Anwendung, da es im Anschluß daran häufig zu einer längeren Abdrosselung des arteriellen Blutstroms kommt; hierauf hat auch RATSCHOW aufmerksam gemacht, daß nämlich nach dem anfänglichen Schmerz in der gesamten Extremität eine Abblassung der Haut und ein Schwinden der evtl. vorher tastbaren Pulse für 10—15 min Dauer zu beobachten sind. Bei Wiederholungen sollen sich diese Reaktionen jedoch in ihrer Intensität und zeitlichen Dauer abschwächen. Wir haben bisher an Patienten mit Nekrosen, die anderen Ortes mit O_2-Insufflationen behandelt wurden, nicht den Eindruck gewonnen, daß die Abheilungsvorgänge durch diese Maßnahme wirksam unterstützt und die Rezidivfreudigkeit günstig beeinflußt worden wären, doch ist die Zahl dieser von uns gesehenen Fälle zu klein, um ein Urteil abgeben zu können.

XIII. Die Begutachtung der Beckenarterien-Thrombosen.

Am Anfang dieser Betrachtung müssen wir die Festellung machen, daß wir die Ursachen, die zur Thrombose einer Beckenarterie führen, im allgemeinen nicht kennen. Wir wissen, daß der Thrombose eine Veränderung der Arterienwand vorausgeht, die wir Arteriosklerose nennen. Von letzterer ist bekannt, daß sie bei hypercholesterinämischen Krankheiten wie Diabetes mellitus, Nephrose, genuine Hypercholesterinämie usw. vorzeitig und besonders intensiv ausgeprägt vorkommen kann. Tierexperimentell kann eine Arteriosklerose *ohne* Thrombose durch eine fett- und cholesterinreiche Kost erzeugt werden.

Diese Kenntnisse können uns bis heute nur die Vorstellung vermitteln, daß der arteriosklerotischen Wandveränderung u. a. ein Stoffwechselprozeß im Bereich der Lipo- und Glykoproteide zugrunde liegt.

Bei gutachterlichen Fragestellungen käme es also 1. darauf an, Faktoren ausfindig zu machen oder auszuschließen, die eine Störung im Lipo- und Glykoproteid-Stoffwechsel hervorrufen könnten.

Die Frage nach der Entstehung der Thrombose ist das 2. Problem, mit dem sich der Gutachter beschäftigen muß. Auf diesem Gebiet sind unsere Kenntnisse derart gering, daß man — wenn man von exogenen Gewalteinwirkungen absieht — nur ein „nescio" äußern kann.

Das Unwissen um die eigentlichen Ursachen hat Begriffe wie „angeborene" oder „erworbene" Disposition entstehen lassen. So wird gern von einer „anlage-bedingten" Erkrankung gesprochen. Im Falle der arteriosklerotischen Wand-veränderung ist zuzugeben, daß das menschliche Arteriensystem mit einer Arterio-sklerose reagieren kann. Insofern haben wir alle die „Anlage", die man wohl ge-meinhin als „angeborene Anlage" zuerkennen muß.

Bezogen auf die arteriosklerotische Wandveränderung sagt somit der Begriff „anlagebedingt" nicht viel aus.

Daß die Thrombose einer arteriosklerotisch veränderten Arterie auf einer „erworbenen" oder „angeborenen Anlage" beruht, würde bis heute eine Behaup-tung darstellen, deren Beweis noch aussteht. Wir sind deshalb der Ansicht, daß man derartige Formulierungen vermeiden sollte.

Da wir die einzelnen ursächlichen Faktoren, die zu einer Atherothrombose der Beckenarterien führen, nicht übersehen, wäre die Frage zu diskutieren, ob es Konstellationen gibt, unter denen das Auftreten von Beckenarterien-Thrombosen häufiger angetroffen wird, als es gemeinhin zu erwarten wäre.

So könnte man die Häufigkeitszahlen arterieller Thrombosen im Beckengebiet verschiedener Völkerschaften, die unter anderen klimatischen und anderen Er-nährungsbedingungen sowie unter anderen körperlichen und seelischen Belastun-gen in einem bestimmten Zeitraum lebten, miteinander vergleichen. Leider liegen bis heute größere Statistiken nicht vor, so daß sich ein solcher Vergleich nur mit größter Vorsicht ziehen läßt. Im Kapitel über die totale Thrombose der Aorta abdominalis machten wir schon darauf aufmerksam, daß wohl die größte Zahl der diagnostizierten Fälle publizistisch verwertet wurde, da der Aortenverschluß durch das groteske Paradoxon: schwerste pathologisch-anatomische Veränderungen gegenüber relativ spärlichen klinischen Symptomen das besondere Interesse jedes Beobachters hervorruft. Bei der Durchsicht des Weltschrifttums darf man also erwarten, ein dem wirklichen Vorkommen ähnliches Bild anzutreffen.

Vergleichen wir den Prozentsatz von M. STAEMMLER u. Mitarb., die in Deutsch-land 4 Aortenthrombosen auf 1738 Sektionen fanden, mit dem der schwedischen Autoren H. TEIR und T. GRAMROTH, die 11 Aortenthrombosen bei 1388 Sektionen nachweisen konnten, so könnte man zu der Ansicht gelangen, daß die deutschen Lebensbedingungen der letzten 15 Jahre (diesen Zeitraum muß man wohl für die Entstehung einer Aortenthrombose im allgemeinen annehmen) im Vergleich zu den schwedischen für die Entstehung von Aortenthrombosen konstellativ ungünstiger lagen. Zumindest läßt sich der Schluß daraus ziehen, daß die Aortenthrombose in Ländern, die weder Kriegseinflüssen noch Nahrungsmitteleinschränkungen unterworfen waren, in gleichem Prozentsatz vorkam. Weitere Zahlen aus Australien, den USA usw. der gleichen Jahre sind auf S. 58 angegeben. Daß evtl. die *fehlende* Nahrungsmitteleinschränkung und somit der höhere Fettverbrauch in Schweden die höhere Thrombosezahl erklären könnte, sei erwähnt; wir sind auf diese Dinge bereits auf S. 101 u. 102 eingegangen.

Wir dürfen vermuten, daß die Zahlen der Beckenarterien-Thrombosen in den europäischen und amerikanischen Ländern keine große Differenz aufweisen. Es ist danach nicht wahrscheinlich, daß die besonderen Lebensbedingungen, unter denen sich die deutsche Bevölkerung in den letzten 10 Jahren befand, als wesentliche ursächliche Faktoren in Frage kommen.

Wir haben klinisch nicht den Eindruck gewinnen können, daß schwere Infektionskrankheiten wie Ty., Tbc., Fleckfieber, Ruhr usw. als Wegbereiter von Beckenarterien-Thrombosen eine Rolle spielen. Die Lues dagegen kann ein ursächlicher Faktor sein, was allerdings von V. F. Pataro u. Mitarb. für unwahrscheinlich gehalten wird.

In diesem Zusammenhang sei erwähnt, daß nach D. Sinapius Intimaödem und Intimaquellung an der Aorta gerade bei den schweren Infektionskrankheiten seltener gefunden wurden, als es bei anderen Grundkrankheiten der Fall war. Ein kausaler Zusammenhang zwischen Infektionskrankheit und Beckenarterien-Thrombose ist somit weder vom klinischen noch pathologisch-anatomischen Standpunkt als gesichert zu betrachten, er kann nicht „mit überwiegender Wahrscheinlichkeit" in der Gutachterpraxis angenommen werden.

J. A. Covey u. Mitarb. beschrieben eine Thrombose der A. femoralis li. und wandständige Thromben an der Aorta abdominalis bei einem Mann, der an Trichinose ad exitum gekommen war. Trichinen wurden weder in den Thromben noch in den Gefäßwänden nachgewiesen. Die Ehefrau des Verstorbenen, die ebenfalls der Trichinose erlag, wies keine entsprechenden Gefäßveränderungen auf, so daß man wohl Arterienthrombose und Trichinose als ein mehr zufälliges Zusammentreffen auffassen muß.

Unter den Einflüssen, die sich *verschlimmernd* auf einen Beckenarterien-Prozeß auswirken können, ist nach unserer Erfahrung an 1. Stelle das schwere, den ganzen Körper erschütternde Trauma zu nennen.

In diesem Zusammenhang sei an das füı die operative Technik der Thrombendarteriektomie Gesagte erinnert: Es kann selbst bei vorsichtigem Abklemmen mit gepolsterten Klemmen zur Ablösung von Thromben und deren embolischer Verschleppung kommen. Wylie machte darauf aufmerksam, daß schon leichte Manipulationen der rekanalisierten Arterien sekundäre Thrombosen hervorrufen können.

Trifft ein solches Trauma auf ein bereits stenosiertes arteriosklerotisches Gefäßsystem, so kann aus der Stenose ein kompletter Verschluß resultieren: Entweder werden thrombotische Auflagerungen von weiter proximal liegenden Atheromen abgerissen und führen zur Verlegung des arteriellen Restlumens distal liegender Arterienabschnitte, oder das Trauma ruft eine Intima-Blutung hervor. In beiden Fällen ist das Trauma als „richtunggebende Verschlimmerung" aufzufassen. Richtunggebend insofern, als sich aus dem evtl. traumatischen Segmentverschluß eine ascendierende Thrombose entwickeln kann. Letztere kann den Verschluß wichtiger, proximal von dem Segmentverschluß abgehender Kollateralarterien verursachen. A. M. Boyd und R. P. Jepson z. B. sehen die Ursachen von

2 Thrombosen der A. ilica externa einmal in einem direkten Trauma (Schlag auf den Unterbauch durch herabfallenden schweren Baumast bei einem 28jährigen), zum anderen in einem indirekten (wiederholte starke Exkursionen im Hüftgelenk bei einem 23jährigen Kurzstrecken-Sprinter).

Wir haben in unserer Gutachtertätigkeit den Eindruck gewonnen, daß das Trauma als verschlimmernde Ursache einer Beckenarterien-Thrombose wenig berücksichtigt wird. Folgende Ursachen sind hierfür verantwortlich zu machen:

1. Die Patienten berichten bei Thrombosen der Aa. ilicae communes und internae häufig über einen isolierten Hüft- bzw. Oberschenkelschmerz: Dieser wird durch die Durchblutungsstörung der Hüft- und Gesäßmuskulatur, deren Versorgung die Äste der A. ilica interna bewerkstelligen, hervorgerufen. Dieser Beschwerdetyp ist als Zeichen einer arteriellen Durchblutungsstörung noch weitgehend unbekannt. Erfahrungsgemäß werden in solchen Fällen Lendenwirbelsäule und Hüftgelenke, Knie- und Fußgelenke einer gründlichen orthopädischen und röntgenologischen Untersuchung unterworfen, ohne daß sich dabei Erklärungsmöglichkeiten für die geklagten Beschwerden finden lassen.

2. Ist der Mehrzahl der Gutachter nicht geläufig, daß Traumen, wie Sturz auf das Gesäß, Überfahrenwerden, stumpfe Unterbauchverletzungen usw. bei einem arteriosklerotischen Gefäßsystem eine Thrombose verursachen können. Die traumatische Entstehung eines Aneurysmas ist wesentlich bekannter; KL. D. EBBINGHAUS beschrieb kürzlich einen 51jähr. Patienten mit Aneurysma der Bauchaorta, dessen Entstehung auf einen 10 Jahre zurückliegenden schweren Unfall bezogen wurde. Der Patient berichtete, daß seit diesem Unfall das li. Bein kälter als das re. sei; Angaben über die Durchblutungsverhältnisse der li. unteren Extremität oder der li. Beckenarterien wurden nicht gemacht.

Es existiert eine reichhaltige Kasuistik über die traumatische Entstehung von Aneurysmen der Bauchaorta; Berichte über aneurysmatische Erweiterungen der übrigen Beckenarterien sind selten, da diese in der Beckenhöhlung der Palpation unzugänglicher sind. Nimmt man an, daß äußere, stumpfe Gewalteinwirkungen zu einer Zerreißung der Aortenwandschichten trotz der geschützten Lage der Bauchaorta führen können, so dürfte es auch berechtigt sein, derartigen Einwirkungen eine Bedeutung beim Zustandekommen der Beckenarterien-Thrombosen zuzubilligen. Das Trauma muß bei schon bestehenden arteriosklerotischen Wandveränderungen kein unbedingt schweres sein; ein Ausgleiten mit Sturz auf das Becken kann ausreichen, die arterielle Stenose in eine Obliteration zu überführen.

In diesem Zusammenhang seien die 4 Fälle von Beckenarterien-Stenosen bzw. -Thrombosen erwähnt, die von GILFILLAN, JONES, ROLAND und WYLIE wegen der Ähnlichkeit ihrer Folgen mit neurologischen Erkrankungen diskutiert werden; von diesen 4 Fällen hatten nicht weniger als 3 kurz vor Auftreten der ersten Beschwerden ein Trauma (Sturz auf einen Bahndamm, Sturz aus 6 Meter Höhe, Autounfall) erlitten! Die Zusammenhangsfrage wird von den Autoren nicht berührt.

Wir führten bereits früher aus (siehe Kapitel über die Thrombose der A. ilica externa), daß sich die Beckenarterien-Thrombosen sehr häufig auf dem Boden einer ascendierenden Femoralisthrombose entwickeln. Liegt ein solcher Fall vor, so ist auch zu bedenken, ob ein Trauma für die A. femoralis-Thrombose — dem Ausgangspunkt der Beckenarterien-Thrombose — ursächlich in Frage kommt. G. E. MAVOR wie auch A. M. BOYD u. Mitarb. vermuten auch dann die traumatische Genese einer Femoralisthrombose, wenn anamnestisch und befundmäßig keine Hinweise für ein erlittenes Trauma vorliegen. Wir würden bei gutachterlichen Entscheidungen nicht so weit gehen. Immerhin sei auf die traumatische Entstehung der A. femoralis-Thrombose aufmerksam gemacht, da gerade sie eine wesentliche Rolle in der Pathogenese der Beckenarterien-Thrombosen spielen kann.

G. ARNULF u. Mitarb. bewiesen tierexperimentell, daß Kontusionen der A. femoralis zu Veränderungen führen, die denen der spontanen Endangitis obliterans sehr ähnlich sind. Arteriographisch und histologisch wurden Wandauflagerungen bzw. Thrombosen gefunden. Die Autoren erwähnen, daß sich gelegentlich eine traumatisierte Arterie arteriographisch nicht darstellen läßt, woraus nicht der Schluß gezogen werden könne, daß sie thrombosiert wäre; in solchen Fällen beobachteten die Autoren eine spastische Verengerung der Arterie bei erhaltener Durchgängigkeit. Dieser Befund entspricht dem „segmentären Gefäßkrampf" KÜTTNERS; es ist möglich, daß dieser Gefäßkrampf bei längerem Bestehen eine Thrombose nach sich zieht.

Häufig steht der Gutachter vor der Frage, ob Kälteeinflüssen der Wert eines kausalen Faktors beigemessen werden kann. Handelt es sich um Gefäßverschlüsse der Beckenarterien ohne solche der unteren Extremitäten, ist dieser Zusammenhang wohl immer abzulehnen. Denn, wollte man diese als Kälteschadenfolge anerkennen, müßte man Thrombosen anderer Gefäßprovinzen, die ähnlich geschützt wie die Beckenarterien liegen, z. B. Coronarthrombosen, in entsprechenden Fällen auch auf die Kälteeinwirkung beziehen.

Schwieriger ist die Entscheidung, ob der Femoralisverschluß, der später zu einer Beckenarterien-Thrombose führte, Folge einer Kälteschädigung sein kann. WIETING, HECHT, FLÖRCKEN, FUCHSIG, SUNDER-PLASSMANN und RATSCHOW wie auch wir stehen auf dem Standpunkt, daß eine Kälteschädigung der Arterien auf das Gebiet beschränkt bleibt, das der Kälteeinwirkung unmittelbar ausgesetzt war. Schreitet eine arterielle Kälteangiopathie über diesen Bezirk nach proximal fort, so nehmen wir an, daß es sich um eine selbständige, evtl. durch die Kälteschädigung verschlimmerte Gefäßerkrankung handelt, die in keinem Kausalzusammenhang (die Verschlimmerung ausgenommen) mit dem Kälteschaden steht. H. G. MERTENS und H. WINDUS beschrieben 1952 eine Femoralisthrombose bei einem 29jährigen Mädchen; da diesem Fall prinzipielle Bedeutung beigemessen werden könnte, sei er auszugsweise referiert:

Die 29jährige zog sich als Nachrichtenhelferin in Rußland 1942 eine Erfrierung 2. Grades der li. Zehen zu. Sie war damals 19 Jahre alt und hatte vorher keine ernsteren Erkrankungen durchgemacht. Die Kältenekrosen heilten nach 4 wöchiger Lazarettbehandlung ab. 2 Jahre später machte sich eine li. seit. Wadenclaudikatio bemerkbar. 7 Jahre später kam es zu einer Gangrän der li. 5. Zehe im Anschluß an eine operative Nagelentfernung; die 5. Zehe mußte amputiert werden. 1950 stellte man anläßlich einer periarteriellen Sympathektomie der li. A. femoralis fest, daß das Gefäß nicht einmal Bleistiftstärke besaß und nur sehr schwach pulsierte. 1951 fanden MERTENS und WINDUS arteriographisch einen typischen Femoralisverschluß li.

Es ist zweifelsohne bemerkenswert, wenn bei einer 29jährigen Frau ein Femoralisverschluß festgestellt wird, und es ist in diesem Falle schwer, dem früher erlittenen Kälteschaden *keine* ursächliche Bedeutung beimessen zu wollen, obwohl die Thrombose der A. femoralis fern vom Orte der unmittelbaren Kälteeinwirkung liegt und sich zwischen der thrombosierten A. femoralis und den frostgeschädigten Zehen permeable Arterien wie A. poplitea, und A. fibularis finden. Um die Femoralisthrombose zu erklären, müßte man annehmen, daß infolge Kälteschädigung des Fußes Toxine gebildet wurden, die zu einer selektiven Schädigung der A. femoralis und der Aa. tibiales ant. und post. unter Auslassung der A. poplitea und A. fibularis geführt haben. Eine uns wenig wahrscheinlich anmutende Erklärungsmöglichkeit für die Thrombose der A. femoralis wäre, daß es infolge der früher durchgeführten periarteriellen Sympathektomie der A. femoralis zu einer operativen Schädigung mit nachfolgender Thrombose gekommen ist (z. B. größere Blutung eines Femoralisastes, der die temporäre Unterbindung der A. femoralis notwendig machte). Nähere Angaben, ob die operative Freilegung der A. femoralis komplikationslos verlief, finden sich in der Mitteilung von MERTENS und WINDUS nicht. Wir erwähnen diese Möglichkeit, weil wir anläßlich aortographischer Kontrollen von Patienten, bei denen anderen Ortes zum Zwecke der Femoralis-Arteriographie eine Freilegung der A. femoralis und A. profunda femoris durchgeführt worden war, gelegentliche Verschlüsse der A. femoralis oder A. profunda femoris feststellten, ohne daß in den Operationsberichten Vermerke über zeitweilige Unterbindungen oder andere Komplikationen zu lesen waren.

Unserer Erfahrung nach kann trotz der oben genannten, sehr interessanten Beobachtung von MERTENS und WINDUS die Kälteschädigung des Fußes generell nicht auf eine Femoralis- und evtl. Beckenarterien-Thrombose bezogen werden.

Weder im Weltschrifttum noch in unserem eigenen Material finden sich Hinweise, nach denen man eine Beckenarterien-Thrombose als Folge einer Intoxikation (Pb, Cu, Zi, As, Lösungsmittel, Insektengifte oder Schädlingsbekämpfungsmittel) betrachten müßte.

Abschließend möchten wir betonen, daß die medizinische Begutachtung auf der ärztlichen Empirie basiert. Wir halten es für durchaus möglich, daß Zusammenhangsfragen, die heute noch mangels ausreichender Erfahrungen auf diesem Gebiet *theoretisch* abgelehnt oder anerkannt werden, mit zunehmender Erfahrung eine andere Deutung erfahren können.

XIV. Kasuistik.

Fall 1: Beispiel für eine akute arterielle Thrombose und für das klinische Bild zweier different lokalisierter Thrombosen der gleichen Seite (Abb. 19, 20a u. b).

Name: Kothe., Erwin; 59 Jahre alt. — *Beruf:* Beamter.

Diagnose: Obliteration der re. A. ilica externa von 7 cm Länge; Einengung des Lumens der A. ilica externa re. vom Abgang aus der A. ilica communis re. bis zum Verschluß. Verschluß der re. A. femoralis (im unteren Drittel) und der re. A. poplitea.

Familien-Vorgeschichte: Vater mit 62 Jahren an Herzasthma und Herzschlag, Mutter im gleichen Alter an Gehirnschlag gestorben. Diabetes, Jugend- und Altersbrand in der Familie nicht vorgekommen.

Eigene Vorgeschichte: Als Kind Di., Masern, Scharlach, Keuchhusten. 1913 Gonorrhoe, Lues negiert. 1915 in Rußland Ruhr mit blutigen Stühlen für die Dauer von 4 Wochen. 1915 Lungenriß li. infolge Verschüttung durch Volltreffer. 1923 Gelbsucht. 1930 Ischialgie li., kein Rezidiv seitdem, nur gelegentlich Hexenschuß.

Zur jetzigen Erkrankung: Am 16. 7. 1952 kniete der Pat. in der Garage auf dem Zementboden u. reparierte sein Motorrad. Beim Wiederhochkommen aus dieser Stellung plötzlicher Wadenschmerz re.; das re. Bein — von der Leiste bis zum Fuß — war eiskalt. Um wieder Gefühl in das Bein zu bekommen, ging er im Garten hin und her, bewegte das Bein im Kniegelenk, ohne daß sich der Zustand änderte. Die Schmerzen besserten sich im Verlauf von 14 Tagen, doch mußte er nach 200 m Gehstrecke bei Spaziergangtempo wegen re. seitiger Wadenschmerzen stehenbleiben. Wurde 10 Wochen in einem auswärtigen Krankenhaus mit Niconacid und Tonsillektomie ergebnislos behandelt. Im Nov. 1952 percutane Arteriographie re.: Obliteration der re. A. femoralis — A. poplitea (Abb. 20b).

Angiologisch: Leistenpuls re. eine Spur schwächer als li. Fußpulse re. nicht tastbar. Li. Pulse der Aa. dorsal. ped. u. tibial. post. gut fühlbar.

Hauttemperatur: Raumtemperatur 22°. — Großzehen-Grundglied: re. 29,6°; li. 31,1°. — Fußrücken-Mitte: re. 32°; li. 32,8°. — Malleolus internus: re. 31°; li. 31°.

Oscillographie: Abb. 19.

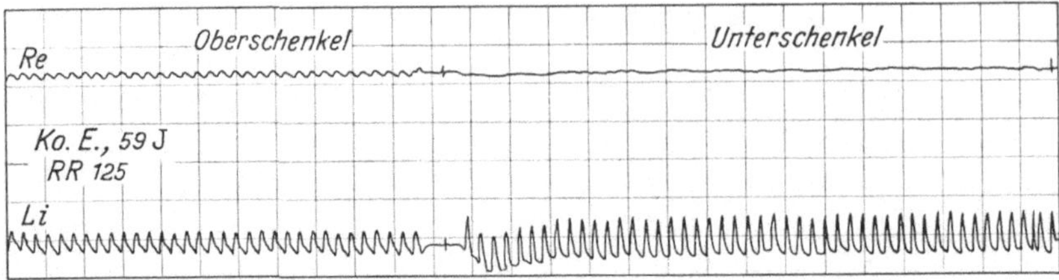

Abb. 19. Bei einem Manschettendruck von 125 mm Hg wurden jeweils beide Oberschenkel und beide Unterschenkel zusammen oscillographiert. Entsprechend den Oscillometerwerten (siehe Text) liegt bereits an den Oberschenkeln eine deutliche Differenz zu Ungunsten re. vor: Durch den Verschluß der re. A. ilica externa sind die Ausschläge am re. Oberschenkel deutlich — etwa um die Hälfte gegenüber li. — reduziert. Am Unterschenkel sind die Amplituden der Ausschläge li. höher als am Oberschenkel li.; auf diese häufig zu beobachtende Diskrepanz (trotz gleicher Meßbedingungen), die durch die verschiedene Muskelmasse am Ober- und Unterschenkel zu erklären ist, wurde bereits aufmerksam gemacht (siehe Kapitel „Oscillometrie"). Der Femoralis-Poplitea-Verschluß re. macht sich oscillographisch durch die praktische Aufhebung der Oscillationen am re. Unterschenkel deutlich: Denn diese müßten — ohne Verschluß — analog zu den linksseitigen Verhältnissen höher als die Oberschenkelwerte liegen.

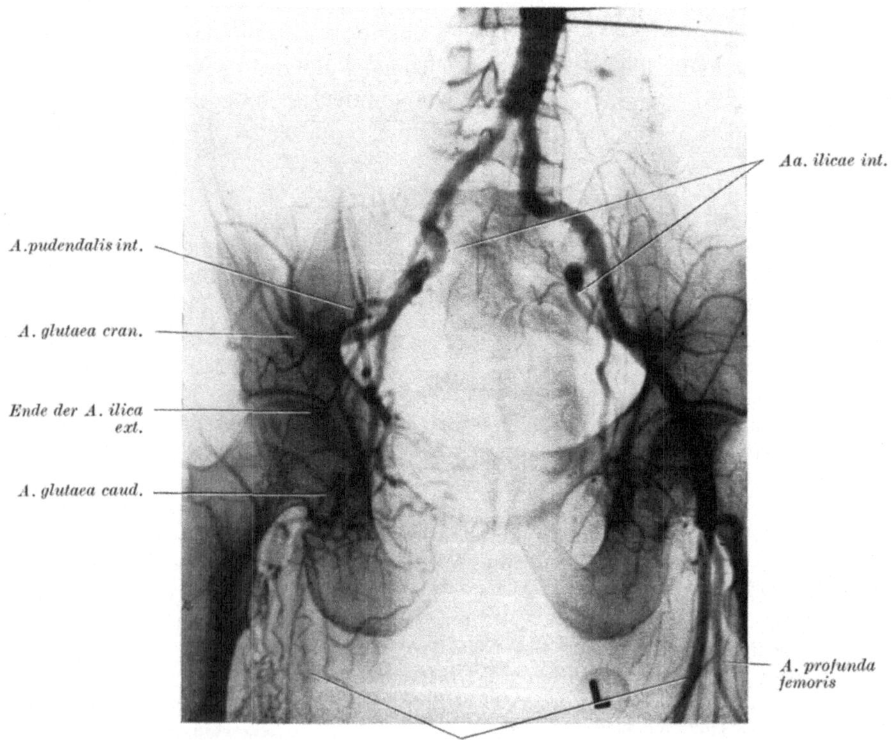

Abb. 20a. Die re. A. ilica externa ist in ihrem ganzen Verlauf kalibermäßig reduziert (vgl. li. A. ilica externa); kurz vor Beginn des Verschlusses (siehe Hinweislinie „Ende der A. ilica ext.") erkennt man eine kolbige Auftreibung des Gefäßlumens = „präobliterative Dilatation". An der Überbrückung der A. ilica externa-Thrombose sind wiederum alle 3 Äste der A. ilica interna beteiligt, deren kompensatorische Erweiterung im Vergleich zur li. Seite besonders augenfällig ist. Die A. glutaea caudalis ist auf beiden Seiten stark ausgebildet, während sie sonst im allgemeinen kalibermäßig hinter der A. pudendalis int. zurücktritt.

Oscillometrie: *Oberschenkel*

	RR	Oscill.		RR	Oscill.
re.	140	8	*li.*	140	30
	120	10		120	30
	100	10		100	40
	80	10		80	40
	60	8		60	35

Unterschenkel

	RR	Oscill.		RR	Oscill.
re.	140	2	*li.*	140	35
	120	2		120	40
	100	3		100	45
	80	3		80	45
	60	2		60	40

BSG 8/20. — Wa.R. und M.Kl.R. im Blut negativ. —
Urin u. Sed. o. B., Rotes u. weißes Blutbild o. B.

Neurologisch: ASR re. nicht auslösbar.

Fall 2: Beispiel für das Syndrom bei Stenose der Aortenbifurkation und Thrombose der re. A. poplitea.

Name: Claus., Ernst; 53 Jahre alt. — Prot. Nr. 18029/54.

Beruf: Behörden-Angestellter.

Diagnose: Stenose der Aortenbifurkation, Einengung beider
Aa. ilicae communes. Verschluß der re. A. poplitea (Abb. 21—23).

Familien-Vorgeschichte: Sein Vater ist mit 45 Jahren an
einem Herzfehler, seine Mutter mit 84 Jahren an Altersschwäche gestorben. 1. Ehefrau des Patienten an offener
Lungen-Tbc. gestorben, die eigenen Kinder waren ebenfalls
lungenkrank. Diabetes mellitus, Alters- oder Jugendbrand
in der Familie nicht vorgekommen.

Eigene Vorgeschichte: Kinderkrankheiten nicht erinnerlich.
Seit 1943 langsam sich verstärkende Wadenschmerzen re.
nach Wegstrecken von 100—200 m. Charakter: krampfartig.
Er ist nach 200 m zum Stehenbleiben gezwungen. 1944 erkrankte er an einer Diarrhoe, der behandelnde Arzt habe
diagnostisch eine Ruhr in Erwägung gezogen. 1947 machte
er eine li. seitige Lungenentzündung durch. 1952 erlitt er
einen re. seitigen Knöchelbruch infolge Motorradunfalles.
1952 im Dezember plötzliches Kribbeln u. Kältegefühl im
li. Fuß, etwas später Schmerzen. Fuß u. Unterschenkel
wurden bis zum Knie weiß. Massieren u. Wärmeanwendung
brachten keine Besserung des Zustandes. Aufnahme in ein
auswärtiges Krankenhaus. Arteriographie bds. zeigte Einengung der re. A. femoralis durch atheromatöse Auflagerungen und *fraglichen* Abbruch der Gefäßfüllung in der li.
A. poplitea. Unter Periduralanaesthesie, 1%igem Novocain + Priscol + Hydergin intraartiell verlagerte sich die
Demarkationslinie der Hautblässe am li. Unterschenkel nach
distal, normale Durchblutung des li. Fußes wurde erzielt.

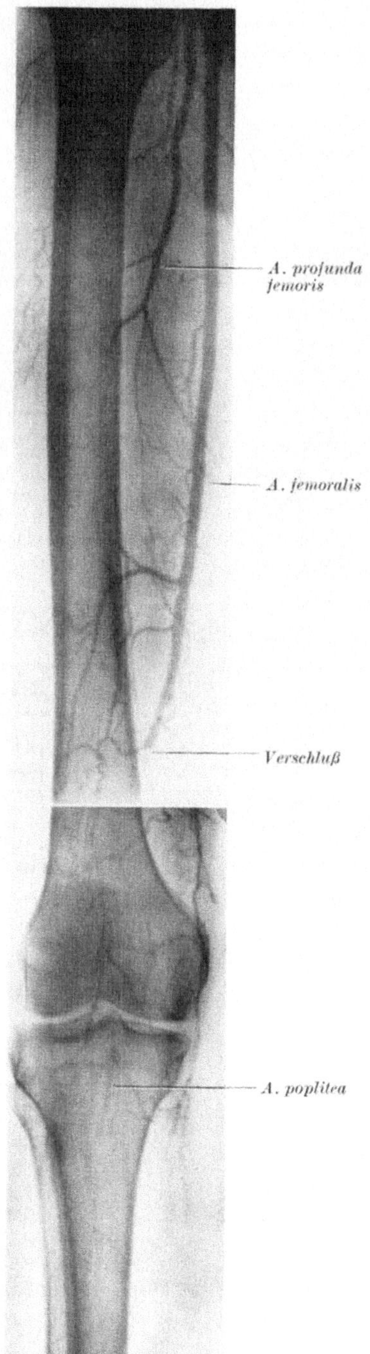

Abb. 20b. Der Verschluß betrifft
das distale Drittel der A. femoralis und die proximalen $^2/_3$ der
A. poplitea. Letztere ist schwach
gefüllt eben zu erkennen.

Pathologische Befunde: Astheniker in mäßigem AZ. — Größe: 167 cm. Gewicht: 58,2 kg.

Herz: Auskultatorisch u. röntgenologisch o. B. RR 145/85. — EKG: P = 0,08″ verkürzt.— PQ-Strecke fehlt. — QRS = 0,10″ an der oberen Grenze der Norm. — ST 2 + 3 gesenkt zu biphas. T 2 + 3. — Urteil: WPW-Syndrom. Störung des Erregungsrückganges.

Angiologisch: Der li. Leistenpuls ist gegenüber re. deutlich abgeschwächt. Fußpulse sind bds. nicht tastbar.

Oscillographie: Abb. 21.

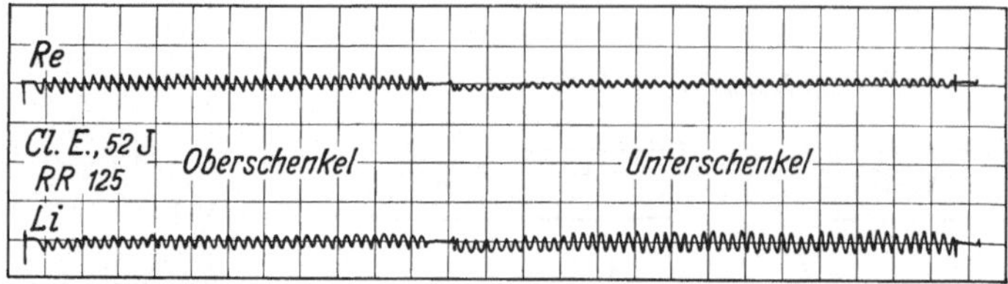

Abb. 21. Die Ausschläge zeigen an den Oberschenkeln keine wesentlichen Differenzen; die Unterschiede sind auch oscillometrisch minimal (siehe Text), so daß man annehmen kann, daß sich die Stenosen beider Aa. ilicae communes graduell u. funktionell gleichen. Während die Oscillationen am li. Unterschenkel in charakteristischer Weise höher als die des li. Oberschenkels sind, erkennt man am re. Unterschenkel herabgesetzte Ausschläge: Diese sind durch den arteriographisch nachgewiesenen Verschluß der re. A. poplitea vermindert.

Oscillometrie: *Oberschenkel*

	RR	Oscill.		RR	Oscill.
re.	145	11	li.	145	12
	135	11		135	15
	125	11		125	15
	115	12		115	15
	105	12		105	15
	95	12		95	14
	85	11		85	12
	75	11		75	11

Unterschenkel

	RR	Oscill.		RR	Oscill.
re.	145	2	li.	145	12
	135	2		135	14
	125	2		125	15
	115	2		115	15
	105	3		105	15
	95	3		95	15
	85	3		85	13
	75	3		75	10

Hauttemperatur: Raumtemperatur 22°. — Großzehen-Grundglied: re. 26,3°; li. 26,7°. — Fußrücken-Mitte: re. 30,2°; li. 31,3°. — Malleolus internus: re. 29,8°; li. 32,2°.

Wa. R. u. M. Kl. R. im Blut negativ. — BSG 13/38. — Rotes u. weißes Blutbild unauffällig.

Beschwerdetyp: Nach etwa 200 m Gehstrecke setzen krampfartige Schmerzen in der re. Wade ein, die beim Weitergehen in den re. Oberschenkel übergehen. Weder in der li. Wade noch im li. Oberschenkel verspürt er Beschwerden.

´Auskultatorisch: Reine Herztöne oberhalb des Nabels im oberen Epigastrium über der Aorta. Unterhalb des Nabels (Bifurkationshöhe)´Systolicum, das über den Unterbauch bds. in die Leistenarterien fortgeleitet wird und fauchenden Charakter hat. Es ist auf beiden Seiten in gleicher Stärke hörbar.

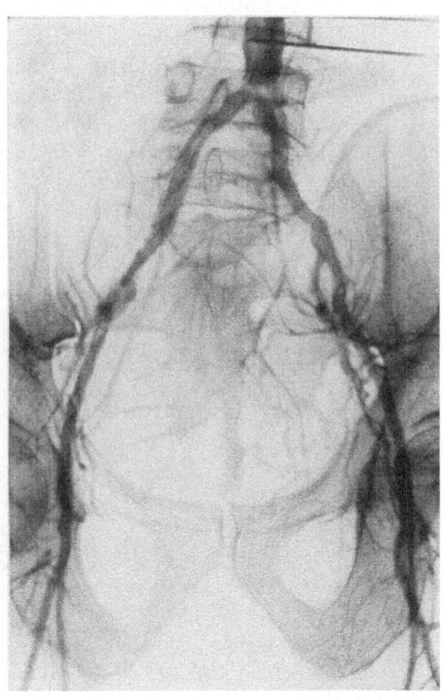

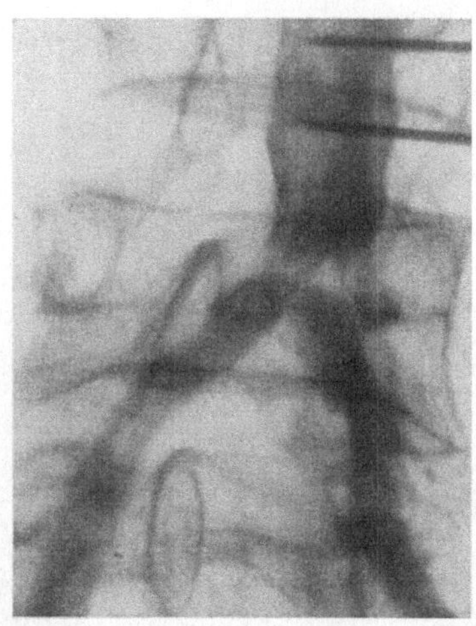

Abb. 23. Ausschnitt-Vergrößerung von Abb. 22. Von der li. A. ilica communis springt ein „Zapfen" nach lateral. Dieser Kontrastmittelfleck liegt offenbar zwischen 2 Atheromen und ist ein Maßstab für die ursprüngliche Gefäßweite!

Abb. 22. Konzentrische Einengung des Aorten-Lumens an der Bifurkation mit Stenosierung beider Aa. ilicae communes.

Fall 3: Beispiel für eine diffuse, obliterierende, „akute" Arteriosklerose der cerebralen, coronaren und peripheren Gefäßprovinzen mit schneller Progredienz. Hämodynamisch gesehen: Inkomplette „umgekehrte Isthmusstenose" (Abb. 24a u. b u. 25).

Name: Schm., Walter; geb. 31. 5. 09. — Prot. Nr. 11109/53.

Beruf: Berufssoldat.

Diagnose: Zustand nach Herz-Hinterwandinfarkt. Obliteration der re. A. carotis comm., ext. u. int. Zustand nach Prozeß an beiden Aa. central. retinae (Zentral-Arterien-Embolie). Stenose der re. A. ilica communis; Obliteration der li. A. femoralis.

Familien-Vorgeschichte: Vater mit 58 Jahren nach 3 Schlaganfällen, Mutter an einem Herzleiden †. 3 Schwestern herzleidend, 1 Bruder an Lungen-Tbc. †, 1 Bruder gesund. Ehefrau und Sohn des Pat. gesund. Zucker, Fettsucht, Jugend- oder Altersbrand in der Familie nicht vorgekommen.

Eigene Vorgeschichte: Als Kind Masern, Scharlach, Pneumonie bds. u. Kopfekzem. Mit 20 Jahren Berufssoldat, bei allen Untersuchungen o. B. 1929 Holzsplitter einer Platzpatrone aus dem re. Oberschenkel entfernt. 1941 Verletzung u. Verbrennung durch Phosphor-Granate am li. Ellenbogen u. li. Oberschenkel. Nach 18 Monaten Lazarettbehandlung Abheilung bis auf ein Ulcus am li. inneren Knöchel, das durch eine Plastik 1946 geschlossen wurde. 1942 bei Bettruhe durch einen Hustenstoß plötzl. Schmerz in der Herzgegend mit Ausstrahlung in den Nacken, Schulter u. li. Arm. 1947 plötzl. Schwindelanfall ohne Bewußtseinsverlust, damals klinisch als Folgen der Mangelernährung gedeutet. 1951 beim Rückwärtsdrehen des Kopfes Schwindel, Bewußtseinsverlust für mehrere Stunden u. anschließend Sprachverlust sowie Hemiparese li. 1953 plötzl. Verlust des Sehvermögens bds., das sich re. nach 3 Std. wieder einstellte, li. aber unverändert blieb.

Pathologische Befunde: Reduz. AZ. — Größe 178 cm; Gewicht 63,2 kg. Aa. carotides ext. u. int. sowie commun. re. nicht pulsierend, li. o. B.

EKG: Tiefes Q 2 + 3 in Extremität. Ableit., ebenfalls in V 8,9 + 10 sowie in Ableit. D im NEHBschen Herzdreieck. — RR um 105/70, 95/70. — Pulse der re. A. radialis u. brachialis nicht, li. sehr schwach fühlbar. Leistenpuls re. nicht, li. mäßig gefüllt tastbar. Fußpulse bds. nicht tastbar.

Gesamt-Cholesterin i. S. 316 mg-%, freies 81 mg-%, gebundenes 235 mg-%. Elektrophorese: α_2 mit 10,3% erhöht, sonst unauffällig. BSG 6/15. Wa.R. u. M. Kl. R. im Blut $\emptyset$. — Blutzucker-Nüchternwert: 100 mg-%. Urin-Zucker nicht nachweisbar.

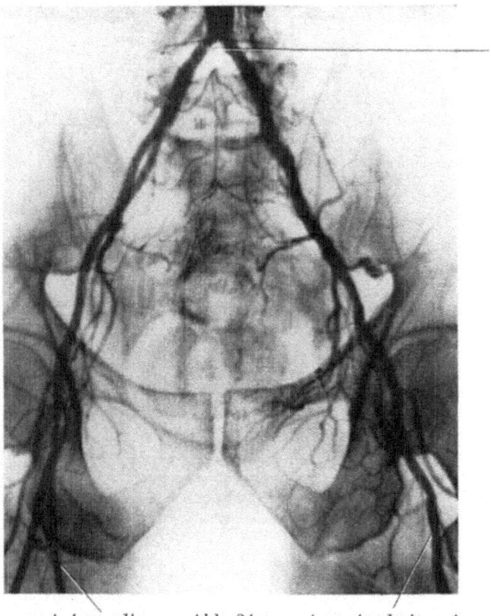

Stenose der A. ilica communis

A. femoralis   Abb. 24a.   A. profunda femoris

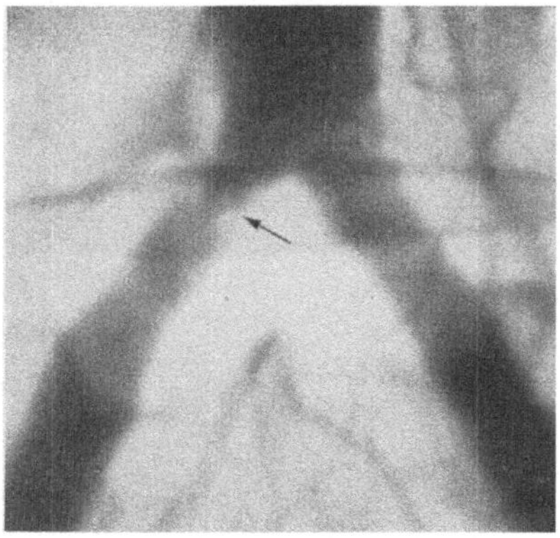

Abb. 24b.

Abb. 24a. Einengung des Lumens der re. A. ilica commun. mit umschriebener Stenose; Obliteration d. li. A. femoralis.

Abb. 24b. Vergrößerter Teilausschnitt von Abb. 24a. Man erkennt, daß die Stenose der re. A. ilica commun. offenbar durch eine zirkuläre Wandveränderung (Plaque?) bedingt ist (siehe Pfeil). Auf der Leeraufnahme kalkdichte stippchenförmige Fleckschatten im Verlauf der Aortenbifurkation.

Therapie: Resektion der re. oblit. Carotisgabel u. Stellatum-Resektion li. (Neurochirurg. Abteil. d. Neurolog. Univ.-Klinik Hamburg-Eppendorf). Danach Nachlassen des Schwindels, subjektiv gut gebessertes Befinden.

Ophthalmolog.: Visus von Handbewegung 50 cm auf 1/36 li. gebessert, re. Visus unverändert 5/35.

Histolog.: Lumen der re. Carotis int. von kernloser, fädiger, eosinfärbbarer Grundsubstanz ausgefüllt, letztere von der Intima aus durch Fibroblasten teilweise durchsetzt. Zellansammlungen um den Vasa vasorum. (Neuropatholog. Institut der Neurol. Univ.-Klinik, Doz. Dr. KALM).

Lipoproteide i. S.: $\alpha_1 = 28,7\%$; $\beta = 71,3\%$ (normal).

Hirnelektrische Untersuchungen (EEG): Das EEG muß als noch normal bezeichnet werden, es enthält keine sicheren Seitendifferenzen, die auf eine intermittierende Zirkulationsstörung bezogen werden könnten (Neurolog. Univ.-Klinik Hamburg-Eppendorf).

$^1/_2$ Jahr später: Das klinische Bild hat sich insofern geändert, als der Patient seit etwa 3 Monaten unter JACKSON-Anfällen leidet. Diese betreffen die ganze li. Körperseite (Gesicht, Arm u. Bein) u. äußern sich in klonischen Zuckungen ohne Bewußtseinsverlust. Sie treten regelmäßig und leicht provozierbar dann auf, wenn sich der Patient plötzlich aus der horizontalen in die vertikale Lage begibt oder aus sitzender Stellung abrupt hochkommt; sie dauern 30 sec im Mittel. — Die re. seit. Claudicatio intermittens macht sich verstärkt bemerkbar, da die schmerzfreie Gehstrecke kürzer geworden ist. Tast- u. Auskultationsbefund der Leistenpulse unverändert, Oscillometerwerte an den unteren Extremitäten ebenfalls.

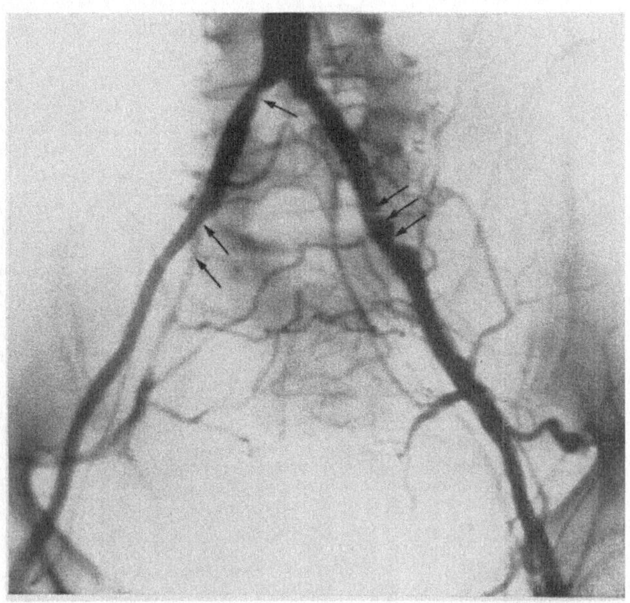

Abb. 25. Die Kontrollaortographie ($^1/_2$ Jahr später als die Aortographie, deren Bild Abb. 24a u. b zeigen) macht deutlich, welche Progredienz diesem fast universellen obliterierenden Gefäßprozeß („akute Arteriosklerose"?) eigen ist. Der einzelne Pfeil weist auf die schon bekannte Stenose der re. A. ilica communis, die sich zwar in ihrer Form, nicht aber in ihrem Grad geändert hat. Die beiden Pfeile (⇉) deuten auf die re. A. ilica interna und auf das Intimapolster am Abgang des Gefäßes. Das Kaliber der re. A. ilica interna ist im ganzen reduziert (vgl. die $^1/_2$ Jahr zurückliegende Abb. 24a); ihre Äste, die mit den Zweigen der *li.* A. ilica interna anastomosieren, sind gegenüber damals stärker im Kaliber und erreichen fast den Querschnitt ihres Stammgefäßes. Die 3 Pfeile (⇶) kennzeichnen 2 neuaufgetretene Intimapolster, die stark in das Lumen der li. A. ilica communis bzw. externa vorragen. Der Stamm der li. A. ilica interna projiziert sich wie auch auf Abb. 24a auf die li. A. ilica externa.

Fall 4: Beispiel für umschriebene, arteriosklerotische Stenose der A. ilica communis und Thrombose der A. cerebri anterior (Abb. 26).

Name: Schu., Willi; geb. 2. 10. 98. — Prot. Nr. 233 u. 7478/53.

Beruf: Zigarrenhändler.

Diagnose: Stenose der A. ilica commun. li. infolge Arteriosklerose oblit. Verschluß der re. A. cerebri ant. mit angedeuteter spast. Hemiparese li. *Autoptisch* hochgradige stenosierende Arteriosklerose der Hirnbasis- und Herzkranzarterien.

Familien-Vorgeschichte: Vater an unbekannter Ursache mit 68, Mutter mit 67 Jahren an Herzerkrankung gestorben. Weder Zuckerkrankheit noch Jugend- oder Altersbrand in der Familie. Keine Tbc.- oder Ca-Fälle.

Eigene Vorgeschichte: Nie ernstlich krank gewesen, hat viel Sport getrieben und war immer sehr belastungsfähig. 1952 Extraktion eines beherdeten Oberkieferzahnes, anschließend Entfernung aller Oberkieferzähne. 2—3 Tage später einseit. Gesichtslähmung u. Doppelsehen. Nach einer Lumbalpunktion in einem auswärtigen Krankenhaus angeblich Kältegefühl, Schwäche u. Schmerzen im li. Fuß.

Pathologische Befunde: Zentrale mimische Facialis-Parese li. BHR li. deutlich abgeschwächt. Dysdiadochokinese li. — Babinski-Neigung li.

EKG: Normtyp. Sinusrythmus um 85/min. T 2 in Nullinie angedeutet wechselsinnig. Breites u. tiefes Q 3 sowie spitz negatives T 3 bei konvex überhöhtem ST 3. Urteil: Zustand nach Hinterwandinfarkt ?

Herz nach Form u. Größe o. B., RR 160/90. Schattendichte Aorta.

Leistenpuls li. deutlich schwächer als re., Puls der A. dorsalis ped. li. nicht tastbar. Lautes Systolicum über der li. Leistenarterie.

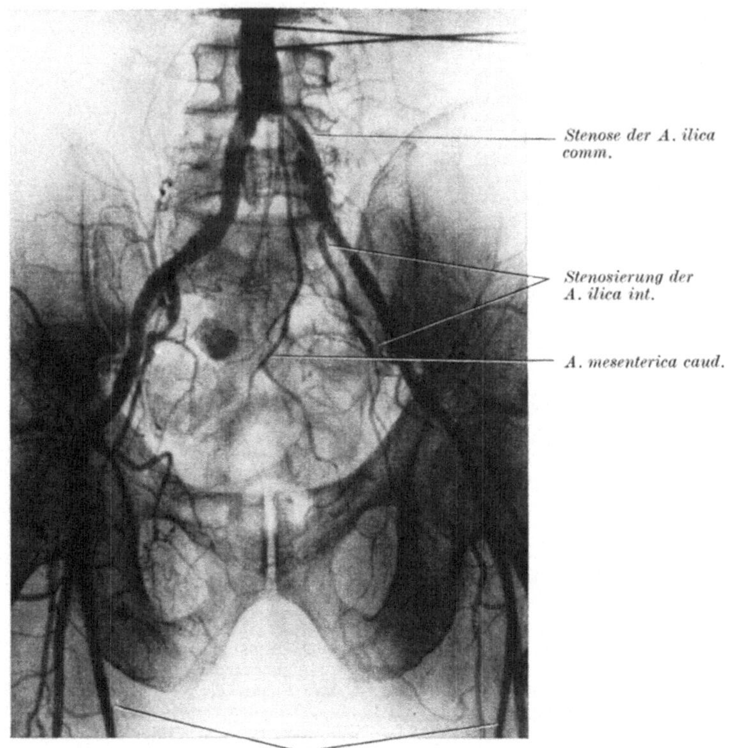

Abb. 26. *Aortogramm:* Hochgradige Stenose der A. ilica commun. li. — Man erkennt, daß offenbar starke Intimapolster das Lumen einengen. Die A. ilica int. li. erscheint gegenüber der rechten im ganzen eingeengt u. unregelmäßig konturiert.

Oscillometrie: Oberschenkel re. 30; li. 8. — Unterschenkel re. 25—30; li. 8—10.

Hauttemperatur: Malleolus int. re. 34,2°; li. 33,9°. — Fußrücken-Mitte: re. 33,9°; li. 33,2°.— Großzehen-Grundglied: re. 33,6°; li. 33,4°.

Arteriographie li. (percutane Punktion der li. A. femoralis) zeigt normale Verhältnisse an Ober- u. Unterschenkelarterien li.

Wa. R. im Blut u. Liquor ϕ, M. Kl. R. mehrfach zweifelhaft, später ϕ.

Bei der Operation (Operateur Prof. Dr. A. Lezius †, Dir. der Chirurg. Univ.-Klinik Hamburg-Eppendorf) erscheint die li. A. ilica communis durch Kalkbröckel in einer Ausdehnung von 5 cm verschlossen. Entfernung des Verschlußmaterials zeigt, daß die Adventitia mit einbezogen ist. Anastomosierung der A. ilica externa re. u. li. mittels eines Stücks der Vena ilica communis. Nach Beendigung der Operation ist der li. Leistenpuls kräftig und seitengleich gegenüber re. fühlbar.

Histolog.: Hochgradige sklerotische Verdickung der Intima mit Einlagerungen von Kalk und von Knochengewebe (Path. Inst. d. Univ. Hamburg-Eppendorf, Dir. Prof. Dr. Krauspe). Exitus infolge infiziertem Retroperitoneal-Hämatom.

Autoptisch: Hochgradige Arteriosklerose der Aorta u. der großen Körperarterien. Stenosierende Arteriosklerose der Hirnbasis u. Herzkranzarterien.

Fall 5: Beispiel für eine diffuse stenosierende u. obliterierende Arteriosklerose im Bereich der Becken- und Oberschenkelarterien (Abb. 27).

Name: Nieleb., Ernst; 49 Jahre. — Poliklin. Nr. 3575/53.

Beruf: Maschinist.

Diagnose: Stenosierung beider Aa. ilicae communes, li. mehr als re. Ausgedehnter Verschluß der re., kleinerer der li. A. ilica externa. Einengung des Lumens der li. A. ilica externa Verschluß beider Aa. femorales.

Familien-Vorgeschichte: Ernstere Erkrankungen unbekannt. Zuckerkrankheit, Fettsucht, Herz- oder Gefäßkrankheiten angeblich nicht vorgekommen.

Eigene Vorgeschichte: Kinderkrankheiten nicht erinnerlich. 1935 Gonorrhoe. 1947 Panaritium der re. Daumens. 1950 Operative Entfernung einer histologisch gutartigen Geschwulst am li. Rippenbogen.

Zur jetzigen Erkrankung: Seit etwa 3 Jahren krampfartige Wadenschmerzen bds. nach längerem Gehen. Seit 1953 machen sich die gleichen Beschwerden auch in beiden Oberschenkeln bemerkbar; letzteres tritt nur dann ein, wenn er trotz Wadenschmerzen weitergeht. Seit 1953 haben sowohl der Geschlechtstrieb als auch die Stabilität der Erektion abgenommen. Zur Zeit könne er nur 100 m langsam schmerzfrei gehen, danach sei er durch die Wadenschmerzen u. Oberschenkelschmerzen zum Stehenbleiben gezwungen. Die Schmerzen treten im li. Bein früher und intensiver auf.

Alkohol-Konsum: Mäßig. — Tabak-Konsum: Früher, d. h. bis vor 2 Jahren, etwa 20 bis 30 Zigaretten tgl.

Pathologische Befunde:

Angiologisch: Der re. Leistenpuls ist nicht, der li. schwach fühlbar. Die Fußpulse fehlen bds.

Auskultatorisch: Oberhalb des Nabels sind die reinen Herztöne über der Aorta hörbar. Unterhalb des Nabels (Bifurkationshöhe) hört man ein schabendes Systolicum, das sich im li. Unterbauch und über der li. Leistenarterie ebenfalls nachweisen läßt. Über dem re. Unterbauch und über der re. Leistenarterie ist kein Geräusch zu hören.

Oscillometrie: *Oberschenkel*

	RR	Oscill.		RR	Oscill.
re.	145	2	*li.*	145	4
	135	2		135	4
	125	5		125	5
	115	8		115	8
	105	10		105	12
	95	11		95	14

Unterschenkel

	RR	Oscill.		RR	Oscill.
re.	145	1	*li.*	145	0
	135	1		135	0
	125	2		125	1
	115	3		115	2
	105	3		105	2
	95	2		95	2

BSG 7 mm. — Wa. R. im Blut $\emptyset$. — Rotes u. weißes Blutbild o. B.

Gesamt-Cholesterin i. S.: 299 mg-% (normal 250); freies Cholesterin i. S.: 93 mg-%; gebundenes Cholesterin i. S.: 206 mg-%.

Lipoproteide (elektrophoretisch) i. S.: α_1 10,8%, β 89,2% (normal 75%).

Eiweiß (elektrophoretisch) i. S.: Albumin 44%, α_1 9,3%, α_2 10,6% (normal 7,2 $\pm$ 0,8%), β 12,6%, γ 23,6%.

Verlauf: Die Aortographie am 26. 5. 1953 ergab die in der *Diagnose* aufgezählten Befunde. Von einem operativen Eingriff wurde damals auf Grund der Ausdehnung des Prozesses Abstand genommen.

Im März 1954 wurde der Patient erneut vorstellig und drängte darauf, eine Operation durchführen zu lassen, da seine neue Beschäftigung als Heizer die Beschwerden noch deutlicher fühlbar mache.

Am 6. 3. 1954 wurde die Kontroll-Aortographie (siehe Abb. 27) ambulant durchgeführt: Der Befund hatte sich im Vergleich zu dem Aortogramm, das ein $^3/_4$ Jahr zuvor gemacht worden war, in keiner Weise geändert.

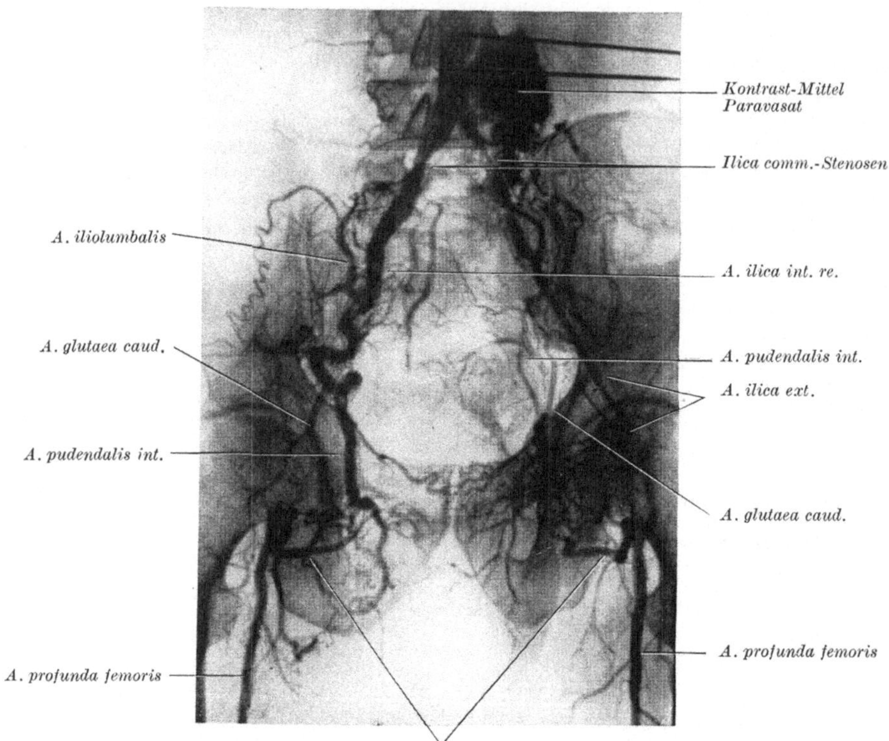

Abb. 27. Das Aortogramm zeigt doppelseitige Ilica communis-Stenosen sowie Ilica externa- und Femorales-Verschlüsse bds. Außerdem fehlt li. der Stamm der A. ilica interna, während ihre Äste auf Kollateralbahnen gefüllt sind. Dadurch erklärt sich die Seitendifferenz im Kaliber beider Aa. pudendales internae, die re. als sehr starkes, kompensatorisch erweitertes und li. als relativ kleinkalibriges Gefäß zur Darstellung gekommen ist. — Li. paraortal erkennt man einen Kontrastmittelschatten, der während der Vor-Injektion des Kontrastmittels (siehe aortographische Technik) entstanden ist; nach Punktion der Aorta entleerte sich aus beiden Kanülen in rhythmischem Fluß arterielles Blut. Die Schlauchenden der Spritze wurden mit dem Konus der Kanülen verbunden und es wurden — wie immer — 5 cm³ Kontrastmittel langsam als Probe injiziert. Der Patient äußerte auf Befragen das bekannte Wärmegefühl im Gesäß u. in den Genitalien, etwas später jedoch einen leichten paravertebralen Schmerz li. Die Schlauchenden wurden nochmals abgenommen: Aus der unteren Kanüle entleerte sich kein Blut! Nach leichtem Vorschieben strömte wieder arterielles Blut aus der Kanüle. Danach komplikationslose Kontrastmittelinjektion.

Fall 6: Beispiel für die Differentialdiagnose: Akute obliterierende Arteriosklerose (akute Thrombose) oder arterielle periphere Embolie bei Mitralstenose (Abb. 28 und 29).

Name: Nullm., Heinz; 53 Jahre alt. — Prot. Nr. 19185/53.

Beruf: Kaufmann.

Diagnose: Mitral-Stenose mit absoluter Arrhythmie bei Vorhofflimmern. — Für Arteriosklerose charakterist. Serum-Lipoproteid-Verhalten. Verschluß der li. A. ilica communis und des Anfangsteiles der A. ilica externa li. (durch Embolie?, durch Embolie bei Arteriosklerose obliterans?). Verdacht auf Verschluß im Bereich der re. A. femoralis-A. poplitea.

Familien-Vorgeschichte: Vater am Herzschlag, Mutter an Magen-Ca. gestorben. Jugend- oder Altersbrand in der Familie nicht bekannt; ebenfalls nicht Zuckerkrankheit, Fettsucht, Nerven- oder Geisteskrankheiten.

Eigene Vorgeschichte: Als Kind Masern, Keuchhusten, Scharlach, Mumps, Windpocken. 1918 akuter Gelenkrheumatismus. Hat als junger Mann wegen „nervöser Herzbeschwerden" häufig Digitalis bekommen. 1937 wurde bei der Musterung ein Herzklappenfehler festgestellt, ohne daß damals Herzbeschwerden bestanden. 1939—1945 war er Soldat; blieb immer k. v. und in Hamburg. 1946 Beklemmungen in der Herzgegend, die als Angina pectoris gedeutet wurden und mit Digitoxin behandelt wurden. 1947—1952 als Kaufmann in Siam, wo er unter der Hitze mehr zu leiden hatte als andere Europäer. 1952 plötzliches Erbrechen, blutiger Auswurf beim Husten. Es wurden eine Lungen- und Leber-Stauung festgestellt. Unter Herzbeschwerden habe er damals nicht gelitten. Behandlung mit Pandigal besserte den Zustand, jedoch kam es 3 Monate später wieder zu den gleichen Erscheinungen. Rückkehr nach Deutschland und stationäre Behandlung in einem auswärtigen Krankenhaus. 1952 im Dez. Lungenentzündung, die stationär behandelt wurde. 1953 im Herbst wegen Herzbeschwerden erneut in stationärer Behandlung. Es wurde eine Mitralstenose diagnostiziert. Das Vorhofflattern wurde erfolglos mit Chinidin behandelt. Entlassung im Nov. 1953. 1953 am 22. 12. abends im Bett plötzlicher starker Schmerz in der li. Hüfte u. im li. Oberschenkel. Beim Aufstehen konnte er sich nicht auf das linke Bein stellen. Dabei bestand ein Kältegefühl des ganzen li. Beines und Kribbeln in der li. Großzehe. Langsame Abnahme der Beschwerden. Muß jetzt nach 50—100 m wegen erheblicher Schmerzen in der li. Hüfte stehen bleiben. Keine Änderung der Potenz; Stuhl, Miktion u. Appetit ungestört.

Pathologische Befunde: Astheniker in etwas reduz. AZ. — Größe 176 cm. — Gewicht 65 kg.

Herz: Mitral-konfiguriert mit deutlich vorspringendem li. Herzohrbogen. Weit in den Retrokardialraum vorragender li. Vorhof. Betonter 1. Ton, gedoppelter 2. Ton («claquement d'ouverture»). Hypotone RR-Werte um 90/60. Kleiner, schlecht gefüllter Puls. Keine fühlbare Rechtshypertrophie.

EKG: Steiltyp, keine Rechts-Hypertrophie-Zeichen. Absolute Arrhymthmie bei Vorhofflimmern. rS-Typ in V 1—3, Richtungsumschlag in V 4.

Lungen: Verdichtung beider Hili und verstärkte Gefäßzeichnung beider Lungenfelder.

Abdomen: Leber nicht vergrößert, Milz nicht tastbar.

Angiologisch: Aa. carotides u. radiales bds. seitengleich pulsierend tastbar. Der Leistenpuls ist li. nicht, re. gut fühlbar. Popliteaund Fußpulse fehlen bds.

Hauttemperatur: Raumtemperatur 22°. — Großzehen-Grundglied: re. 22,2°; li. unter 22°. Fußrücken-Mitte: re. 28,3°; li. 28,3°. — Malleolus internus: re. 26,9°; li. 27,1°. — Patella: re. 29,1°; li. 27,8°. — Leistenband-Mitte: re. 32,2°; li. 33,1°.

Oscillographie: Abb. 28.

Oscillometrie:

Oberschenkel

	RR	Oscill.		RR	Oscill.
re.	90	15	li.	90	1
	80	17		80	1
	70	12		70	2
	60	10		60	2

Unterschenkel

	RR	Oscill.		RR	Oscill.
re.	90	10	li.	90	1
	80	15		80	1
	70	12		70	1
	60	10		60	1

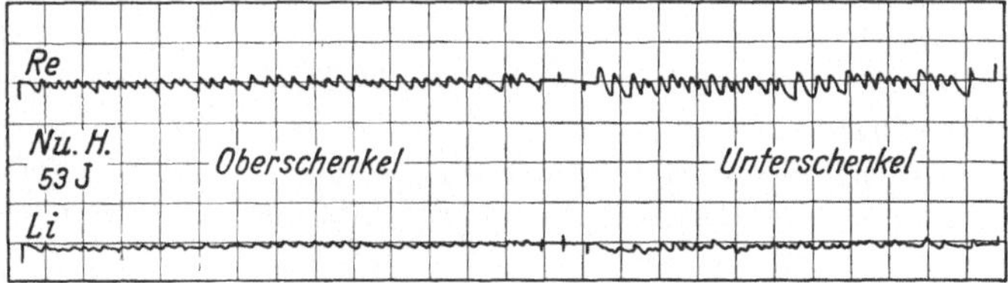

Abb. 28. Die auch am re. Ober- und Unterschenkel sehr niedrigen Ausschläge zeigen, welchen Einfluß Blutdruck (Hypotonie b. Mitralstenose) u. Schlagvolumen (absolute Arrhythmie) auf den Kurvenverlauf haben. Der li. A. ilica communis-Verschluß dokumentiert sich durch die herabgesetzten Amplituden am li. Ober- und Unterschenkel.

BSG 15/27. — Wa.R. im Blut $\emptyset$. — Rotes u. weißes Blutbild o. B. Urin o. B.

Gesamt-Cholesterin: 320 mg-% (normal 250 mg-%), freies Cholesterin: 83 mg-%, gebundenes Cholesterin: 237 mg-%.

Lipoproteide: α_1 19%; β 81% (normal 75%).

Eiweiß-Elektrophorese: α_1 6,5%; α_2 10,1% (normal 7,2 ± 0,8%); β 8,9%; γ 21,9%; Albumin 52,7%.

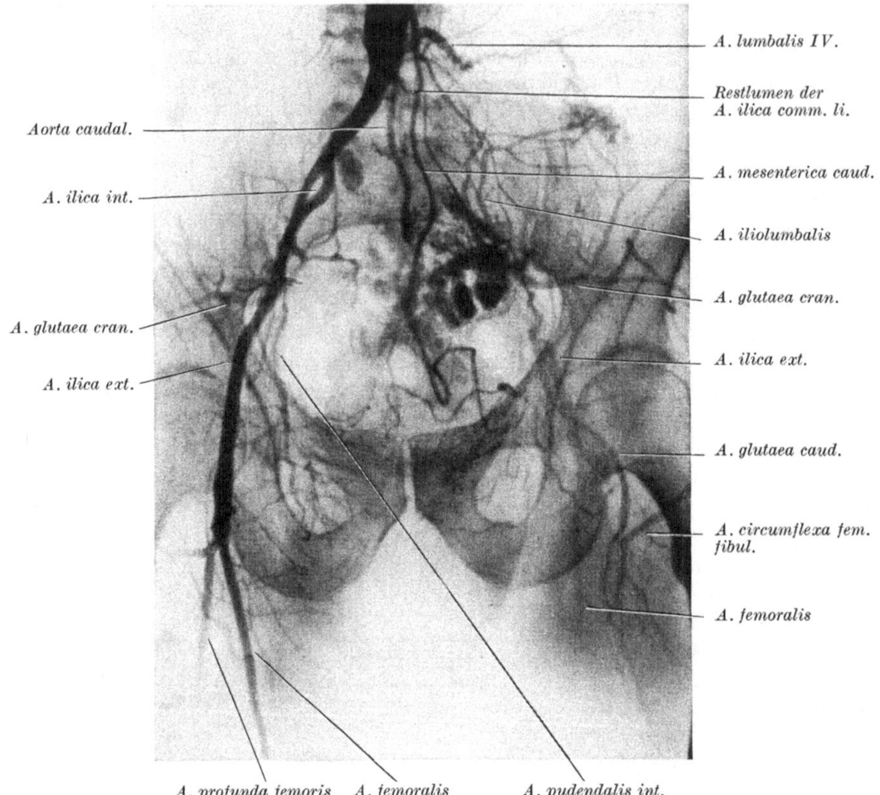

Abb. 29. Verschluß der li. Aa. ilica communis und ilica externa. Das Komma-förmige Restlumen der A. ilica communis am Abgang aus der Aortenbifurkation wird erfahrungsgemäß bei Thrombosen selten angetroffen, so daß der Schluß auf einen embolischen Verschluß bei Mitralstenose naheliegt. — Obwohl der Stamm der A. ilica interna li. nicht dargestellt und somit wahrscheinlich embolisch verlegt ist, sind die Äste dieses Gefäßes gut gefüllt und stellen die Hauptwege des Kollateralkreislaufes dar. Über die 4. A. lumbalis li. wird die A. glutaea cran. versorgt, die ihrerseits wieder mit der A. circumflexa femoris fibularis anastomosiert. — In der li. Hälfte des kleinen Beckens finden sich Bariumbrei-Reste im Dünndarm nach Oesophagus-Röntgen. — Bei der Aortenpunktion erscheint die Wand des Gefäßes kalkhart, so daß neben der embolischen Obliteration noch eine arteriosklerotische Komponente anzunehmen ist.

Fall 7: Beispiel für eine ausgedehnte Ilica communis- u. Ilica externa-Thrombose der gleichen Seite u. homolateraler Poplitea-Thrombose *ohne* sichtbare trophische Störungen der entsprechenden unteren Extremität (Abb. 30).

Name: Dr., Ludwig; geb. 12. 1. 1889. — Prot. Nr. 13467/53.

Beruf: Behörd. Angestellter.

Diagnose: Thrombose der re. A. ilica communis u. der re. A. ilica externa, Thrombose der re. A. poplitea u. der li. A. femoralis. Keine Darstellung der Aa. ilicae internae.

Familien-Vorgeschichte: Keine Besonderheiten.

Eigene Vorgeschichte: Außer Kinderkrankheiten u. grippalen Infekten keine Erkrankungen. Seit 1929 Migräne-artige Kopfschmerzen bis vor $1^1/_2$ J. 1945 wurde eine Venenverödung an beiden Unterschenkeln wegen Krampfadern u. Fersenschmerzen durchgeführt.

Seit 3 Jahren krampfartige Schmerzen in der re. Wade, auf dem re. Fußrücken beginnend, bis auf das Schienbein ausstrahlend. Sie treten schon nach 20 m auf, in letzter Zeit auch li. Keine Klagen über kalte Füße. Nach 12 Injekt. Depotpadutin verstärkte Schmerzen.

Ebenfalls seit 3 Jahren bei sehr starker Libido Erektionsschwäche, so daß die Immissio penis erschwert oder manchmal unmöglich ist. — Tabakkonsum: 2 Zigarren u. 12 Zigaretten täglich.

Befund: 64 jähr., kräftiger Mann in sehr gutem AZ. — Größe 174 cm. Gewicht 74,5 kg.

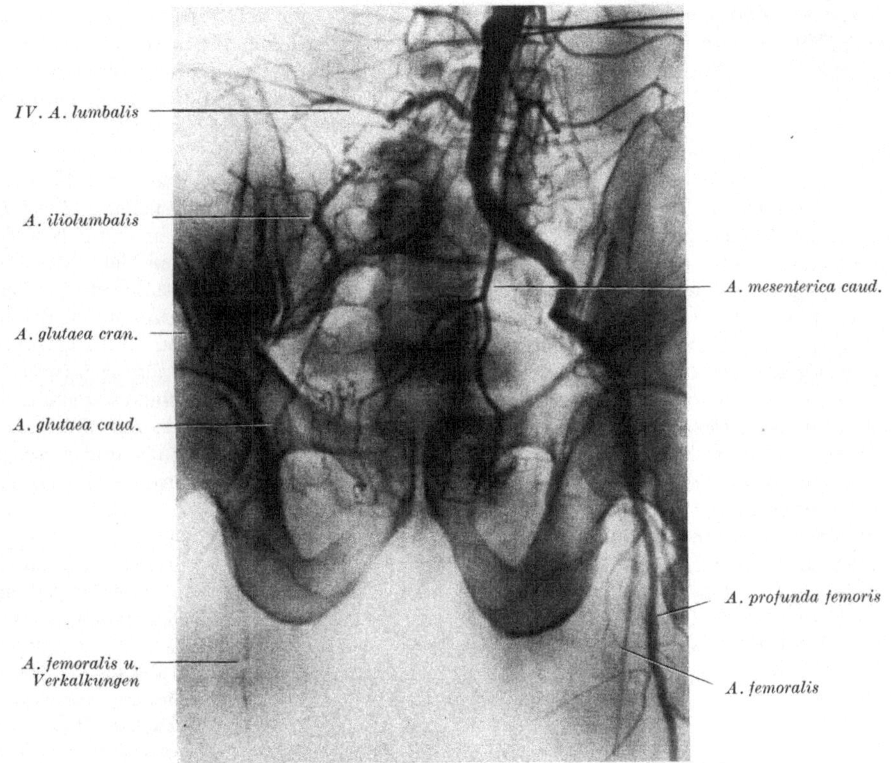

Abb. 30. Es besteht ein Verschluß der re. A. ilica communis und externa; in der re. A. femoralis finden sich geringe Kontrastmittelmengen und kalkdichte Wandeinlagerungen. Die re. seit. Femoralis-Arteriographie nach operativer Freilegung (Neurochirurg. Abt. der Neurolog. Univ. Klinik u. Poliklinik Hamburg-Eppendorf) zeigt einen Verschluß der re. A. poplitea. – Auf der li. Seite fehlt die Darstellung der A. ilica interna, während re. ihre Äste, die mit der IV. A. lumbalis den Kollateralkreislauf bilden, gefüllt sind. Die li. A. femoralis verengert sich nach distal zunehmend; ihre schwache Füllung und die im Gegensatz dazu gute Darstellung der li. A. profunda femoris sprechen dafür, daß die li. A. femoralis weiter distal thrombosiert ist und der Blutstrom die A. profunda femoris bevorzugt. – Trotz der ausgedehnten Verschlüsse re. (Aa. ilicae commun. und ext. sowie A. poplitea) haben sich an den Acren der re. unteren Extremität *keinerlei* trophische Störungen entwickelt. Der Patient berichtet im Gegenteil, daß er nie unter Kältegefühl des re. Fußes zu leiden habe!

Pathologische Befunde: EKG: In der Dorsal-Ableit. des NEHBschen Herzdreiecks leichte Senkung der ST-Strecke sowie flache T-Zacke. Hypoxämische Schädigung der Herzhinterwand?

Varicose mit bräunlichen Pigmentierungen an beiden Unterschenkeln, Narben nach Ulcera cruris.

Beide Füße fühlen sich warm an; trophische Störungen wie abnormes Nagelwachstum, Haarausfall, Cyanose oder Epitheldefekte liegen nicht vor.

Hauttemperatur: Bei Raumtemperatur von 23°. — Großzehe dorsal: re. 30,8°; li. 33,6°. — Fußrücken-Mitte: re. 33,0°; li. 33,6°. — Malleolus int.: re. 32,3°; li. 34,0°.

Pulse: Leisten-Puls re. nicht, li. sehr schwach zu fühlen. Fuß-Pulse bds. nicht tastbar.

Oscillometrie: Oberschenkel re. 0, li. 4—5; Unterschenkel re. 0, li. 1—2.

BSG 14/38. — Hb 16,2 g-%, Ery 5000000, Leuco 8200, Baso 1%, Eo 1%, Segm 60%, Lymph 31%, Mono 7%.

Wa.R., M. Kl. R. u. Cardiolipin-R. im Blut negativ. Urin: Zucker, Eiweiß, vermehrte Gallenfarbstoffe oder patholog. Bestandteile nicht nachweisbar.

Fall 8: Beispiel für eine stenosierende u. obliterierende Arteriosklerose der Oberschenkel- und Beckenarterien u. Vitium cordis rheumatischer Genese (Abb. 31 und 32).

Name: Strahl., August; 53 Jahre. — Prot. Nr. 16528/53.

Beruf: Behördenangestellter.

Diagnose: Aorteninsuffizienz nach akuter Polyarthritis im 6. Lebensjahr; Verdacht auf kombin. Mitralvitium mit absoluter Arrhythmie bei Vorhofflattern u.-flimmern. Arteriosclerosis stenosans der li. A. ilica externa u. interna, Arteriosclerosis obliterans der re. A. ilica communis u. externa sowie der li. A. femoralis. Zustand nach akut aufgetretener Halbseiten-Parese re.

Familien-Vorgeschichte: Zuckerkrankheit, Fettsucht, Jugend- und Altersbrand sind angeblich nicht vorgekommen.

Eigene Vorgeschichte: Im Alter von 6 Jahren akuter Gelenkrheumatismus mit Fieber u. Gelenkschwellungen. Im Anschluß an diese Erkrankung wurde ein Herzfehler festgestellt. Seit damals habe er immer unter Luftnot zu leiden gehabt. 1924 wurde er erstmals wegen seines Herzfehlers im Krankenhaus stationär behandelt. 1949 Wiederholung der stationären Behandlung, die subjektiv einen guten Erfolg hatte. 1951 erneute Krankenhausbehandlung wegen seines Herzleidens. 1951 bemerkte er erstmalig krampfartige Schmerzen in bd. Waden, die nur beim Gehen auftraten. Die schmerzfreie Gehstrecke sei zunehmend kürzer geworden und betrage z. Z. etwa 25—50 m. Zur gleichen Zeit habe sich eine Potenzstörung entwickelt: Die Erektion sei unvollkommen und instabil, seit 1952 habe auch die Libido abgenommen. 1953 trat im Nov./Dez. eine Verschlechterung des Zustandes ein: Stärkste Atemnot, Wasser in den Füßen u. Unterschenkeln. Er wurde in einem auswärtigen Krankenhaus aufgenommen, wo sich eine inkomplette Hemiparese re. akut entwickelte. Von dort wurde er auf eigenen Wunsch entlassen und kam anschließend hier zur Aufnahme.

Pathologische Befunde: Reduzierter AZ; Größe 185 cm, Gewicht 60,3 kg.

Herz: Aortal konfiguriert u. im Transversaldurchmesser deutlich vergrößert. Systolisch-diastolisches Geräusch über allen Ostien mit p. m. über der Herzspitze. Absolute Arrhythmie, Pulsus celer, positiver Capillarpuls, positives DUROZIEZsches Doppelgeräusch über den Aa. carotides. RR 200/60 bei der Aufnahme; nach 10 Tagen Bettruhe 175/65.

EKG: Querstellung der elektr. Herzachse. Absolute Arrhythmie mit Vorhof-Flattern u. -Flimmern. ST-Senkung in allen 3 Extremitäten-Ableit. sowie wechselsinnige, vorwiegend negative T-Zacken. Tief negatives („coronares") T in V 6. Im NEHBschen Herzdreieck flache T-Zacke u. gesenktes ST in der Dorsal-Ableitung.

Abdomen: Die scharfe, harte Leberkante ist bei tiefer Inspiration 2 Querfinger unter dem re. Rippenbogen tastbar. Milz nicht palpabel.

Neurologisch: Mimische Facialis-Schwäche re., Reflexsteigerung der re. Körperseite bei abgeschwächtem BHR re. und Babinski-Neigung re., Tonussteigerung sowie Herabsetzung der groben Kraft im re. Arm u. Bein.

Angiologisch: Leistenpuls re. nicht, li. kräftig fühlbar. Fußpulse bds. nicht tastbar. Aa. carotides seitengleich pulsierend.

Oscillometrie:

Oberschenkel

	RR	Oscill.		RR	Oscill.
re.	175	0	*li.*	175	8
	165	0		165	10
	155	0		155	12
	145	1		145	12
	135	1		135	15
	125	2		125	18
	115	3		115	18
	100	3		100	18

Unterschenkel

	RR	Oscill.		RR	Oscill.
re.	175	0	*li.*	175	10
	165	0		165	10
	155	2		155	12
	145	2		145	14
	135	3		135	14
	125	4		125	15
	115	5		115	15
	100	5		100	15

Oscillographie: Abb. 31.

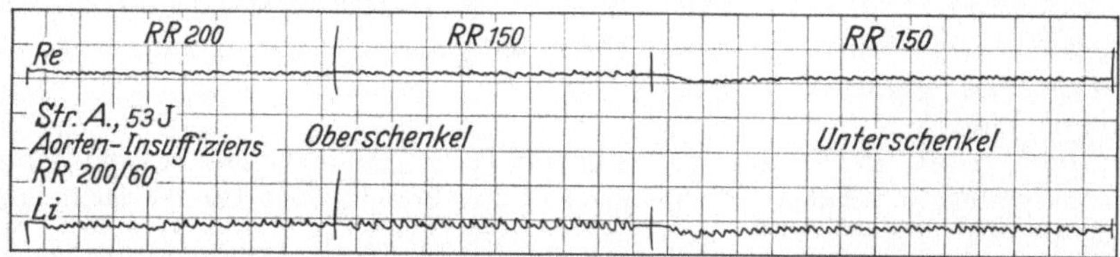

Abb. 31. Die Ausschläge sind dem re. seit. Verschluß der A. ilica communis u. externa entsprechend über dem re. Oberschenkel u. Unterschenkel herabgesetzt. Da die Amplituden des re. Unterschenkels niedriger als die des re. Oberschenkels sind, muß der Verdacht auf eine Obliteration der re. distalen A. femoralis oder A. poplitea ausgesprochen werden. — Auf der li. Seite wird die Differenz der Amplituden zwischen Ober- u. Unterschenkel zuungunsten des letzteren durch den Verschluß der A. femoralis erklärt, da die relativ kleinkalibrigen Anastomosen zwischen A. profunda femoris und distaler A. femoralis die Pulswelle nicht ohne Abschwächung übertragen.

BSG 45/87 mm. — Wa.R. im Blut $\emptyset$. Venöse Blutkultur steril.

Gesamt-Cholesterin: 311 mg-% (normal 250 mg-%); freies Cholesterin: 93 mg-%; gebund. Cholesterin: 218 mg-%.

Elektrophorese der Serum-Eiweiß-Körper: Alb. 41,5%, α_1 6,6%, α_2 9,5% (normal 7,2 $\pm$ 0,8%), β 17,9%, γ 24,6%.

Hauttemperatur: Raumtemperatur 24°. — Großzehen-Grundglied: re. 29,5°; li. 31,1°. Fußrücken-Mitte: re. 31,2°; li. 31,8°. Malleolus internus: re. 31°; li. 31,6°. Kniescheibe: re. 32°; li. 32,2°. Leiste: re. 35,5°; li. 36°.

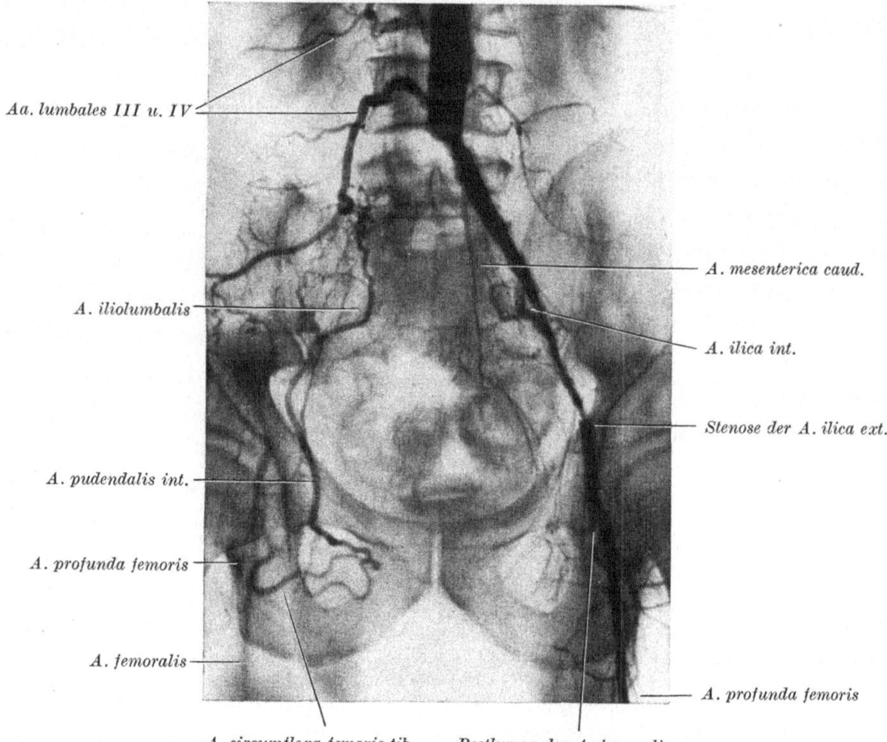

Abb. 32. Die Aa. ilicae communis u. externa re. sind nicht dargestellt; die re. A. femoralis hat sich schwach gefüllt. Auf der li. Seite verengt sich die A. ilica externa nach distal zunehmend, die A. ilica interna li. scheint ebenfalls stenosiert zu sein. Es besteht eine Obliteration der li. A. femoralis. — Die Doppelkonturierung bzw. die Unschärfe der dargestellten Arterien (siehe z. B. A. ilica communis u. externa li.) wird durch die schleudernden Pulsaktionen bei pulsus celer und langer Belichtungszeit (2 sec) hervorgerufen. — Die re. seit. Beckenarterien-Thrombosen werden durch Anastomosen zwischen der 4. A. lumbalis re., der re. A. iliolumbalis, der re. A. pudendalis interna und der re. A. circumflexa femoris tibialis überbrückt.

Fall 9: Beispiel für eine progrediente Arteriosclerosis obliterans der Oberschenkel- und Beckenarterien bis zur inkompletten Aortenthrombose (Abb. 33a und b).

Name: Gerk, Friedrich, 63 Jahre alt. — Prot.-Nr, 17689/54 *Beruf:* Kaufmänn. Angestellter.

Diagnose: Inkompletter Aortenverschluß: Obliteration beider Aa. femorales, beider Aa. ilicae externae; stärkste Atheromatose der Aorta abdominalis. Verschluß der re. A. ilica communis und interna.

Familien-Vorgeschichte: Mutter mit 20 Jahren an Herzleiden, Vater mit 60 Jahren an Schlaganfall gestorben. Diabetes, Jugend- oder Altersbrand in der Familie nicht bekannt.

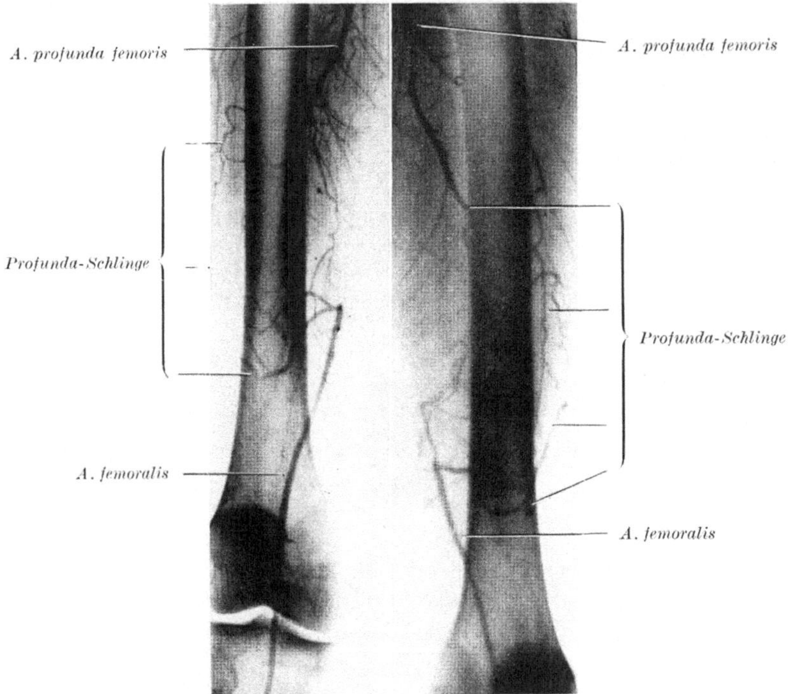

Abb. 33a. Doppelseitige percutane Femoralis-Arteriographie 1949: Obliteration der proximalen ²/₃ beider Aa. femorales („Arteriose der A. femoralis"). Auf beiden Seiten ist das distale Drittel der A. femoralis über die Äste der Aa. profundae femorum gefüllt worden; die „Profunda-Schlinge" stellt den immer wieder anzutreffenden Kollateralkreislauf beim typischen Femoralis-Verschluß dar.

Eigene Vorgeschichte: Als Kind Masern und Keuchhusten. 1917 Gonorrhoe und Orchitis. 1924 Gelbsucht. 1930 Lungenentzündung. 1940 Paratyphus. 1943 Entzündung bd. Handgelenke ohne Fieber; 14 Tage Lazarettbehandlung. 1944 Ausfall aller Zähne infolge Paradentose. 1945 bei langem Posten-Stehen und Mangelernährung Erfrierung beider Füße: Blaurote Zehen „wie bei einem Bluterguß". 1947 Lungenentzündung. 1949 wegen Wadenschmerzen bds. nach längerem Gehen — bestehend seit 1945, stetig zunehmend — percutane Arteriographie bds.: Obliteration bd. Aa. femorales (Abb. 33a). 1953 im Nov. während einer Mahlzeit plötzlicher Schmerz in der re. Großzehe, parallellaufend „starkes Zucken" im ganzen Körper.

Jetzt: Ständiger Dauerschmerz — auch in Ruhe — in beiden Füßen. Bei Hochlage der Beine — z. B. im Bett — Verstärkung der Schmerzen bis zur Unerträglichkeit. Seit Wochen schlaflos, könne nur noch im Sitzen schlafen. *Libido:* Zunahme seit 1 Jahr: Keine Abschwächung der Erektion, keine Erschwerung der Immissio penis. Seit etwa 2 Jahren leichte unwillkürliche Zuckungen anfangs im li., später auch im re. Bein im Liegen, besonders abends im Bett; er könne diese Zuckungen nicht unterdrücken.

Pathologische Befunde: Adipositas. Größe: 163 cm — Gewicht: 67,5 kg. Vorzeitige Alterung, weißhaarig.

Herz: Auskultatorisch u. röntgenologisch o. B. RR 130/75. EKG: Flache T-Zacke in der Dorsal-Ableitung im NEHBschen Herzdreieck. Kein weiterer pathologischer Befund.

Angiologisch: Leistenpulse bds. nicht tastbar. Fußpulse bds. nicht tastbar.

Oscillometrisch: Keine Ausschläge an Ober- und Unterschenkeln bei RR-Werten von 130 bis auf 60.

Hauttemperatur: Raumtemperatur 23° – Großzehen-Grundglied: re.28°; li.27,5°. Fußrücken-Mitte: re. 28,8°; li. 29,7°. Malleolus internus: re. 30,3°; li. 30,1°. Patella: re. 29,7°; li. 30,4°. Leisten-Mitte: re. 32,7°; li. 32,7°. 2 Querfinger neben dem Bauchnabel: re. 33,4°; li. 33,7°.

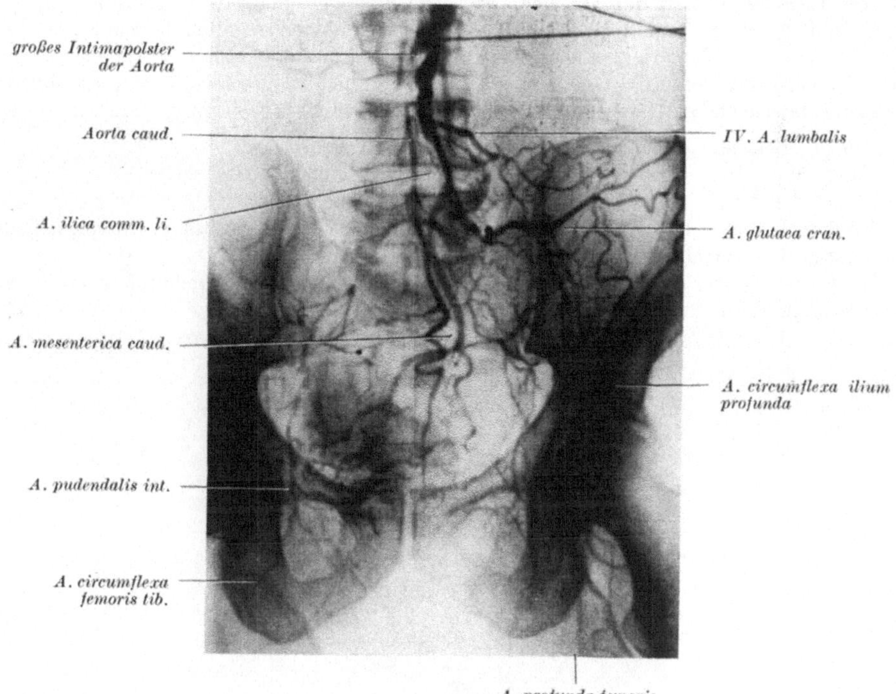

Abb. 33 b. Das Aortogramm — 5 Jahre später als die Arteriogramme der Abb. 33 a — zeigt, daß aus den doppelseitigen Femoralisverschlüssen eine ascendierende Thrombose beider Aa. ilicae externae und der re. A. ilica communis entstanden ist. — Der Kollateralkreislauf li. benutzt die A. lumbalis IV, die A. glutaea cranialis sowie die A. circumflexa ilium profunda, über welche es zu einer Füllung der A. profunda femoris kommt. — Auf der re. Seite spielt der re. Ast der A. mesenterica caudalis die wichtigste Rolle im Überbrückungskreislauf. Er anastomosiert mit den Ästen der A. pudendalis interna, welche ihrerseits Verbindung mit der andeutungsweise dargestellten A. circumflexa femoris tibialis (Ast der A. profunda femoris) hat.

Lokalbefund: Beide Füße sind besonders an den Zehen rot verfärbt; der Farbton ist mit dem des Erysipels zu vergleichen. Die re. Zehen weisen eine mehr cyanotische Farbtönung auf, die ins Violette geht, li. wird diese Färbung nur bei Hängenlassen der Beine erreicht, bei dem alle Farbnuancen sich verstärken.

BSG 30/50. — Wa.R. u. M-Kl.R. im Blut negativ. — Rotes u. weißes Blutbild unauffällig. — Gesamt-Cholesterin i. S.: 273 mg-%; freies-Cholesterin i. S.: 83 mg-%; gebundenes Cholesterin i. S.: 190 mg-%. Körpertemperatur: Um 36,8—37,2° rectal gemessen.

Verlauf: Da die Ruheschmerzen in beiden Vorderfüßen weder durch Alkaloide noch durch Novocain-Blockaden des lumbalen Sympathicus nachhaltig beeinflußt werden können, wird vor der evtl. notwendigen Amputation (Oberschenkel bds.) die Indikation zur doppelseitigen Chordotomie gestellt. Durch diese soll eine Analgesie von den Füßen bis zu den Kniegelenken erzielt werden.

Nach der Operation (Dr. FINKEMEYER, Neurochirurg. Abt. d. Neurolog. Univ. Klinik Hamburg-Eppendorf) ist die Schmerzempfindung bis in Mitte beider Oberschenkel aufgehoben, der Patient ist schmerzfrei.

In den nächsten 14 postoperativen Tagen entwickelt sich eine Querschnittslähmung, Dekubitalgeschwüre; Retentio urinae, Incontinentia alvi. Nekrosen der Großzehen, Fersen, Waden und am li. Knie. Septische Temperaturen, Exitus durch Herz-Kreislauf-Versagen.

Autopsie; (Patholog. Institut der Univ. Hamburg-Eppendorf, Dir. Prof. Dr. KRAUSPE) Auszug: „Mäßige allg. Arteriosklerose". „Gröbere Narben in der Brustaorta sowie im Bereich der Iliacal- und Femoral-Art. mit sekundärer Thrombose und nahezu vollständigem Verschluß der Gefäßlichtung. Geringe Arteriosklerose der Herzkranz- und Hirnbasisarterien".

Epikritisch läßt der Verlauf erkennen, daß es etwa innerhalb von 8 bis 10 Jahren über einen doppelseitigen Femoralisverschluß zu einer inkompletten Aortenthrombose gekommen ist. Die Tatsache, daß noch 1949 eine perkutane Arteriographie bds. möglich war, spricht dafür, daß zu dem damaligen Zeitpunkt noch keine hämodynamisch bedeutsamen Veränderungen der Beckenarterien vorlagen; die perkutane Arteriographie wird von uns nur dann durchgeführt, wenn die Leistenpulse kräftig und nicht abgeschwächt tastbar sind. Im anderen Falle erfolgt die Arteriographie nach vorheriger operativer Freilegung der Leistenarterie.

Fall 10: Beispiel für eine akute Aorten-Thrombose (Abb. 34).
Name: Mey., Hermann; 49 Jahre alt. — Prot. Nr. 7775/52.
Beruf: Bauer.
Diagnose: Akute, totale Aortenthrombose. Gangrän des li. Fußes u. Unterschenkels; Amputation li. Oberschenkel.
Familien-Vorgeschichte: Herz- und Gefäßkrankheiten, Diabetes mellitus oder andere Stoffwechselkrankheiten nicht bekannt.

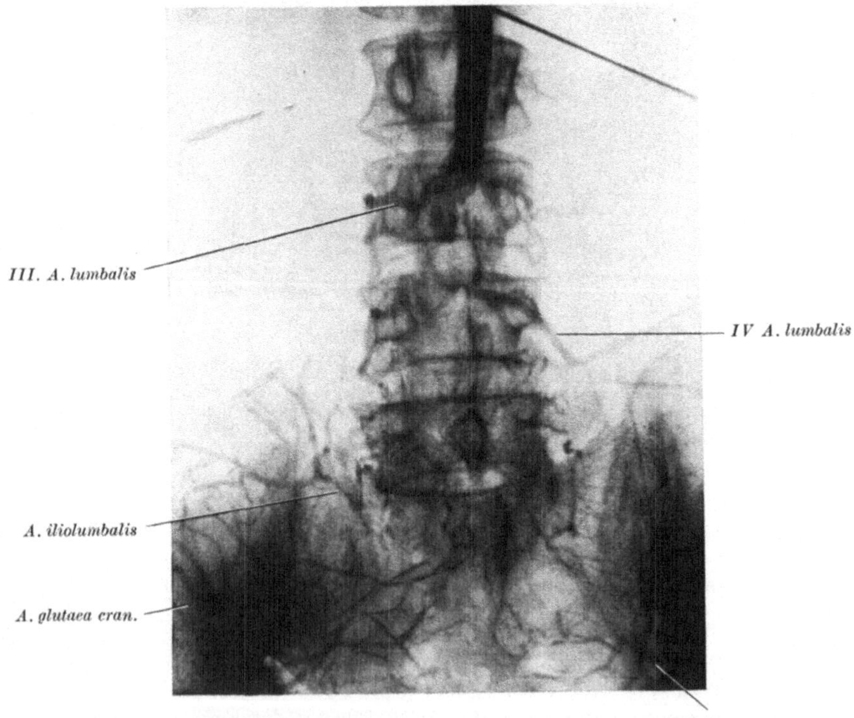

Abb. 34. Das Aortogramm zeigt einen Abbruch der Kontrastmittelfüllung in Höhe des 3. LW: Die A. mesenterica caudalis hat sich nicht dargestellt, obwohl die Einstichstelle oberhalb ihres Abganges aus der Aorta liegt. Es muß angenommen werden, daß dieses Gefäß durch die Aortenthrombose verschlossen wurde, obwohl der Patient keine Colon- oder Rectum-Symptomatik aufwies. — In der re. Beckenhälfte erkennt man einige kontrastmittelgefüllte Äste der A. ilica interna, die über die unmittelbar unterhalb des Aortenverschlusses abgehenden Aa. lumbales gefüllt wurden. Die Aa. ilicae communes und externae sind auch nicht andeutungsweise zu erkennen; die Obliteration auch dieser Arterien muß angenommen werden.

Eigene Vorgeschichte: Kinderkrankheiten oder sonstige ernstere Erkrankungen nicht durchgemacht. 1942 Ischialgie re., die nicht wieder rezidivierte.

Zur jetzigen Erkrankung: Am 4. 4. 1951 trat bei Hochheben eines Korbes plötzlich ein heftiger Schmerz im re. Fuß auf, der unerträglich wurde; es wurde im Mai 1951 die Unterschenkel-Amputation notwendig, nachdem vorher eine Gangrän der re. Zehen enstanden war.

Im Juli 1952 bemerkte er wieder nach Anheben eines Sackes einen leichten Schmerz in der li. Gesäßhälfte. Einen Tag später trat ein unerträglicher Schmerz im li. Fuß auf; beim Hängenlassen des Beines ließ der Schmerz nach. Anfangs seien Fuß u. Unterschenkel blaß gewesen, später habe sich die Haut bläulich-violett verfärbt. Schlafen ist durch den starken Ruhe- und Nacht-Schmerz unmöglich geworden.

Pathologische Befunde: 47jähr. kräftiger Mann in gutem AZ. Leistenpulse bds. nicht palpabel; die Fußpulse sind li. nicht fühlbar. Der re. Unterschenkel ist in seiner Mitte abgesetzt. An der li. Ferse finden sich 2 bohnengroße Ulcera. Bei Hochlagerung erscheint das li. Bein blaß, bei Hängenlassen nimmt es einen blau-violetten Farbton an. RR 115/75.

Oscillometer-Werte um 1—2 an Ober- und Unterschenkeln bds. schwankend. EKG: Ausgeprägter Links-Typ ohne weitere pathologische Abweichung. BSG 85/105 mm. Wa.R. im Blut negativ.

Aortographie: Siehe Abb. 34. — Die Lumbalanaesthesie bewirkte Schmerzfreiheit für die Dauer der Anaesthesie. Eine Temperatursteigerung an der Haut der unteren Extremitäten kam nicht zustande.

Am 13. 8. 1952 wurde in einem auswärtigen Krankenhaus die Oberschenkelamputation li. durchgeführt.

Bei der häuslichen Kontroll-Untersuchung im Dez. 1953 ergab sich folgender oscillographischer Befund: Am li. Oberschenkel fehlen jegliche Ausschläge. Am re. Oberschenkel sind Ausschläge von sehr kleiner Amplitude vorhanden, die durch Zitterbewegungen der Muskulatur (gesteigerte mechanische Erregbarkeit) überlagert sind.

Fall 11: Beispiel für eine langsam entstandene, chronische Thrombose der Aorta abdominalis (Abb. 35 und 36).

Name: Ap., Heinrich; 60 Jahre. — Prot. Nr. 18057/54.

Beruf: Schlosser.

Diagnose: Totaler Verschluß der Aorta abdominalis in Höhe des 3. LW.

Familien-Vorgeschichte: Eltern hochbetagt an Altersschwäche †, 1 Bruder sei über Nacht plötzlich erblindet; die Ursache sei ihm nicht bekannt geworden. 1 Bruder sei an einer Berufserkrankung (Zinkerei) verstorben, 1 weiterer im Kriege gefallen. 1 Schwester lebt u. ist gesund. Zuckerkrankheit, Jugend- oder Altersbrand seien in seiner Familie nicht bekannt.

Eigene Vorgeschichte: 1916 Granatsplitterverletzung des li. Schienbeines. 1925 Sturz von einem Dach: Rückenmuskelquetschung u. Mittelfußbruch li. 1932 Verstauchung der Grundgelenke des li. Fußes. 1938 Fersenbeinbruch li. 1950 Mittelohr-Radikal-Op. li. 1950 wegen Schwindelanfällen in der Neurolog. Univ. Klinik beobachtet.

Zur jetzigen Erkrankung: Am 22. 6. 1951 sei er 2—3 Treppenstufen heruntergefallen. Es habe ihn einfach die Kraft verlassen. Ende Sept. 1952 habe er nachts heftige Schmerzen in re. Unterschenkel u. ein „eiskaltes Gefühl" bis zum re. Knie bekommen. Beim Gehen habe er schon nach wenigen Schritten stärkste krampfartige Schmerzen, die ihn zum Stehenbleiben zwingen. — Ende 1952 Aortographie: Totale Aortenthrombose (siehe Abb. 36). — Im Jan.1954 erneut stationäre Aufnahme; da der Patient praktisch gehunfähig geworden war, hatte er seit Monaten den Friseur nicht aufsuchen können. Die Schmerzen in den Füßes haben beim Gehen brennenden Charakter; sie strahlen bis in die Kreuzbeingegend aus. Nachts käme es häufig zu spontanen Zuckungen im re., schlechteren Bein, von denen er geweckt würde u. die er nicht unterdrücken könnte.

Pathologische Befunde: Vorzeitig gealterter Mann in ausreichendem AZ. — RR 120/80. Pulse der Carotiden seitengleich. — EKG: Kein sicherer path. Befund. Leisten- und Fußpulse bds. nicht zu tasten.

Oscillometrie: Die gelegentlichen Ausschläge sind nicht auf arterielle Pulsationen zu beziehen; sie entsprechen unwillkürlichen Muskelkontraktionen.

Oscillographie: Abb. 35.

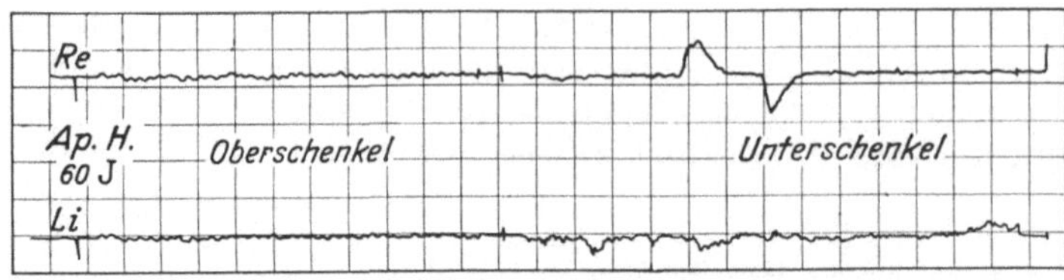

Abb. 35. Nur am re. Oberschenkel sind noch minimale, regelmäßig pulssynchron auftretende
Ausschläge zu beobachten.

Hauttemperatur: Großzehen-Grundglied re. 30,3°; li. 32,3°. — Fußrücken-Mitte re. 29,5°;
li. 31,1°. — Malleolus intern. re. 28,8°; li. 29,8°.

Zehen und Füße sind auch bei Hochlagerung der Beine hellrötlich verfärbt. Im Stehen
nehmen die Füße eine tiefviolette Cyanose an. Gleichzeitig treten dann starke Varix-Knoten
hervor; an der Innenseite bd. Unterschenkel Narben von bräunlicher Pigmentierung nach
Ulcus cruris bds.

BSG 30/52 mm. — Rotes u. weißes Blutbild unauffällig.

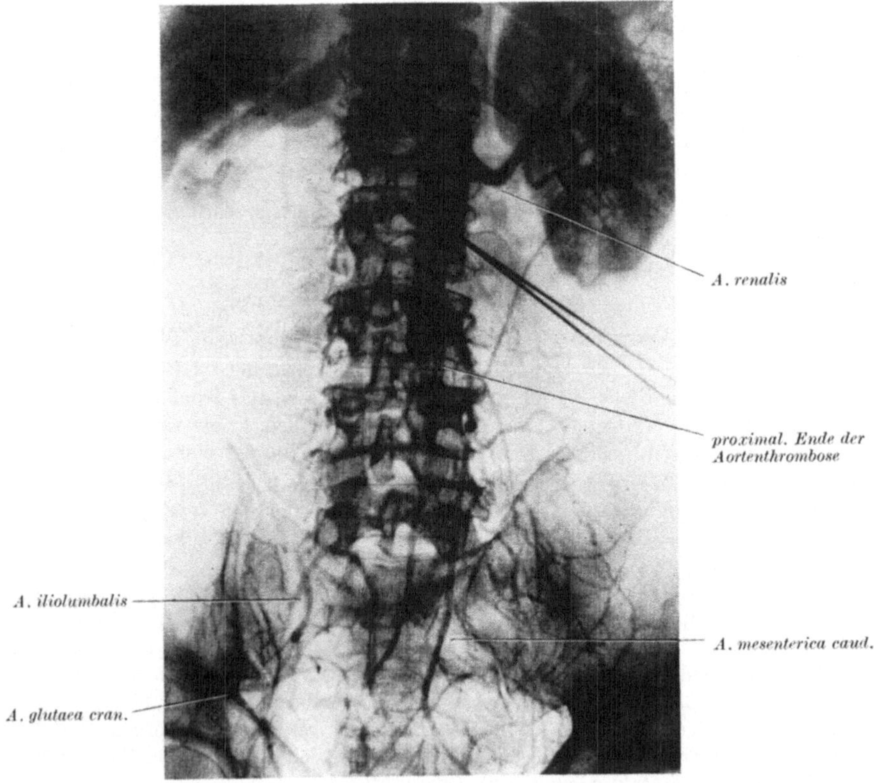

Abb. 36. Totaler Verschluß der Aorta abdominalis in Höhe des 3. LW.

Abb. 36. Totaler Verschluß der Aorta abdominalis in Höhe des 3. LW.

Ophthalmologisch: Re.seitige Opticus-Atrophie infolge Durchblutungsstörung des N.opticus.

Psychisch: Zeitlich u. örtlich orientiert; Patient ist schlecht zu fixieren, antwortet un-
genügend auf gestellte Fragen. Eine allgemeine Verlangsamung ist deutlich.

Fall 12: Therapie-Beispiel für gelungene Thrombendarteriektomie der A. ilica externa (Abb. 37 und 38).

Name: Maron., Willi; 50 Jahre alt. — Prot. Nr. 2497/53.

Beruf: Tischler.

Diagnose: Verschluß der li. A. ilica externa und der re. A. ilica interna. Doppelseitiger Verschluß der Aa. femorales. Stenose der li. A. ilica interna.

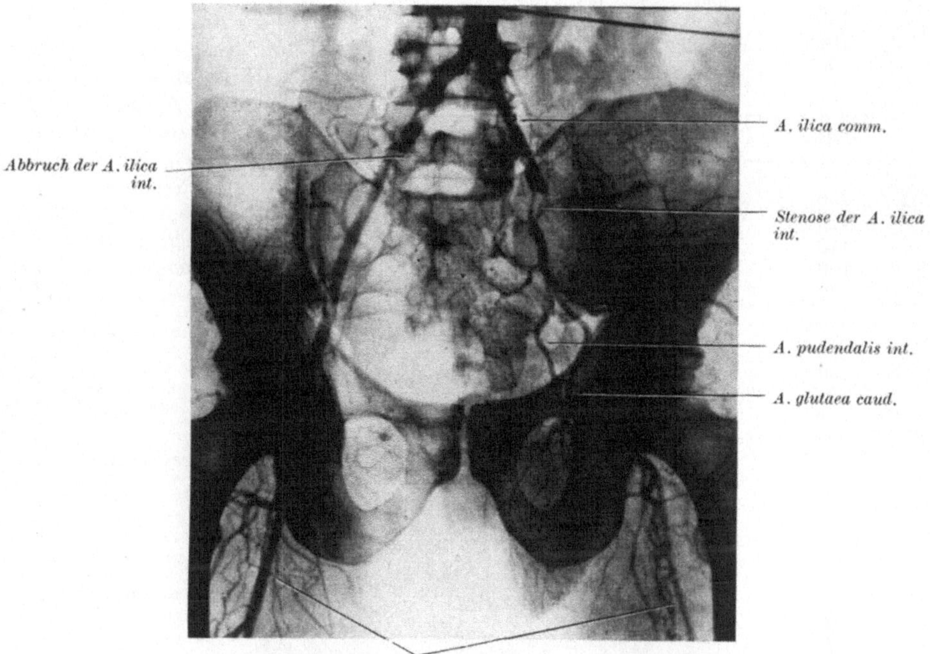

Abb. 37. Verschluß der li. u. re. A. femoralis und der li. A. ilica externa. Letzterer reicht bis zur Teilungsstelle der A. ilica communis li. — Stenose der li. A. ilica interna.

Abb. 37. Verschluß der li. u. re. A. femoralis und der li. A. ilica externa. Letzterer reicht bis zur Teilungsstelle der A. ilica communis li. — Stenose der li. A. ilica interna.

Familien-Vorgeschichte: Angeblich keine ernsteren Krankheiten, besonders nicht Zuckerkrankheit, Fettsucht usw. in der Familie vorgekommen.

Eigene Vorgeschichte: Kinderkrankheiten nicht erinnerlich. 1943 Magenresektion nach Billroth II wegen Ulcus-Leiden. 1948 erstmalig Kältegefühl in beiden Füßen, li. stärker als re.

Zur jetzigen Erkrankung: Seit $^1/_2$ Jahr machen sich nach längeren Gehstrecken in der li. Wade krampfartige Schmerzen bemerkbar, die ihn zum Stehenbleiben zwingen. Nach 1—2 min Stehen oder Sitzen ist er schmerzfrei und kann weitergehen, bis sich dasselbe wiederholt. Die Gehstrecke sei laufend kürzer geworden, jetzt könne er nur noch 25 m schmerzfrei gehen. Seit 8 Tagen habe er die gleichen Beschwerden auch in der re. Wade.

Seit $^1/_2$ Jahr bemerke er (auf Befragen), daß der Coitus durch Ausbleiben der Erektion des Penis erschwert oder unmöglich sei. Der Geschlechtstrieb als solcher sei unverändert, doch sei die Immissio penis durch Ausbleiben der Erektion nicht möglich. Ihm sei auch aufgefallen, daß die Potenzstörung zeitlich mit der Gehstörung begonnen habe.

Pathologische Befunde: Arthrosis deformans der HWS mit Verschmälerung des 5. Intervertebralraumes und Deformierung des 4. Foramen intervertebrale re.

Angiologisch: Beide Füße blaß und kühl. Die Blässe betrifft re. den ganzen Fuß li. nur dessen vordere Hälfte. Der Leistenpuls ist re. gut, li. nicht fühlbar. Fuß-, pulse bds. nicht zu tasten.

Spermiogramm o. B. — BSG 9/28. — Testes von normaler Größe u. Konsistenz. Rotes u. weißes Blutbild o. B. — Urin u. Sediment ∅.

Verlauf: Am 29. 6. 1953 Thromboendarteriektomie der li. A. ilica externa bis zum Abgang der A. profunda femoris (Operateur Doz. Dr. R. KAUTZKY, Neurochirurg. Abteil. d. Neurolog. Univ. Klinik Hamburg-Eppendorf). Nach Beendigung der Operation Leistenpuls li. gut fühlbar.

Oscillometrie:

Oberschenkel

	RR	Oscill.		RR	Oscill.
re.	130	15	li.	130	4
	120	18		120	4
	110	20		110	5
	100	22		100	5
	90	20		90	5

Unterschenkel

	RR	Oscill.		RR	Oscill.
re.	130	8	li.	130	2
	120	8		120	2
	110	10		110	3
	100	9		100	2
	90	8		90	2

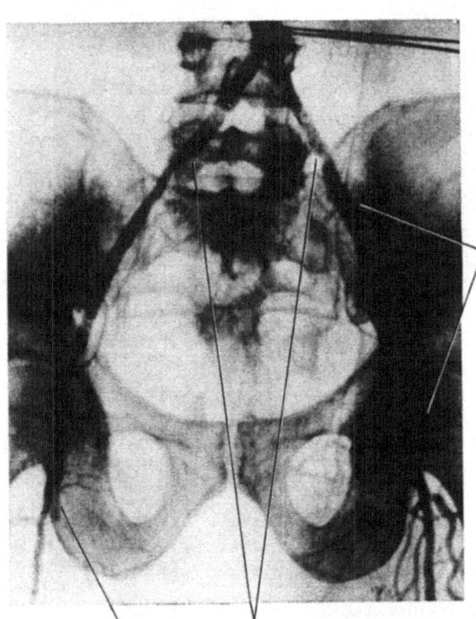

Abb. 38. Kontroll-Aortogramm 4 Wochen nach Thrombendarteriektomie der li. A. ilica externa (Operateur Doz. Dr. R. KAUTZKY): Das jetzt durchgängige Gefäß stellt sich als weites, glattes Rohr dar, dessen Durchmesser den der re. A. ilica externa fast um das Doppelte übertrifft. — Aus der Stenose der li. A. ilica interna hat sich ein kompletter Verschluß entwickelt. — Die beiden Aa. profundae femorum sind jetzt kalibermäßig gleichstark, während auf dem präoperativen Aortogramm eine deutliche Seitendifferenz zuungunsten li. bestand.

Fall 13: Therapie-Beispiel für eine gelungene Thrombendarteriektomie bei A. ilica communis-Thrombose (Abb. 39—42).

Name: Hartn., Hans; 56 Jahre. — Prot. Nr. 19344/54.

Beruf: Justiz-Inspektor.

Diagnose: Verschluß der li. A. ilica communis und beider Aa. femorales. Varicosis des li. Ober- und Unterschenkels.

Familien-Vorgeschichte: Vater mit 78 J. an Altersschwäche, Mutter mit 68 an Herzfehler gestorben. 1 Bruder mit 21 J. an Lungen-Tbc. gestorben. 1 Schwester lebt u. ist gesund. Zuckerkrankheit, Fettsucht, Nerven- oder Geisteskrankheiten in der Familie unbekannt.

Eigene Vorgeschichte: Als Kind Masern und Keuchhusten. Seit dem 14. Lebensjahr in zunehmendem Maße Varicenbildung am li. Oberschenkel. 1920—22 Gelenkrheumatismus in bd. Kniegelenken im Anschluß an eine Otitis media re. 1924 Nabelbruch-Operation. 1941 Venenentzündung des li. Unterschenkels. 1953 von Jan.—März Rezidiv der Thrombophlebitis am li. Unterschenkel.

Zur jetzigen Erkrankung: Vor etwa 5 Jahren bemerkte der Pat. beim Laufen krampfartige Wadenschmerzen bds. Ging er langsam, so hatte er damals keine Beschwerden. Seit 9 Wochen etwa würde die Gehstrecke bis zum Einsetzen der li. seitigen Wadenschmerzen immer kürzer: Sie habe sich von anfänglich 500 m auf jetzt 50 m reduziert. Die bisherige Behandlung mit gefäßerweiternden Substanzen habe keine Besserung gebracht.

Appetit, Stuhl u. Miktion o. B. — Tabakkonsum: Früher 10 Zigaretten täglich, seit 6 Wochen 3—5 täglich. — Libido u. Potenz unverändert gut.

Pathologische Befunde: Atrophie des li. Hodens, re. Hoden offenbar verkleinert. Prostata kastaniengroß, derb, glatte Oberfläche mit gut verschieblicher Schleimhaut.

Erhebliche Varicosis des li. Unterschenkels, die bis in das distale Drittel des Oberschenkels reicht und im Stehen stark zunimmt. Keine arterielle Pulsation der Venen. Bräunliche Pigmentierung im Bereich des Malleolus internus. Am re. Bein keine Varizen nachweisbar.

Leistenpuls li. kaum, re. gut tastbar. Puls der A. tibialis post. li. nicht, re. schwach tastbar. Pulse der Aa. dorsales ped. bds. nicht fühlbar.

Oscillographie: Abb. 39.

Oscillometrie:

Oberschenkel

	RR	Oscill.		RR	Oscill.
re.	130	25	li.	130	1
	120	30		120	1
	110	30		110	2
	100	25		100	3
	90	25		90	4

Unterschenkel

	RR	Oscill.		RR	Oscill.
re.	130	2	li.	130	1
	120	3		120	1
	110	3		110	1
	100	4		100	1
	90	5		90	1

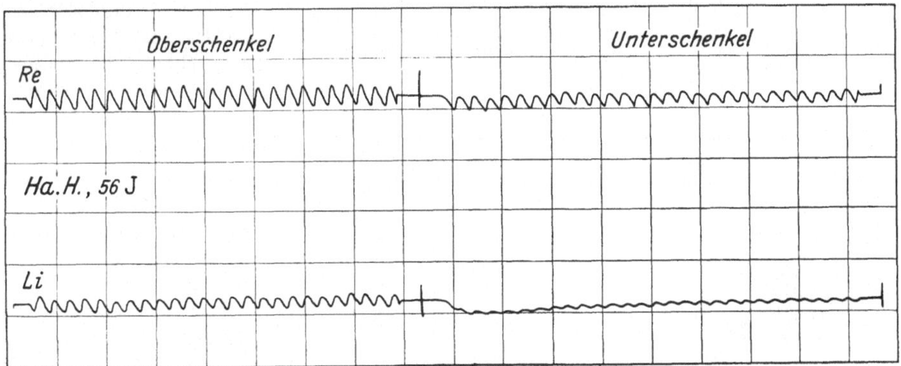

Abb. 39. Die kleineren Ausschläge am li. Oberschenkel sind durch den Verschluß der A. ilica communis li. bedingt. Da bds. außerdem ein Verschluß der Aa. femorales vorliegt, liegen die Oscillationen an den Unterschenkeln bds. niedriger als an den Oberschenkeln.

Hauttemperatur: Raumtemperatur 22°. — Großzehen-Grundglied: re. 29,3°; li. 27,2°. — Fußrücken-Mitte: re. 28,9°; li. 30,6°. — Malleolus internus: re. 30,2°; li. 31,0°. — Patella: re. 30,0°; li. 33,0°. — Leiste: re. 31,6°; li. 31,7°.

BSG 35/65 mm. — Wa.R. im Blut negativ.

Gesamt-Cholesterin i. S.: 364 mg-% (normal 250 mg-%); freies Cholesterin i. S.: 84 mg-%; gebundenes Cholesterin i. S.: 280 mg-%.

Lipoproteide i. S.; α_1: 17%, β: 83% (normal 75%).

Eiweiß i. S.; Albumin: 52,5%, α_1: 7,5%, α_2: 10,3% (normal 7,2 ± 0,8%), β: 14,7%, γ: 15,1%.

Kontroll-Oscillographie: postoperativ.

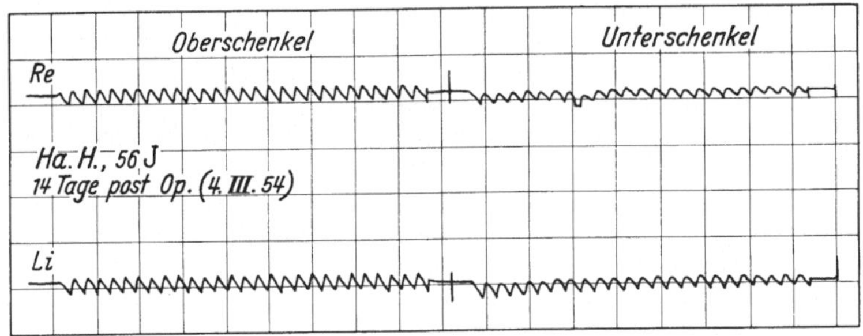

Abb. 40. Wie der Vergleich zwischen dem prä- und postoperativen Oscillogramm zeigt, sind die Ausschläge der operierten Seite sowohl am Ober- wie auch am Unterschenkel li. größer geworden; Eine wesentliche Differenz zwischen li. und re. besteht nicht mehr. — Weiterhin ist diesem Oscillogramm zu entnehmen, daß zwischen den Meß-Stellen an Oberschenkel und Unterschenkel bds. ein die Pulswelle hemmender Verschluß liegen muß, da normalerweise die Unterschenkelausschläge höher als die der Oberschenkel sind. Wie beide Aortogramme (Abb. 41 u. 42) erkennen lassen, liegt dementsprechend ein doppelseitiger Verschluß der Aa. femorales vor.

Kontroll-Oscillometrie: post Op.

Oberschenkel

	RR	Oscill.		RR	Oscill.
re.	170	15	li.	170	30
	160	20		160	32
	150	20		150	35
	140	22		140	40
	130	22		130	35
	120	20		120	35
	110	18		110	30
	100	15		100	30

Unterschenkel

	RR	Oscill.		RR	Oscill.
re.	170	3	li.	170	4
	160	3		160	5
	150	4		150	5
	140	4		140	8
	130	6		130	8
	120	6		120	8
	110	4		110	6
	100	4		100	6

Verlauf: 8 Wochen nach Krankenhausentlassung erscheint der Patient und berichtet, daß er jetzt im Spaziergangtempo $^1/_2$—1 Std. gehen könnte. In der li. Wade, die vor der Operation schon nach etwa 50 m Gehstrecke schmerzte, verspüre er keine Beschwerden, doch mache sich bei längerem Gehen jetzt die re. Wade durch leichte krampfartige Beschwerden bemerkbar. Er wolle sich demnächst zur Operation des re. seitigen Arterienverschlusses (A. femoralis) einfinden.

Der objektive angiologische Befund hatte sich nicht verändert. Der Bericht des Patienten ist ein Beispiel für die schon erwähnte Tatsache, daß bei doppelseitigen Arterienverschlüssen die eine Seite als beschwerdefrei bezeichnet wird, da die kontralaterale in ihrer Durchblutung soviel schlechter gestellt ist, so daß die scheinbar „gesunde" Seite bei der begrenzten Belastungsfähigkeit noch keine Ischämie-Symptome zeigt. Wird die „schlechtere" Seite gebessert — wie in diesem Falle —, so steigt der Umfang der Belastungsfähigkeit und die Durchblutungsnot der bisher „gesunden" Seite wird augenfällig.

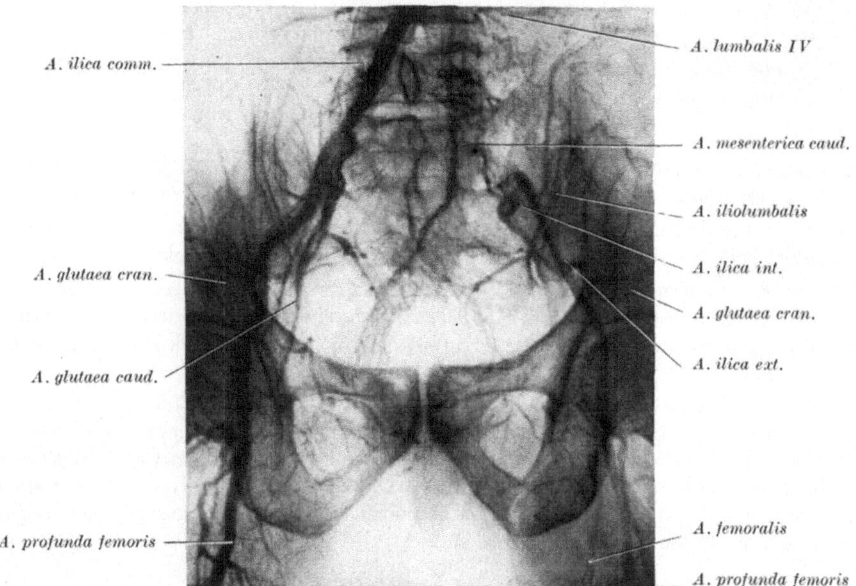

Abb. 41. *Präoperatives* Aortogramm: Es liegt ein Verschluß der li. A. ilica communis vor, ebenfalls ist die re. A. femoralis thrombosiert. Das reduzierte Lumen der li. A. femoralis und der relativ weite Querschnitt der li. A. profunda femoris machen es wahrscheinlich, daß weiter distal ein Verschluß der li. A. femoralis besteht. — Der li. seit. Verschluß der A. ilica communis wird durch die Anastomose zwischen der IV. A. lumbalis li. und der li. A. iliolumbalis überbrückt, wobei die A. glutaea cranialis ebenfalls eine Rolle zu spielen scheint.

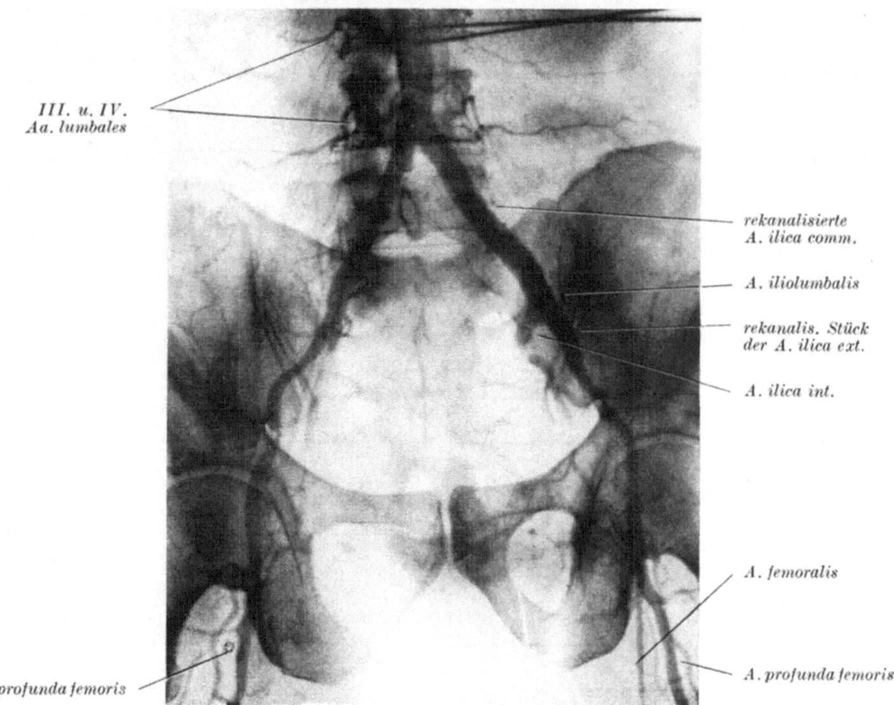

Abb. 42. *Postoperatives* Aortogramm: Nach der Thrombendarteriektomie (Operateur Doz. Dr. R. KAUTZKY) stellt sich die durchgängige A. ilica communis li. als ein weites Rohr dar, dessen Lumen die Gegenseite um fast das Doppelte übertrifft. — Die früheren Kollateralarterien (IV. A. lumbalis und A. iliolumbalis) sind kalibermäßig stark reduziert. Gegenüber der Füllung auf dem präoperativen Aortogramm (Abb. 41) ist die Kontrastmittel-anreicherung der li. A. femoralis jetzt viel intensiver, auch besteht jetzt keine Seitendifferenz in der Darstellung beider Aa. profundae femorum mehr.

Fall 14: Therapie-Beispiel für intraoperative arterielle Embolie, Embolektomie der einen und Thrombendarteriektomie der anderen thrombosierten A. ilica communis (Abb. 43—47).

Name: Bu., Hermann; 61 Jahre. — Prot. Nr. 20676/54.

Beruf: Pförtner.

Diagnose: Verschluß der li. A. ilica communis. Zustand nach Thrombendarteriektomie der li. A. ilica communis und interkurrenter embolischer Verlegung der re. A. ilica communis.

Familien-Vorgeschichte: Eltern an Herzschlag gestorben. 1 Bruder an Asthma verstorben. Zuckerkrankheit, Nerven- oder Geisteskrankheiten in der Familie unbekannt.

Eigene Vorgeschichte: Als Kind Masern. 1918 Grippe u. Lungenentzündung. Ab 1919 bis heute häufig Rheuma und Ischias li. 1933 stationäre Behandlung der li. seit. Ischialgie. Seitdem Beschwerden geringer u. seltener. 1934 Neurolog. Univ.-Klinik Hamburg-Eppendorf wegen ungeklärten Nervenzusammenbruchs. Liquorologisch o. B.

Zur jetzigen Erkrankung: Seit 6 Jahren allmählich zunehmende Wadenschmerzen li. nach längerem Gehen. Die Gehstrecken sind immer kürzer geworden, der Schmerz zog sich von der Wade später auch in den li. Oberschenkel; ist zum Stehenbleiben nach etwa 100 m gezwungen. Auch in Ruhe verspüre er jetzt einen leichten Druck in der li. Wade, Kribbeln oder stärkeres Kältegefühl habe er nicht. Tabakkonsum: 2 Päckchen Tabak u. Zigaretten (etwa 25) pro Woche. Libido u. Potenz altersentsprechend.

Oscillometrie:

Oberschenkel

	RR	Oscill.		RR	Oscill.
re.	160	27	li.	160	1
	140	25		140	9
	120	25		120	10
	100	24		100	9
	80	20		80	7

Unterschenkel

	RR	Oscill.		RR	Oscill.
re.	160	24	li.	160	2
	140	32		140	3
	120	36		120	4
	100	45		100	13
	80	30		80	15

Kontroll-Oscillometrie (30. 3. 54): 14 Tage post op. (16.3.54).

Oberschenkel

	RR	Oscill.		RR	Oscill.
re.	160	30	li.	160	20
	140	35		140	25
	120	40		120	35
	100	45		100	40
	80	35		80	30

Unterschenkel

	RR	Oscill.		RR	Oscill.
re.	160	40	li.	160	20
	140	45		140	35
	120	50		120	45
	100	70		100	80
	80	60		80	65

Pathologische Befunde: Der li. Leistenpuls sowie die li. seitigen Fußpulse sind nicht tastbar. Re. sind sowohl Leisten- wie Fußpulse palpabel. Der li. Fuß ist deutlich kälter als der re.

Neurolog.: ASR re. eine Spur schwächer gegenüber li.

Oscillographie: Abb. 43.

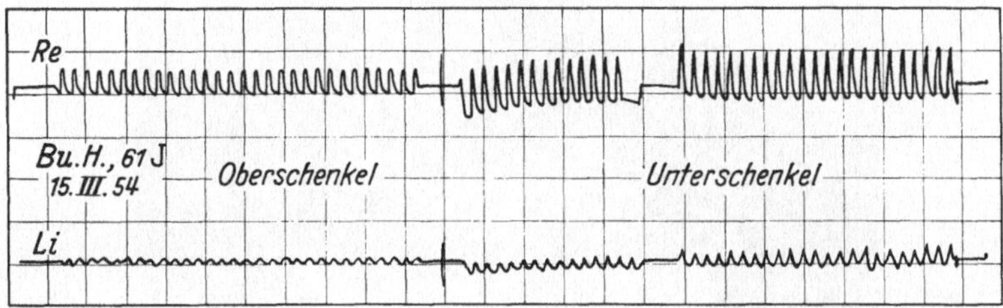

Abb. 43. Entsprechend dem li. seit. Verschluß der A. ilica communis zeigen die Oscillationen am li. Ober- u. Unterschenkel deutlich herabgesetzte Amplituden.

BSG 7/18. — Rotes u. weißes Blutbild unauffällig.

Verlauf: Am 16. 3. 54 Operation (Operateur: Doz. Dr. R. KAUTZKY). Von 2 kleinen Schnitten in die kalkharte A. ilica communis li. aus wird die Rekanalisation durchgeführt. Dabei spießt eine Kalkplatte durch die Adventitia dicht an der Aortenbifurkation, so daß die Aorta und die re. A. ilica communis kurze Zeit unterbunden werden müssen. Am Ende der Op. guter Puls in der li. A. femoralis.

Etwa 1 Std. post Op. wird das Fehlen des re. Leistenpulses sowie eine starke Blässe des ganzen re. Beines festgestellt. Oscillometer-Werte am Ober- u. Unterschenkel re. 0; Die sofort durchgeführte Aortographie (Abb. 46) zeigt, daß die Rekanalisation li. gelungen ist, daß die re. A. ilica communis kurz vor der Teilungsstelle in die A. ilica externa u. interna offenbar durch einen von der Aorta abgelösten Embolus verschlossen ist.

Freilegung der re. A. ilica communis (Operateur: Doz. Dr. R. KAUTZKY) und Entfernung des haselnußgroßen Embolus an beschriebener Stelle. Postoperativ sind alle Pulse — Leisten- u. Fußpulse — tastbar. Keine trophischen Störungen im weiteren Verlauf.

Kontroll-Oscillographie: Abb. 44.

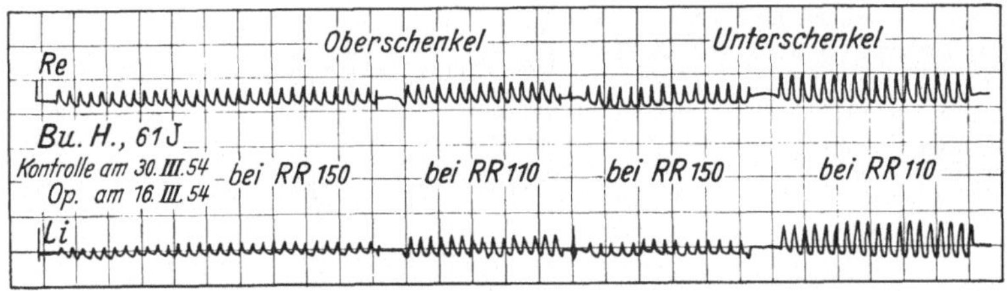

Abb. 44. Bemerkenswert ist die Tatsache, daß die Oscillometer-Ausschläge des li. Unterschenkels (operierte Seite) bei der Kontrolle höher liegen gegenüber der re. Seite. Die Kurven sind ein Beispiel für die häufig gemachte Erfahrung, daß die Oscillometer-Ausschläge an den Unterschenkeln höher als an den Oberschenkeln sein können.

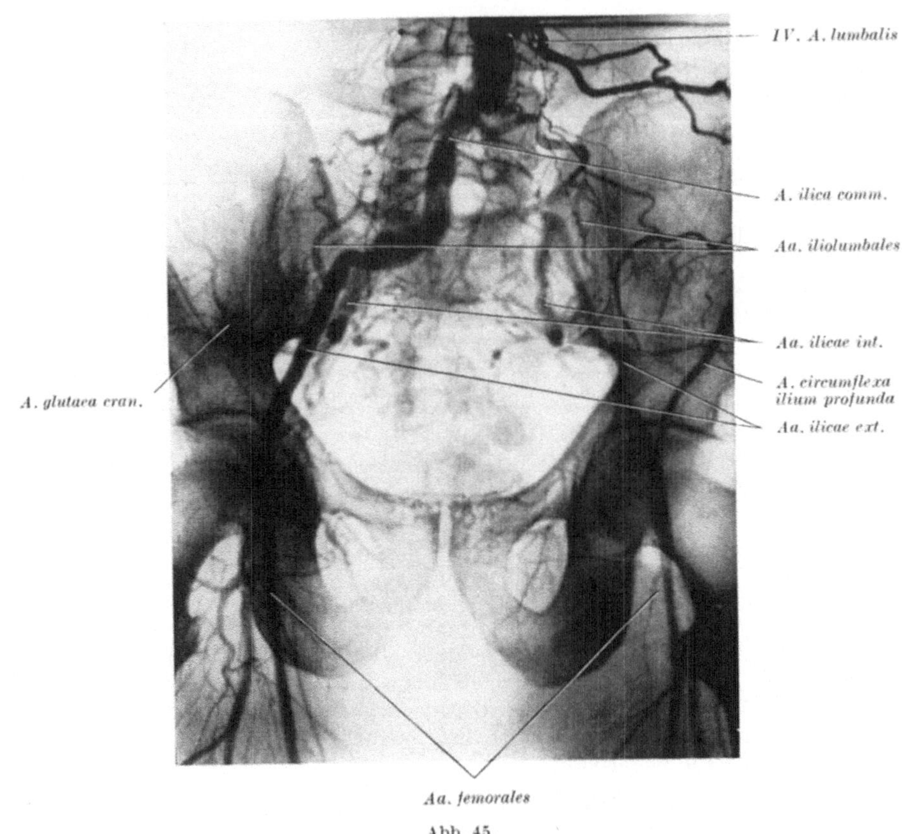

Abb. 45.

Abb. 45. Isolierter Verschluß der li. A. ilica communis. Es hat sich ein Kollateralkreislauf über die IV. A. lumbalis — A. circumflexa ilium profunda entwickelt; beide Gefäße sind im Vergleich mit der re. Seite ungewöhnlich stark erweitert. — Bemerkenswert ist der Kollateralkreislauf zwischen beiden Aa. iliolumbales, die ineinander überzugehen scheinen.

Abb. 46. Aortogramm 2 Std. nach operativer Rekanalisation der li. A. ilica communis! — Die re. A. ilica communis ist kurz vor den Abgängen der Aa. ilicae externa u. interna durch einen Embolus verschlossen. — Erstaunlich ist, daß sich die Kollateralarterien (IV. A. lumbalis u. A. circumflexa ilium profunda), die die wichtigsten Überbrückungswege des li. seit. A. ilica communis-Verschlusses darstellten, innerhalb von 2 Std. nach erfolgreicher Rekanalisation der li. A. ilica communis in ihrem Kaliber um mehr als die Hälfte reduziert haben. Auch die Anastomose zwischen den beiden Aa. iliolumbales re. u. li. ist kalibermäßig stark verringert. Dagegen hat sich re. noch kein Kollateralkreislauf entwickelt, der den embolischen Verschluß der A. ilica communis kompensieren könnte.

Abb. 47. Das Kontroll-Aortogramm 4 Wochen nach li. seit. Thrombendarteriektomie und re. seit. Embolektomie beweist die Durchgängigkeit beider Aa. ilicae communes. Im Vergleich zu Abb. 46 hat das Kaliber der li. A. ilica communis, externa und A. femoralis zugenommen; diese Gefäße erscheinen weiter, als sie es unmittelbar nach der Operation waren. Röntgentechnik und Maßstab sind bei beiden Aufnahmen die gleichen. Diese Gefäßerweiterung ist im Hinblick auf die palpatorisch während der Op. nachgewiesene Kalk-Härte der A. ilica communis li. bemerkenswert und war nicht zu erwarten.

IV. A lumbalis
Rekanalisierte A. ilica comm. li.
Sitz des Embolus
A. iliolumbalis
A. mesenterica caud.
A. circumflexa ilium profunda
A. ilica int.
A. glutaea cran.
A. glutaea caud.
A. femoralis
A. profunda femoris

Abb. 46.

embolektomierte A. ilica comm.
rekanalisierte A. ilica comm. u. A. ilica ext.
A. iliolumbalis
Aorta caud.
A. ilica int.
Aa. femorales

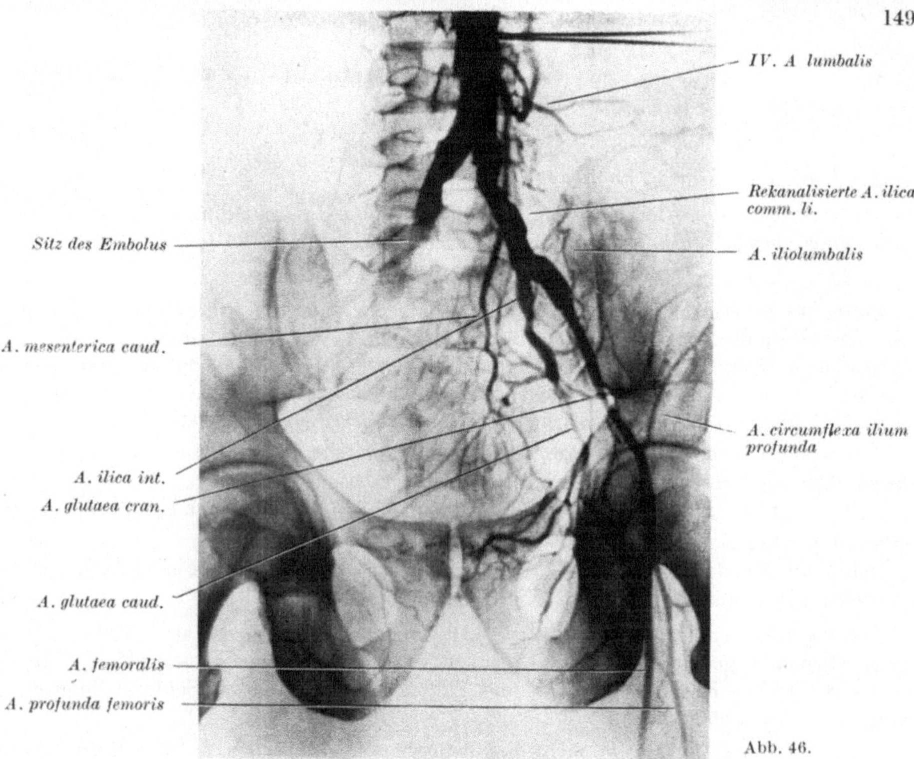

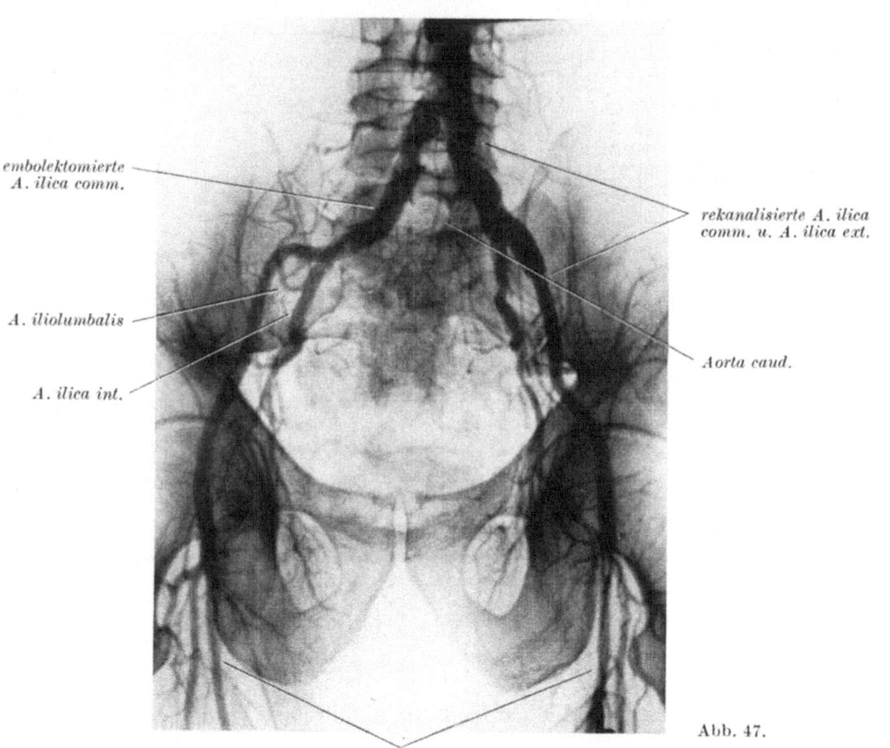

Abb. 47.

Fall 15: Therapie-Beispiel für gelungene Venentransplantation bei Thrombose der A. ilica communis (Abb. 48—51).

Name: Moh., Karl; geb. 28. 9. 1888. — Prot. Nr. 3998/53.

Beruf: Rentner, früher Aktenbote.

Diagnose: Thrombose der re. A. ilica communis. Bulbus-Deformierung nach Ulcus-Leiden. Spast. Parese des li. Beines nach parainfekt. Encephalomyelitis 1916 (?).

Familien-Vorgeschichte: Mutter in Nervenheilanstalt †. Schwester d. Mutter an Brust-Ca.†.

Eigene Vorgeschichte: 1916 nach Granatsplitterverletzung re. Unterschenkel „multiple Sklerose" diagnostiziert u. berentet. 1920 Ischias re. 1946 Ulcus ventriculi u. duodeni, Hungerödeme. Seit 1949 langsam zunehmend Schmerzen in der re. Wade nach 400—500 m, daneben taubes Gefühl u. Kälte im ganzen re. Bein bis zum Becken. 1951 periarterielle Sympathektomie in einem auswärtigen Krankenhaus ohne therapeutischen Effekt.

Jetzt schon nach 40—50 m starker Wadenschmerz re., der ihn zum Stehenbleiben zwingt. Die gleichen Beschwerden sind in geringem Maße auch li. vorhanden.

Pathologische Befunde: Reduzierter AZ. — Größe 163 cm, Gewicht 42,9 kg. Geringe Kalkeinlagerungen der Aa. carotides bei seitengleicher, kräftiger Pulsation.

Bulbus duodeni deformiert mit relativer Enge u. nischenverdächtigen Fleckschatten an der Minorseite. Duodenitis im oberen Duodenalknie.

Neurologisch: Strumpfförmig angeordnete Hypaesthesie u. Hypalgesie am li. Unterschenkel bei erhaltenem Lagegefühl u. gutem Erkennen von Zahlen bei der Hautschrift. — Herabsetzung der groben Kraft der li. Hüft- und Fußmuskulatur. Stumme Sohle li. Babinski li. deutlich +. Spastischer Gang li.

Angiologisch: Leistenpulse re. nicht, li. gut tastbar. Fußpulse bds. nicht tastbar. Das re. Bein ist kalt, der re. Fuß blau-livide verfärbt.

Oscillometrie: Oberschenkel: re. 0, li. 25—30; Unterschenkel: re. 0, li. 15.

Oscillographie vor Operation: Abb. 48.

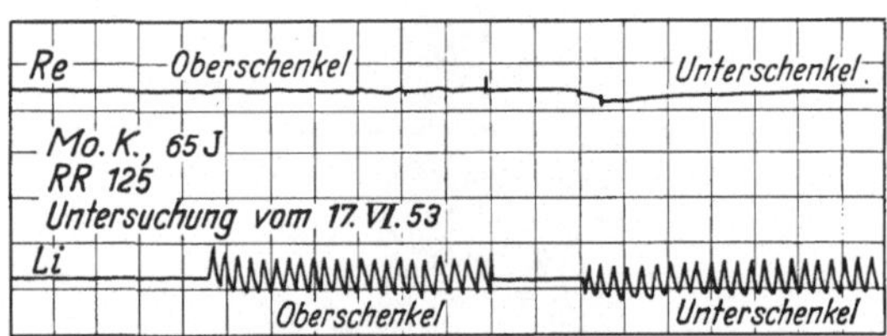

Abb. 48. Am re. Oberschenkel können nur minimale Ausschläge nachgewiesen werden. Sie sind so gering, daß unser Verdacht auf eine Femoralis-Ilica externa-Ilica communis-Obliteration re. gestützt und durch das spätere Aortogramm (Abb. 50) scheinbar bestätigt wurde.

Oscillographie nach Operation: Abb. 49.

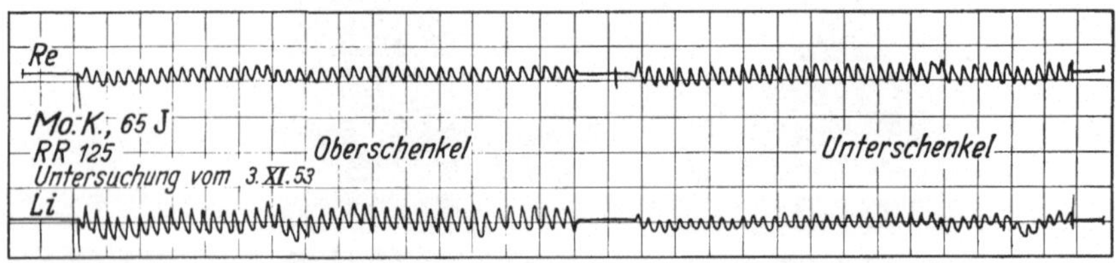

Abb. 49. Operativ lag nur eine isolierte Thrombose der re. A. ilica communis vor! Das Kontrolloscillogramm zeigt, daß die Venentransplantation funktionell u. anatomisch gelungen ist. Die Ausschläge am re. Unterschenkel liegen jetzt höher.

BSG 17/43. — Wa.R., M.Kl.R. u. Cardiol.R. im Blut negativ. Rotes u. weißes Blutbild o. B. — Im Urin Eiweiß, Zucker, Gallenfarbstoffe negativ, keine path. Bestandteile.

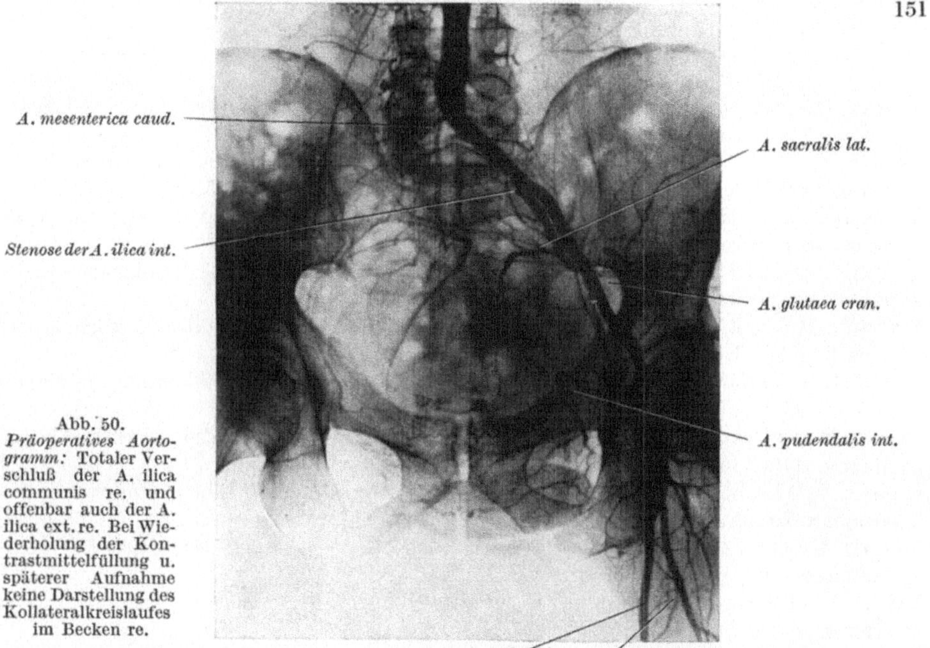

Abb. 50.
Präoperatives Aortogramm: Totaler Verschluß der A. ilica communis re. und offenbar auch der A. ilica ext. re. Bei Wiederholung der Kontrastmittelfüllung u. späterer Aufnahme keine Darstellung des Kollateralkreislaufes im Becken re.

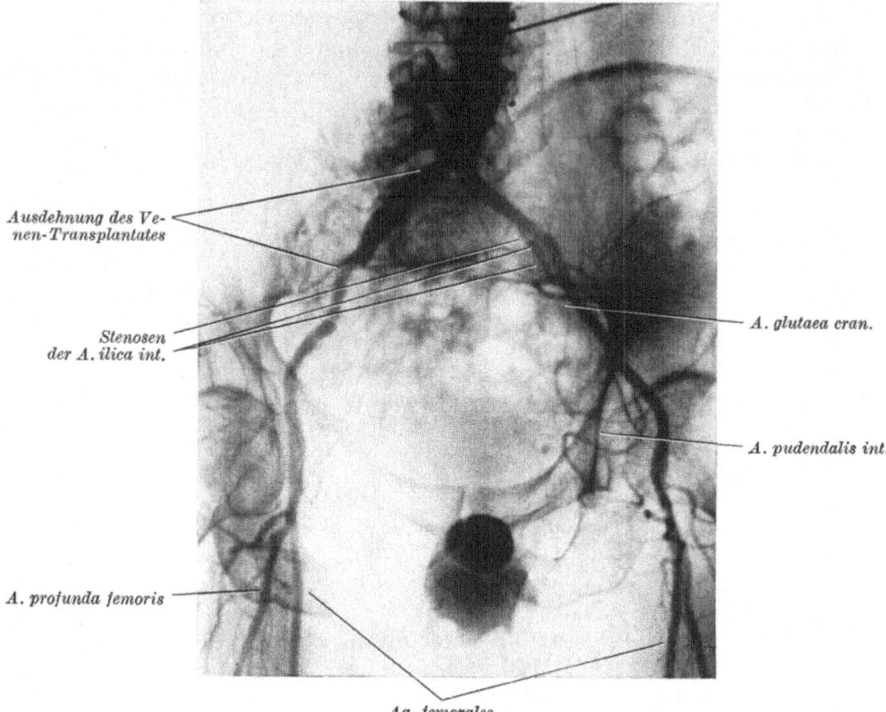

Abb. 51. Das postoperative Aortogramm zeigt die Permeabilität des Venen-Transplantates (Vena ilica communis). Bei der Operation (Operateur Prof. Dr. A. LEZIUS, Dir. d. Chirurg. Univ.-Klinik u. Poliklinik Hamburg-Eppendorf) stellte sich heraus, daß nur eine Thrombose der A. ilica communis, nicht aber — wie nach dem Aortogramm (Abb. 50) angenommen — auch noch eine Thrombose der A. ilica externa re. vorlag. — Während der Operation kam es zu einer embolischen Verlegung der li. A. poplitea, offenbar durch Loslösung eines Thrombus im Bifurkationsbereich (s. a. Pat. Bu., Abb. 46) bei der temporären und partiellen Unterbindung der Aorta. Es entwickelt sich eine Gangrän des li. Fußes, so daß 3 Wochen später der li. Unterschenkel amputiert werden mußte. — Das postoperative Aortogramm wurde 2 Monate nach der Unterschenkelamputation li. vorgenommen, ebenfalls die postoperative Oscillographie (siehe Abb. 49).

Literaturverzeichnis.

ADACHI, B.: Das Arteriensystem der Japaner. Kyoto. Supp. to Acta Scholae Medicinalis Universitas Imperialis in Kioto, Bd. II, S. 9, 1926/27.

AKRAWI, Y. Y., and G. M. WILSON: Observations on the development and function of elastic-coated vascular channels in occluded arteries. J. of Path. **62**, 69 (1950).

ALBERTINI, A. v.: Zit. nach F. LLAVERO. Thromboendangiitis obliterans des Gehirns, S. 33, Zeile 6 u. 7. Basel: Benno Schwabe 1948.

— Pathologie und Therapie der entzündlichen nichtspezifischen Arterienerkrankungen; path.-anat. Teil. Helvet. med. Acta **11**, 233 (1944).

ALTSCHUL, R.: Inhibition of experimental cholesterol arteriosclerosis by ultraviolet irradation. New England J. Med. **249**, 96 (1953).

— and I. H. HERMANN: Ultraviolet irradiation and cholesterol metabolism. Circulation **8**, 438 (1953).

ANTONI, N., and E. LINDGREN: Steno's experiment in man as complication in lumbar aortography. Acta chir. scand. (Stockh.) **98**, 230 (1949).

ARCHER, V .W., and I. D. HARRIS: An ocular test for sensitivity to Diodrast prior to intravenous urography. Amer. J. Roentgenol. **48**, 763—765 (1942).

ARNETH, J. E., J. JACOBI u. F. NORTHOFF: Zur Diagnose und Therapie der peripheren Durchblutungsstörungen. Ärztl. Wschr. **1952**, 33, 761.

ARNULF, G., et Bureau DU COLOMBIER: Documents cliniques et expérimentaux sur la contusion artérielle et leurs déductions thérapeutiques. Lyon Chir. **47**, 566 (1952).

BACQUART, Y.: Considérations sur le syndrome de LERICHE. Thèse de Lyon, 1952.

BÄTZNER, K., u. G. GRUPP: Zitiert nach G. PETRY u. R. BÄTZNER.

BAHNSON, H. T., R. N. COOLEY and R. D. SLOAN: Coarctation of the aorta at unusual sites. Amer. Heart J. **38**, 905—913 (1949).

BAILEY, C. P., R. P. GLOVER and T. J. E. O'NEIL: Closed intracardiac tactile surgery. Dis. Chest. **22**, 1 (1952).

DE BAKEY, M. E., and D. A. COOLEY: Surgical Treatment of Aneurysm of Abdominal Aorta by Resection and Restoration of Continuity with Homograft. Surg. etc. **97**, 257—266 (1953).

BANDMANN, F., u. E. Sieber: Histologische Untersuchungen an Hoden nach Sympathektomie wegen Megakolon im Kindesalter. Z. Chir. **79**, 93 (1954).

BARR, D. P.: Some chemical factors in the pathogenesis of atherosclerosis. Circulation **8**, 641 (1953).

BARTH: Bull. Soc. Anat. Paris. **23**, 260 (1848).

BECKER, J.: Zur temporären Sympathicusausschaltung. Dtsch. med. Wschr. **1954**, 970.

BECKER, W.: Inaug.-Diss. Mainz 1951.

BERG, H. H.: Thrombo-Embolie und Diätetik. Dtsch. med. Wschr. **1954**, 801.

BERNHARD, K.: Isotope als Indikatoren zur Erforschung des Lipoidstoffwechsels. Schweiz. med. Wschr. **1954**, 506.

BITTNER, W.: Medikamentöse Therapie (Regitin und Dilatol) im Vergleich mit chirurgischer (Blockade und Sympathektomie) bei Durchblutungsstörungen. Bruns' Beitr. **185**, 1 (1952).

BLATTNER, FR.: Zur Lehre von der ausgedehnten Thrombose der Aorta. Inaug.-Diss., Basel 1910.

BOGARDUS, G. M., F. F. BERETTA, R. L. HUFF and J. TH. PAYNE: Endarterectomy for peripheral arteriosclerosis. Arch. Surg. **68**, 222—236 (1954).

BOHLE, A.: Über Aortenthrombose bei Winiwarter-Bürgerscher-Krankheit. Z. Kreislaufforsch. **39**, 531 (1950).

BONTE, G., et J. DESRUELLES: La thrombose du carrefour aortique terminal. Étude clinique et aortographique. J. de Radiol. **32**, 15—20 (1951).

BOYARSKY,S.:Paraplegia following translumbar aortography.J.Amer.Med.Assoc.**156**,599(1954).

BOYD, A. M., A. H. RATCLIFFE, R. P. JEPSON and G. W. H. JAMES: Intermittent claudication; clinical study. J. Bone Surg. **31**, 325 (1949).

— and R. P. JEPSON: External iliac artery thrombosis. Brit. Med. J. **1950**, 1457.

— Surgery. Intermittent claudication. Brit. Encyclop. Med. Pract. 35 (1952).

BOYD, W. M.: Thrombosis of the terminal aorta with aortitis and periaortitis: Report of 2 cases treated by aortectomy, lumbar sympathectomy and vena caval ligation. Rocky Mountain Med. J. **47**, 936 (1950).

BRAITHWAITE, J. L.: Variations in origin of the parietal branches of the internal iliac artery J. of Anat. **86**, 423 (1952).
— The effects of ligation of the pelvic arteries on the viability of the urinary bladder and the sufficiency of the collateral circulation in the experimental animal. Brit. J. Surg. **164**, 610 (1954).
BRASS, K:. Verh. dtsch. Ges. Path. 1950.
BREDT, H.: Entzündung und Sklerose der Lungenschlagader. Ein Beitrag zur Kenntnis des Begriffes und der Erscheinungsform der Endarteriitis und Arteriosklerose. Virchows Arch. **308**, 60 (1942).
BUCK, R. C., and R. J. ROSSITER: Lipids of normal and atherosclerotic aortas. A chemical study. Arch. of Path. **51**, 224—237 (1951).
BULL, P.: Zitiert nach D. C. DOANE and N. BLUMBERG. Med. Clin. N. Amer. **19**, 159 (1935).
BURDZIK, G.: Mündl. Mitteilung.
CHANDLER, H. L., E. Y. LAWRY, K. G. POTEE and G. V. MANN: Spontaneous and induced variations in serum lipoproteins. Circulation **8**, 723 (1953).
CHARCOT, J. M. C.: C. r. Soc. Biol. (Paris) Ser. II, **5**, 225 (1858).
CHRISTIAN, P., u. W. NODER: Akute Rückenmarkssyndrome bei Isthmusstenose der Aorta als Folge eines pathologischen Kollateralkreislaufes über die A. spinalis ant. Z. Kreislaufforsch. **43**, 125 (1954).
CHRISTOPHE, L.: Aortographie et impuissance sexuelle. Mém. Acad. Chir. **74**, 215 (1948).
CIBERT, J.: Influence des pertubations de la circulation artérielle sur les suites des interventions prostatiques et vésicales. J. d'Urol. **52**, 289—290 (1945).
CILAG: Ein Beitrag zur Technik der röntgenologischen Kontrastdarstellung, S. 26.
CLELAND, J. B.: Occlusion of the abdominal aorta by ante-mortem thrombosis. Med. J. Austral. **2**, 359 (1944).
COBET, R.: Wundbehandlung mit gasförmiger Kohlensäure. Chirurg **8**, 549 (1936).
COURTY, A., et P. FRANCHEBOIS: Les troubles génitaux des artéritiques. Presse méd. **1952**, 1379.
COVEY, J. A., J. J. McMAHON and H. L. MYERS: Trichinosis as a cause of major arterial thrombosis. J. Amer. Med. Assoc. **140**, 1212—1213 (1949).
CRAFOORD, CL., and T. HIERIONN: Surgical treatment of thrombotic obliteration of the aortic bifurcation. Acta chir scand. (Stockh.) **104**, 81—86 (1952).
CRUVEILHIER: Zit. nach H. DUJOL.
DARLING, S., and H. CLARK: Arteriitis syphilitica obliterans. J. Med. Res. **32**, (1915).
DELANNOY, E.: Résection du carrefour aortique et des bifurcations iliaques pour thrombose de l'aorte terminale. Guérison. Mém. Acad. Chir. **71**, 89 (1945); Séance du 28 fevrier 1945.
DEMBROWSKI, U.: Morphologische Befunde nach Arteriencurettage und Venentransplantation bei Thrombangiitis obliterans. Frankf. Z. Path. **64**, 542—548 (1953).
DENSTADT, T.: Abdominal aortography. Acta radiol. (Stockh.) **38**, 187 (1952).
DERMAN, G. L., u. E. A. DUTKEWITSCH: Zur Frage des vollständigen Verschlusses des unteren Teiles der Bauchaorta. Virchows Arch. **274**, 535—542 (1930).
DETERLING, R. A.: Direct and retrograde aortography. Surgery (St. Louis) **31**, 88 (1952).
DODEN, W., H. J. HILLENBRAND, F. MENNE, H. RODECK u. N. WOLF: Physiologisch-chemische und pathologisch-anatomische Untersuchungen der Extremitätenmuskulatur bei chronischen peripheren Durchblutungsstörungen (insbesondere bei Endangiitis obliterans). Klin. Wschr. **1951**, 433.
DONAT, R.: Zum Vorkommen von Mediaverkalkungen im Säuglingsalter. Z. inn. Med. **1**, 68 (1946).
DORTENMANN, S.: Der „oscillographische Stautest", ein neues Untersuchungsverfahren zur Beurteilung des Gefäßreaktionsvermögens im Bereich der Extremitäten. Die Medizinische **1953**, 682.
DOSS, A. K.: Zit. nach P. G. SMITH (persönliche Mitteilung).
DOUMER, E., A. LORRIAUX et B. STEENHOUWER: Hypertension artérielle par aplasie de Partère rénale gauche avec malformation de l'aorte abdominal. Action passagère de la nephrectomie. Arch. Mal. Coeur **446** (1951).
DRESSLER, W.: Sexualstörungen nach lumbaler Grenzstrangresektion. Dtsch. med. Wschr. **1949**, 739.

DUBOST, CH., et CL. DUBOST: Traitement chirurgical des anévrysmes de l'aorte. Les possibilités d'exérèse. J. de Chir. **69**, 581—617 (1953).

DUCUING, J., H. PONS et A. ENJALBERT: L'aortographie abdominale. J. de Radiol. **30**, 497 (1949).

DUFF, G. L., and G. C. McMILLAN: Pathology of atherosclerosis. Amer. J. Med. **11**, 92—108 (1951).

DUGUID, J. B.: Diet and coronary disease. Lancet **1954**, 891—895.

DUJOL, H.: Contribution à l'étude des oblitérations du carrefour aortique. Thèse Lyon 1952.

EBBINGHAUS, K. D.: Zur Symptomatologie und traumatischen Entstehung des Aneurysmas der Aorta abdominalis. Ärztl. Wschr. **1954**, 41.

EBERT, H.: Die Ballistokardiographie als klinische Untersuchungsmethode. Dtsch. Gesundheitswesen **1953**, 761.

EISEN, M. E., M. C. TYSON, S. MICHAEL and F. BAUMANN: Adhesiveness of blood platelets in arteriosclerosis obliterans, acute thrombophlebitis, chronic venous insufficiency and arteriosclerotic heart disease. Circulation **3**, 271 (1951).

EJRUP, B.: Tonoscillography after exercise. Svenska Tryckeriaktiebolaget. Stockholm 1948.

ELKIN, D. C., and F. W. COOPER: Surgical treatment of insidious thrombosis of the aorta. Ann. Surg. **130**, 417—427 (1949).

ELLIOTT, R. V., and M. E. PECK: Thrombotic occlusion of aorta as demonstrated by translumbar aortograms. J. Amer. Med. Assoc. **148**, 426—431 (1952).

ESTES, J. E.: Abdominal Aortic Aneurysm: A Study of One Hundred and Two Cases. Circulation **2**, 258 (1950).

FALTIN, R.: Ein durch Resektion geheilter Fall von Gangrän des Dickdarms im Gebiet der A. mesenterica inferior nebst einem Verfahren, die Kontinuität des Darms durch ein Stück Ileum wiederherzustellen. Dtsch. Z. Chir. **114**, 215 (1912).

FARIÑAS, P. L.: Retrograde abdominal aortography. Radiology **47**, 344 (1946).

FELDMAN, E., B. A. GREENE and H. Y. H. CHINN: Spinal analgesia for translumbar aortography. Anesthesiology **15**, 66 (1954).

FICK, W.: Kreislaufwirkung arterio-venöser Aneurysmen. Arch. klin. Chir. **173**, 773 (1932).

FLÖRCKEN, H.: Die Hitzeschädigungen (Verbrennungen) im Kriege. Erg. Chir. **12**, 131 (1920).

FONTAINE, R., R. RIVEAUX, M. KLIM et R. KIENY: Le traitement chirurgical des oblitérations artérielles chroniques des membres. I. Kongreß d. Europ. Ges. Cardiovasculäre Chirurgie, Straßburg, Kongr.-Bd. S. 330—331 (1952).

— V. CHARDON, J. LE GAL: Oblitération le la fourche aortique traitée par aortectomie terminale associé à une gangliectomie lombaire bilatérale. Etonnant amélioration des troubles circulatoires périphériques, mais apparition au bout de quelques mois d'une hypertension artérielles maligne rapidement mortellripar thrombose ascendante. Presse méd. **1953**, 661.

FORET, J., et G. F. LEROUX: Aortographie et impuissance sexuelle. J. belge Radiol. **35**, 475 (1953).

FRANZ, C.: Lehrbuch der Kriegschirurgie, 3. umgearb. Aufl., Berlin: Springer-Verlag 1942.

FREEMAN, N. E., and R. S. GILFILLAN: Regional heparinization after thromboendarterectomy in the treatment of obliterative arterial disease. Surgery (St. Louis) **31**, 115 (1952).

FRIEH, P., et A. MOREL: Un cas d'obliteration du carrefour aortique traité par la résection du carrefour. Lyon Chir. **41**, 17—18 (1946).

FROMENT, R., L. GALLAVARDIN et G. NOEL: Des formes basses, sous-isthmiques, des sténoses congénitales de l'aorte. Arch. Mal. Coeur **45**, 496—502 (1952).

FROVIG, A. G., and A. G. LOKEN: The syndrome of obliteration of the arterial branches of the aortic arch due to arteritis. Acta psychiatr. (København) **26**, 313 (1951).

FUCHSIG, P.: Über Endangitis obliterans und Frostgangrän. Chirurg **19**, 314 (1948).

GADERMANN, E., u. E. A. SCHRADER: Zur Technik und Indikation der lumbalen Aortographie. Fortschr. Röntgenstr. **75**, 670 (1951).

— — Bemerkungen zur Methodik und klinischen Bedeutung der Aortographie. Münch. med. Wsch. **1953**, 348.

GAUTHIER-VILLARS, P., et J. OUDOT: Etude anatomique des greffes artérielles chez l'homme. Semaine Hôp. (Arch. d'Anat.-Path.) **29**, 4 (1953).

GESENIUS, H.: Oszillographie und Arteriographie. Dtsch. med. Wschr. **1949**, 1.

— u. P. NEUBART: Über den Kollateralkreislauf beim Verschluß größerer Arterien. Berl. med. Z. **1**, 400 (1950).

GESENIUS, H.: Über den Spasmus größerer Arterien. Berl. med. Z. 1, 302 (1950).
— Arterienverschlüsse und ihre Beziehung zur Extremitätengangrän (unter Mitteilung des erstmalig oszillographischen Nachweises einer von einer 30jährigen Krankenschwester ohne Operation überstandenen kompletten Aortenembolie). Z. Gynäk. 72, 257 (1950).
— u. H. GANSAU: Zur Klinik der Thrombangitis obliterans. Fortschr. Röntgenstr. 73, 64 (1950).
— und K. H. MÄNNLEIN: Über 1400 Gefäßverletzungen. Z. Chir. 76, 37 (1951).
— Oszillographie und Aortographie in der Frauenheilkunde. Geburtsh. u. Frauenheilk. 12, 48—56 (1952).
GILFILLAN, R. S., O. W. JONES, S. I. ROLAND and E. J. WYLIE: Arterial occlusions simulating neurological disorders of the lower limbs. J. Amer. Med. Assoc. 154, 1149 (1954).
GIRGENSOHN, H., H. KELLNER u. H. SÜDHOF: Angeborener Morbus Gaucher bei Erythroblastose und Gefäßverkalkung. Klin. Wschr. 1954, 57.
GLENN, F., E. B. C. KEEFER, G. S. SPEER and CH. T. DOTTER: Coarctation of the lower thoracic and abdominal aorta immediately proximal to celiac axis. Surg. etc. 94, 561 bis 569 (1952).
GOODWIN, J. F., and E. PETRIE: Insidious thrombosis of the abdominal aorta. Brit. Heart J. 13, 554 (1951).
GOODWIN, W. E., P. L. SCARDINO and W. W. SCOTT: Translumbar aortic puncture and retrograde catheterization of the aorta in aortography and renal arteriography. Ann. Surg. 132, 944 (1950).
GORDON, J. W.: J. Anat. Physiol. 11, 533 (1877).
GOTTLOB, R.: Über Thrombosen der Aorta u. der Iliacalarterien. Langenbecks Arch. u. Dtsch. Z. Chir. 272, 408—428 (1952).
— W. GYRI u. O. BAYER: Über die Darstellung der Beinarterien nach Aortographie mit Hilfe der intraarteriellen Kreislaufzeitbestimmung. Chirurg 24, 353 (1953).
— Über die „ascendierende Arteriographie". Zugleich ein Beitrag zur Auswertung aortographischer Bilder. Langenbecks Arch. u. Dtsch. Z. Chir. 277, 483—489 (1954).
GRAHAM, D. M., TH. P. LYON, J. W. GOFMAN, H. B. JONES, A. YANKLEY and S. WHITE: Blood lipids and human atherosclerosis. II. The influence of heparin upon lipoprotein metabolism. Circulation, 4, 666 (1951).
GRAHAM, R.: Case of obstructed aorta. Trans. Roy. Med. Chir. (London) 5, 287—300 (1814).
GREENFIELD, J.: Thrombosis and embolism of the abdominal aorta. Ann. Int. Med. 19, 656—668 (1948).
GREEVEN, H.: Beiträge zur Kenntnis der Thrombose und Embolie der Aorta. Inaug.-Diss. Gießen 1910.
GROSS, H., and B. PHILIPS: Complete occlusion of the abdominal aorta. Amer. J. Med. Sci. 200, 203—208 (1940).
HABERER, H.: Ein Fall von seltenem Kollateralkreislauf bei angeborener Obliteration der Aorta und dessen Folgen. Z. Heilk. 24 (1903).
HAIMOVICI, H.: Peripheral arterial embolism. A study of 330 unselected cases of embolism of the extremities. Angiology 1, 20 (1950).
HAMILTON, M., and G. M. WILSON: The treatment of intermittent claudication. Quart. J. Med. N. s. 21, 169 (1952).
HASLER, L. H.: Über einen Fall von Verschluß der Aorta an ungewohnter Stelle. Inaug.-Diss. Leipzig: R. Noske 1911.
HECHT, V.: Zur Pathologie und Therapie der Erfrierungsgangrän. Münch. med.Wschr. 1915, 56.
HECTOR, A.: Akute Ischämien der unteren Gliedmaßen. Med. Klin. 1953, 441—445.
HEINTZ, R.: Die mit Hochdruck einhergehende Thrombangiitis obliterans (M. Winiwarter-Bürger) der Nieren. Med. Welt 1951, 14.
HELMSWORTH, J. A., J. McGUIRE and B. FELSON: Arteriography of the aorta and its branches by means of the polyethylene catheter. Amer. J. Roentgenol. 64, 196 (1950).
HENLINE, R. B., and S. W. MOORE: Renal arteriography: Preliminary report of experimental study. Amer. J. Surg. 32, 222—229 (1936).
HERLYN, K. E.: Über die Erkennung und Behandlung von Gefäßverletzungen. Bruns' Beitr. 33, 439 (1942).
HESS, H.: Eine Methode zur Messung des Bluteinstroms in die Extremitäten. Klin. Wschr. 1954, 175.

HESSE, E.: Über die Embolie und Thrombose der Aorta abdominalis und ihre operative Behandlung. Langenbecks Arch. 115, 812—865 (1921).

HEUPKE, W.: Diätetik. 4. Aufl. Theodor Steinkopff 1945.

HOLLDACK, K., u. E. KUHN: Gefäßgeräusche und periphere Durchblutung. Dtsch med. Wschr. 1953, 842.

HOLLE, G.: Über Lipoidose, Atheromatose und Sklerose der Aorta und deren Beziehungen zur Endoaortitis. Virchows Arch. 310, 160 (1943).

HOLTEN, C.: Stenose der Bauchaorta mit besonderer Berücksichtigung der Differential-diagnose gegenüber der Isthmus-Stenose. Nord. Med. 44, 1792—1794 (1950).

HORN, H., and L. E. FINKELSTEIN: Arteriosclerosis of the coronary arteries and the mechanism of their occlusion. Amer. Heart J. 19, 655 (1940).

HORST, W.: Mündl. Mitteilung.

HORTON, R. E., and E. M. NANSON: Technique and value of aortography. Report of a case of external iliac arterial graft. Brit. Med. J. 1953, 969.

HOWELL, W. H., and E. HOLT: Zit. nach R. JÜRGENS. Amer. J. Physiol. 47, 328 (1918).

HUECK, W.: Zit. nach W. W. MEYER.

IFF, W.: Über angeborene Verkalkungen besonders der Arterien. Virchows Arch. 281, 377 (1931).

JÄGER, E.: Zur pathologischen Anatomie der Thromboangiitis obliterans bei juvenilen Extremitäten. Arch. path. Anat. 284, 526—584 (1932).

JAHNKE, K., u. W. SCHOLTAN: Ergebnisse klinischer Ultrazentrifugen-Untersuchungen. Dtsch. med. Wschr. 1954, 673.

JASTSCHINSKI, S.: Die Abweichungen der Arteria obturatoria nebst Erklärung ihres Entstehens. Int. Mschr. Anat. Physiol. 8, 366—379 (1891).

— Die typischen Verzweigungsformen der Arteria hypogastrica. Int. Mschr. Anat. Physiol. 8, 111—127 (1891).

JAWOR, W. J., and S. G. PLICE: Thrombotic obliteration of the abdominal aorta. J. Amer. Med. Assoc. 149, 142—143 (1952).

JÖNSSON, G., B. BRODÉN and J. KARNELL: Thoracic Aortography. Suppl. 89 zu Acta radiol. (Stockh.) (1951).

JUDMAIER, F.: Ergebnisse der Sauerstofftherapie bei peripheren Durchblutungsstörungen. Med. Klin. 1953, 816.

JÜRGENS, R.: Die Blutplättchen und ihre Bedeutung für Blutungsneigung und Thrombus-bildung. Verh. dtsch. Ges. inn. Med. 58. Kongreß 1952.

KAINDL, F.: Intraarterielle Dauerinfusion bei Durchblutungsstörungen. Wien. klin. Wschr. 1953, 611.

— u. CH. STUMPF: Experimenteller Beitrag zur intraarteriellen Dauerinfusion mit Azethyl-cholin. Wien. Z. inn. Med. 35, 40 (1954).

KAPPERT, A.: Die Diagnostik der peripheren Durchblutungsstörungen mit Hilfe des Ruhe-und Arbeits-Oscillogramms. Praxis (Bern) 41, 980—983 (1952).

— Zur Diagnostik und Therapie der peripheren Durchblutungsstörungen. Schweiz. med. Wschr. 1953, 629.

KASNER, E., and J. B. HERSH: The electronic oscillometer. Angiology 1, 391 (1950).

KAUTZKY, R., u. E. A. SCHRADER: Die Wiederherstellung der arteriellen Gefäßbahn als Therapie der Claudicatio intermittens. Dtsch. med. Wschr. 1953, 464.

KEESER, ED.: Theobromin-Magnesiumoleinat (Theomagnol) zur Prophylaxe und Therapie der Arteriosklerose. Materia Med. Nordmark Nr. 8 (Dez. 1949).

— Zur Therapie der Arteriosklerose und Pharmakologie der Ölsäure. Arch. Int. Pharmaco-dynamie. Fasc. III, 87, 371 (1951).

— u. K. F. BENITZ: Entstehung und Behandlung der Arteriosklerose. Med. Klin. 1953, 499.

KEKWICK, A., L. McDONALD and R. SEMPLE: Obliterative disease of the abdominal aorta and iliac arteries with intermittent claudication. Quart. J. Med. 82, 185—200 (1952).

KILLIAN, H.: Das Gesetz der nutritiven Dilatation der arterio-venösen Aneurysmen und die Distensionskrankheit der Arterien. Helvet. chir. Acta 18, 191 (1951).

KIRKLAND, K., and K. W. STARR: Aneurysm of the right internal iliac artery: Five years cure. Med. J. Austral. 299 (1953).

KIRTHLEY, J. A., S. Y. GARRETT and R. S. MARTIN: An evaluation of lumbar sympathectomy in two hundred consecutive cases of peripheral vascular disorders. Surgery (St. Louis) 33, 256—267 (1953).

KLINGENSMITH, W., and F. V. THEIS: Femoral and iliac artery embolectomy. Critical review of cases at Cook County Hospital from 1946 to 1951. J. Amer. Med. Assoc. 150, 1393 bis 1396 (1952).

KLOSTERMEYER, W.: Zur Frage der Arterienthrombosen unter dem Krankheitsbild der Endangiitis obliterans. Langenbecks Arch. u. Dtsch. Z. Chir. 263, 545—572 (1950).

KMENT, O. H.: Über Störungen der Geschlechtsfunktionen nach lumbalen Grenzstrangresektionen. Z. Chir. 75, 23 (1950).

— Über Steigerungen der Geschlechtsfunktionen einschließlich der Spermiogenese nach Novocain-Blockaden des lumbalen Grenzstranges. Z. Chir. 76, 23 (1951).

— Änderungen der Geschlechtsfunktion nach konservativen und operativen Eingriffen am lumbalen Grenzstrang des Sympathikus Z. Urol., Sonderh. Verh. Ber. Urologen-Tagg. 1951.

KNÜCHEL, F.: Serologische Erfassungsmöglichkeit arteriosklerotischer Stoffwechselstörungen. Die Medizinische 1953, 417.

KÖSTER, K.: Über Endarteritis und Arteritis. Berl. klin. Wschr. 1876, 454.

KONDO, B., T. WINSOR, W. O. RAULSTON and D. KUROIWA: Congenital coarctation of the abdominal aorta, a theoretically type of cardiac disease. Amer. Heart J. 39, 306—313 (1950).

KROETZ, CH., u. F. W. FISCHER: Zur Blutchemie der akuten fortschreitenden Arteriosklerose. Dtsch. med. Wschr. 1954, 653.

KUNLIN, J., C. BITRY-BOELY et B. VOLNIE: Remarques sur l'aortographie. Rev. de Chir. 286 (1950).

— Le traitement de l'ischémie artéritique par la greffe veineuse longue. Rev. de Chir. 206 (1951).

LÄSER, S.: Zur Technik der Femoralisarteriographie. Radiol. clin. (Basel) 22, 501 (1953).

LAMPEN, H.: Zur Klinik des Blutdruckzügler-Apparates. Dtsch. med. Wschr. 1952, 1431.

LARSSON, H., and A. PALMLÖV: Abdominal aortography with special reference to its complications. Acta radiol. (Stockh.) 38, Fasc. 2, 111—124 (1952).

LAUTNER, A.: Erfahrungen über 54 Fälle von Eisanästhesie. Wien. klin. Wschr. 1953, 480.

LEIGH, T. F., and J. V. ROGERS jr.: Visualization of the abdominal aorta and its branches following intravenous injection of contrast medium. Amer. J. Roentgenol. 64, 945 (1950).

LERICHE, R.: Des oblitérations artérielles hautes (oblitération de la terminaison de l'aorte) comme cause des insuffisances circulatoires des membres inférieurs. Bull. Soc. nat. Chir. (Paris) 49, 1404—1406 (1923).

— De la résection du carrefour aortoiliaque avec double sympathectomie lombaire pour thrombose aortique. Le syndrome de l'oblitération termino-aortique par artérite. Presse méd. 1940, 601.

— Thromboses Artérielles. Paris: Masson & Cie. 1946.

— and A. MOREL: The syndrome of thrombotic obliteration of the aortic bifurcation. Ann. Surg. 127, 193 (1948).

— Le probleme de l'impuissance sexuelle chez l'homme. A propos d'une thrombose de la terminaison aortique traitée par double gangliectomie lombaire et réexaminée au bout de cinq ans. Presse méd. 1949, 157.

— J. KUNLIN and C. BOELY: Lessons of aortography. Angiology 1, 109 (1950).

— P. BEACONSFIELD and C. BOELY: Aortography: Its interpretation and value. Surg. etc. 94, 83—90 (1952).

— Die verschiedenen Typen aortoilicaler Thrombosen unter besonderer Berücksichtigung der Prognose und Therapie. Die Medizinische 1953, 443.

LIEBERMANN, O.: Autochthone Aortenthrombose. Inaug.-Diss. München 1898.

LILLY, G. D., D. W. SMITH, CH. F. BIGGANE and J. T. JANA: An evaluation of „high" lumbar sympathectomy in arteriosclerotic circulatory insufficiency of the lower extremities. Surgery (St. Louis) 35, 1 (1954).

LINDBOM, A.: Arteriosclerosis and arterial thrombosis in the lower limb. Acta radiol. (Stockh.) Supl. 80, (1950).

LINDBOM, A.: Angiographie: in Lehrbuch der Röntgendiagnostik von Schinz, Baensch, Friedl, Uehlinger, Bd. II, Teil II. Stuttgart: Georg Thieme 1952.

LINDENBERG, R., u. H. SPATZ: Über die Thromboendarteriitis obliterans der Hirngefäße (zerebrale Form der v. Winiwarter-Bürgerschen Krankheit). Arch. path. Anat. **305, 531** (1940).

LINDGREN, E.: Technique of abdominal aortography. Acta radiol. (Stockh.) **39,** 205 (1953).

LINDSTRÖM, B. L.: Value of collateral circulation from inferior mesenteric artery in obliteration of lower abdominal aorta. Acta chir. scand. (Stockh.) **100,** 367 (1950).

LIPPMANN, H. J.: Cerebrovascular Thrombosis in Patients with Buerger's disease. Circulation **5,** 680 (1952).

LLAVERO, F.: Thromboendangiitis obliterans des Gehirns. Basel: Benno Schwabe 1948.

LODWICK, G. S.: Dissecting Aneurysms of the Thoracic and Abdominal Aorta. Amer. J. Roentgenol. **69,** 907—925 (1953).

LOOSE, K. E.: Die Aortographie in der Diagnostik peripherer Gefäßleiden. Chirurg **22,** 394 (1951).
— Fortschrittliche Behandlung peripherer Gefäßerkrankungen. Vortrag Ärztl. Verein Hamburg vom 6. 12. 1953.
— Die Bedeutung der Serien-Aortographie für die angiologische Diagnostik und Therapie. 2. Congr. Internat. Soc. of Angiology. Lissabon 1953.
— u. J. HARMS: Fortschrittliche Gefäßdiagnostik des Beckens und der Nieren. Chirurg **25,** 158 (1954).

LOVINGOOD, E. CH., and R. PATTON: Translumbar aortography as a diagnostic aid in localizing arterial emboli. Arch. Surg. **67,** 164—174 (1953).

LUETH, H. C.: Thrombosis of the abdominal aorta; a report of four cases showing the variability of symptoms. Ann. Int. Med. **13,** 1167 (1940).

LYON, T. P., H. B. JONES, D. M. GRAHAM, J. W. GOFMAN, F. T. LINDGREN and A. YANKLEY: Further studies on the relationship of S_f 10—20 lipoprotein molecules to atherosclerosis. Arch. Int. Med. **89,** 421—427 (1952).

MALAN, E., et J. CELESTINO DA COSTA: Physiopathologie des oblitérations artérielles chroniques. I. Kongreß d. Europ. Ges. f. cardio-vasculäre Chir., Straßburg, 5.—6. Okt. 1952.

MALCZYNSKI, ST.: Über den Einfluß der einmaligen Bestrahlung mittels Quarzlampe (System Hanau) auf den Cholesteringehalt im Blute der nichtkrebsigen und krebskranken Personen. Klin. Wschr. **1930,** 936.

MANEGLIA, R., and J. E. GREGORY: Increasing incidence of arterio-sclerotic aortic aneurysms. Arch. of Path. **54,** 298—305 (1952).

MANN, F. C., J. F. HERRICK, H. E. ESSEX and E. J. BALDES: The effect on the blood flow of decreasing the lumen of a blood vessel. Surgery (St. Louis) **4,** 249 (1938).

MARTORELL, F.: Oblitération de la fourche aortique et hypertension artérielle maligne. Presse méd. **1953,** 822.
— and J. FABRE: The syndrome of obliteration of the supra-aortic branches. Angiology **5,** 39 (1954).

MARX, H.: Zur Frage der sympathikomimetischen Mittel in der Behandlung von organischen Durchblutungsstörungen. Verh. Dtsch. Ges. Kreislaufforsch. 17. Tgg., April 1951.
— Herz und arterielle Gefäßerkrankung. Z. Kreislaufforsch. **40,** 293—299 (1951).

MATTHES, K.: Kreislaufuntersuchungen am Menschen mit fortlaufend registrierenden Maßnahmen 1951.

MATUSSEK, P.: Funktionelle Sexualstörungen. Die Sexualität des Menschen, Handbuch der medizinischen Sexualforschung. Stuttgart: Ferd. Enke 1954.

MAVOR, G. E.: Traumatic femoral artery thrombosis. Brit. J. Surg., 254—256 (1953).

MCDONALD, L.: Ischaemic heart disease and peripheral occlusive arterial disease. Brit. Heart J. **15,** 101 (1953).

MELICK, W. F., and A. E. VITT: Present status of aortography. J. of Urol. **60,** 312—334 (1948).

MERKE, F., und A. MÜLLER: Experimentelles zur Hydromechanik und Hämodynamik. V. Mitteilung. Blutige Druckmessungen am Tier und am Menschen. Z. exper. Med. **46,** 332 (1925).

MERSHEIMER, W. L., J. M. WINFIELD and R. L. FANKHAUSER: Mesenteric vascular occlusion. Arch. Surg. **66,** 752—768 (1953).

MERTENS, H. G., u. H. WINDUS: Über Spätfolgen nach Erfrierungen. Z. inn. Med. **7,** 891 (1952).

MESSENT, D.: Obliterative arterial disease in a young female. A possible case of thrombo-angiitis obliterans associated with digital gangrene at birth. Brit. J. Surg. **41**, 167 (1953).

MEYER, H. H.: Die zerebrale Thrombangiitis obliterans. Fortschr. Neur. **21**, 201 (1953).

MEYER, W. W.: Zum Gewebsbild der Thrombangiitis obliterans, insbesondere über die entzündliche Entstehung und weitere Umwandlung der Fibrinablagerungen in der Intima. Virchows Arch. **314**, 681 (1947).

— Wiederauflösung von Kalkablagerungen bei Arteriosklerose. Virchows Arch. **317**, 414 (1949).

MILANÉS, B., R. BUSTAMENTE, R. GUERRA, A. NUÑEZ-NUÑEZ, A. L. HERNANDEZ, E. PÉREZ-STABLE, J. McCOOK and J. R. INIGI: Chronic obstruction of the abdominal aorta. Angiology **3**, 472—482 (1952).

MILLER, G. M., E. J. WYLIE and F. HINMAN jr.: Renal complications from aortography. Surgery (St. Louis) **35**, 885 (1954).

MÖRL, F.: Zur Grundlagenforschung der Arteriendilatation beim arteriovenösen Aneurysma. Langenbecks Arch. u. Dtsch. Z. Chir. **277**, 586—598 (1954).

MOOLTEN, S. E., and L. VROMAN: The adhesiveness of blood platelets in thromboembolism and hemorrhagic disorders. I. The measurement of platelet adhesiveness by the glass-wool filter. Amer. J. Clin. Path. **19**, 701 (1949).

MOREL, A.: Thrombose de la terminaison de l'aorte avec syndrome de LERICHE. Artériectomie et sympathectomie lombaire. Presse méd. **1943**, 137.

MORRISON, L. M.: Diet and atherosclerosis. Ann. Int. Med. **37**, 1172 (1952).

MULLER, H.: Arteriography by retrograde catheterization of the aorta in renal pathology. Arch. chir. neerl. **2**, 108 (1953).

MUNDINGER, F., K. PHILIPP u. W. UMBACH: Wert und Anwendbarkeit radioaktiver Clearence-Methoden zur Beurteilung peripherer Durchblutungsstörungen. Ärztl. Forsch. **8**, 547 (1954).

MURPHY, R. A.: Ballistocardiographic patterns in intraluminal aortic obstructions. Amer. Heart J. **39**, 174—180 (1950).

MUTH, S.: Zur Frage der Mediaverkalkung im frühen Kindesalter. Z. Path. **91**, 107 (1953).

NICKERSON, J. L.: Some observations on the ballistocardiographic pattern, with special reference to the H and K waves. J. Clin. Invest. **28**, 369 (1949).

NIKKILÄ, E.: Studies on the lipid-protein relationships in normal and pathological sera and the effect of heparin on serum lipoproteins. Scand. J. Clin. a. Labor. Invest. **5**, Suppl. 8, Helsinki 1953.

NOWAKOWSKI, H.: Störungen der Keimdrüsenfunktion beim Manne. Die Sexualität des Menschen. Handbuch der medizinischen Sexualforschung. Stuttgart: Ferd. Enke 1954.

NUÑEZ-NUÑEZ, A., B. MILANÉS and J. R. INIGO: Endarteriectomie or surgical restoration of the lumen of an obstructed artery in arteriosclerosis obliterans. Circulation **5**, 670 (1952).

OLIVER, M. F., and G. S. BOYD: The effect of estrogens on the plasma lipids in coronary artery disease. Amer. Heart J. **47**, 348 (1954).

OLOVSON, TH.: Beitrag zur Kenntnis der Verbindung zwischen A. ilica interna und A. femoralis beim Menschen nebst tierexperimentellen Studien über die Morphologie des Kollateralkreislaufs nach Unterbindung der A. ilica externa und A. femoralis. Acta Chir. scand. (Stockh.) **86**, Suppl. 67 (1941).

ORTNER, A. B.: Abdominal aortography. South. Surg. **16**, 157 (1950).

OUDOT, J.: La greffe vasculaire dans les thromboses du carrefour aortique. Presse méd. **59**, 234 (1951).

PÄSSLER, H. W.: Die Angiographie zur Erkennung, Behandlung und Begutachtung peripherer Durchblutungsstörungen. Stuttgart: Georg Thieme 1952.

PALAZZOLI, M.: Déficiences génitales chez l'homme. Paris: Masson & Cie. 1950.

PALUMBO, L. T., L. F. QUIRIN and R. W. CONKLING: Lumbar sympathectomy in the treatment of perpherial vascular diseases. Surg. etc. **96**, 162—168 (1953).

PASQUARIELLO: Zit. nach R. SCALABRINO u. P. G. BIANCHI.

PATARO, V. F., A. PERRETTA and E. E. NAVARRET: Aorto-iliac thrombosis; observation of twenty-four cases. Angiology **5**, 1 (1954).

PATEL, J., et J. NATALI: Règles actuelles de la chirurgie de la fourche termino-aortique J. de Chir. **67**, 599—630 (1951).

PATERSON, J. C.: Capillary rupture with intimal hemorrage as a causative factor in coronary thrombosis. Arch. of Path. **25**, 474 (1938).

PAUL, R.: Case of thrombosis of the abdominal aorta. Brit. Med. J. 1, 531 (1947).

PENDERGRASS, E. P., G. W. CHAMBERLIN, E. W. GODFREY and E. D. BURDICK: A survey of deaths and unfavorable sequelae following the administration of contrast media. Amer. J. Roentgenol. 48, 741—762 (1942).

PENNOCK, L. L., and A. M. MINNO: Vitamin E in treatment of leg ulcers. Angiology 1, 337 (1950).

PETRY, G., u. K. BÄTZNER: Zur Morphologie homoplastischer Aortentransplantate. Chirurg 24, 439 (1953).

PIPER, PH. G.: Coarctation of celiac artery. Arch. of Path. 56, 501—504 (1953).

POPKIN, R. J.: A systolic murmur heard over the lower abdominal aorta: Its significance in peripheral vascular diseases. Angiology 1, 244 (1950).

PORT, M., A. KATZ, E. HELLMANN and CH. D. ENSELBERG: The heparin treatment of angina pectoris. Amer. Heart J. 45, 769 (1953).

PORTA: Della alterazioni pathologiche delle arterie per la legatura e la torsione etc. Milano 1845.

POWER, J. H.: Observations on diseases of the aortic valves, producing both constriction of the aortic orifice and regurgitation through it into the left ventricle, accompanied with abnormal enlargment of the two internal mammary arteries and atrophy of abdominal aorta and its iliac branches. Dublin Quart. J. Med. Sci. 32, 314 (1861).

PRICE, A. H., and F. B. WAGNER: Complete occlusion of the abdominal aorta. Report of two patients diagnosed by aortography. Surg. etc. 84, 619 (1947).

QUAIN, R.: The anatomy of the arteries of the human body. London: Taylor and Walton 1844.

RAISCH, O.: Beitrag zur Unterbindung der Arteria hypogastrica bei Blutungen aus den Glutäalgefäßen. Z. Chir. 78, 208 (1953).

RATSCHOW, M.: Zur Wärmeanwendung bei arteriellen peripheren Durchblutungsstörungen. Arch. physik. Ther. 2, 142 (1950).

— Die peripheren Durchblutungsstörungen. 5. Aufl. Dresden und Leipzig: Theodor Steinkopff 1953.

— Untersuchungen zur Wirkung des Sauerstoffgases in der Behandlung von Angiopathien. Med. Klin. 49, 691 (1954).

RAUBER-KOPSCH: Lehrbuch und Atlas der Anatomie des Menschen. Bd. II, 16. Aufl. Leipzig: Georg Thieme 1941.

REBOUL, A.: L'artériographie des membres et de l'aorte abdominale. Paris: Masson et Cie. 1935.

— and P. LAUBRY: Endarteriectomy in the treatment of chronic endarteritis obliterans of the limbs and abdominal aorta. Proc. Roy. Soc. Med. 43, 33 (1950).

— — Les endartériectomies. Traitment des gangrènes par artérite chronique. Soc. Nat. des entreprises de presse, Paris, 37 rue du Louvre.

VON RECKLINGHAUSEN, H.: Blutdruckmessung und Kreislauf in den Arterien des Menschen. Dresden und Leipzig: Theodor Steinkopff 1940.

REICHERT, F. D., D. A. RYSTAND and E. L. BRUCK: Arteriosclerosis of the lumbar segmental arteries producing ischemia of the spinal cord and consequent claudication of the thighs. Amer. J. Med. Sci. 187, 794 (1934).

REID, M.: The effect of arteriovenous fistula upon the heart and bloodvessels; an experimental and clinical study. Bull. John Hopkins Hosp. 31, 43 (1920); ref. in Z.org. Chir. 9, 197 (1920).

RICHARDS, R. L.: The effects of peripheral arterial embolism. Quart. J. Med., N. s. 23, 73 (1954).

ROBINS, S. A.: Hypersensitivity to Diodrast as determined by skin test. Amer. J. Roentgenol. 48, 766—769 (1942).

RÖSSLE, R.: Zum Formenkreis der rheumatischen Gewebsveränderungen, mit besonderer Berücksichtigung der rheumatischen Gefäßentzündungen. Virchows Arch. 288, 780 (1933).

ROQUE, G., et J. CHALIER: De l'oblitération des artères iliaques primitive et externe, sans gangrène. Presse méd. 1909, 377.

ROTTER, WG., u. I. ROTTMANN: Über den Umbau der Gefäßstrecken vom rein elastischen Typ in solche vom rein muskulären Typ im Bereich der Aorta und der Arteria iliaca communis. Arch. Kreislaufforsch. 18, 76 (1952).

ROTZLER, A.: Über klinische Belastungsoscillographie. Z. Kreislaufforsch. 43, 110 (1954).

RUSSEK, H. I., K. F. URBACH and A. A. DOERNER: Effect of heparin in cases of coronary insufficiency. J. Amer. Med. Assoc. **149**, 1008 (1952).

SAMUEL, S. S.: Management of peripheral arterial diseases. New York: Oxford University Press 1950.

— Prognostic value of the electronic oscillometer in peripheral arterial diseases. Angiology **4**, 496 (1953).

SANTE, L. R.: Zitiert nach P. G. SMITH (Persönliche Mitteilung).

— Evaluation of aortography in abdominal diagnosis. Radiology **56**, 183 (1951).

DOS SANTOS, R., A. C. LAMAS et J. P. CALDAS: Artériographie des Membres et de l'Aorte abdominale. Paris: Masson et Cie. 1931.

— L'aortographie dans les tumeurs rénales et pararénales. Arch. Mal. Reins 8, 313 (1934).

CID DOS SANTOS, J.: Note sur la désobstruction des anciennes thromboses artérielles. Presse méd. **1949**, 544.

— et J. HORTA: Régénération de l'intima après désobstruction artérielle chez l'homme. Mém. Acad. Chir., Séance, 26. Mars 1952.

SAUTOT, J., et H. DUJOL: Les embolies du carrefour aortique. Lyon Chir. **48**, 574 (1953).

SAWYER, P. N., and J. W. PLATE: Bio-electric phenomena as an etiologic factor in intravascular thrombosis. Naval Med. Res. Inst. **11**, 109—128 (1953).

SCALABRINO, R., et P. G. BIANCHI: Les lésions musculaires régionales dans les vasculopathies spontanées des membres: formes juvéniles du type Winiwarter-Buerger et artérites de l'age adulte. Schweiz. med. Wschr. **1953**, 843.

— — Ricerche biobtiche muscolari in corso di arteriti croniche obliteranti giovanili e senili. Minerva Med. **1**, 36 (1953.)

SCALABRINO, R., e P. G. BIANCHI: Equivalenti morfologici della componente muscolare nel determinismo del «sintoma dolore», in corso di arteriopatie obliterative spontanee degli arti (giovanili e dell'adulto). Soc. ital. Pat. **3**, 2 (1953).

— — Contributo allo studio delle «forme-limite» di arteriopatie obliterative spontanee degli arti (osservazione clinicobiobtiche). Soc. ital. Pat. **3**, 2 (1953).

SCHÄFER, H.: Elektrophysiologie. I. Bd., S. 402. Wien: Franz Deuticke 1940.

SCHERER, F., H. B. WUERMELING u. K. H. LÖW: Die Behandlung peripherer Durchblutungsstörungen mit Sauerstoffinsufflationen. Dtsch. med. Wschr. **1954**, 1619.

SCHIMERT, G., u. K. SCHWARTZ: Über die medikamentöse Beeinflussung des Cholesterinstoffwechsels; ein Beitrag zum Problem der Therapie der Arteriosklerose. Klin. Wschr. **1953**, 1068.

SCHLECKAT, O.: Angeborene ringförmige Stenose der Aorta descendens in Zwerchfellhöhe. Z. Kreislaufforsch. **25**, 417 (1933).

SCHLESINGER: Merkwürdige Verschließung der Aorta. Wschr. Heilk. **1835**, 489.

SCHMITT, W.: Ein- u. doppelseitige Unterbindung der A. hypogastrica bei sonst unstillbarer Blasenblutung, zugleich ein Beitrag zur Behandlung der Blasentamponade. Chirurg **24**, 547 (1953).

SCHÖNBAUER, L.: Grenzstrangblockade mit tödlichem Ausgang. Z. Chir. **78**, 50 (1953).

SCHRADER, E. A.: Die Arteriose der Arteria femoralis. Dtsch. med. Wschr. **1950**, 670.

— Spastik und Dilatation der Arterien im Röntgenbild. Z. Kreislaufforsch. **40**, 592 (1951).

— u. E. GADERMANN: Das klinische Bild des totalen Verschlusses der Aorta abdominalis. Ärztl. Wschr. **1953**, 80.

— Die klinischen Möglichkeiten zur Erkennung der Thromben und Myxome des linken Herzvorhofs. Med. Klin. **1953**, 1062.

— Zur Frage der Heparin-Wirkung bei arteriellen Prozessen. Vortrag Nordwestdtsch. Ges. inn. Med. 19.—20. Februar. 1954, Hamburg.

SCHRADER, E. A.: Das Phänomen der paradoxen Dissoziation von Leisten -und Fußpulsen. Ein Beitrag zur Symptomatologie des Verschlusses der Arteria ilica externa. Ärztl. Wschr. **1955**, 197.

— Glutaeus-Parästhesien, ein wichtiges Symptom zur Höhen-Diagnose von Stenosen der Beckenarterien. Die Medizinische **1955**, 377

SCHUBART, F.: Ein Fall von totaler Thrombose der Aorta abdominalis und ihrer Äste. Inaug.-Diss. Jena 1914.

SCHULZE-BERGMANN, G.: Zur Aortographie in der Urologie. Z. Urol. **46**, 432 (1953).

Seldinger, S. I.: Catheter replacement of the needle in percutaneous arteriography. Acta radiol. (Stockh.) 39, 368 (1953).

Servelle, M.: A propos des thromboses artéritiques des iliaques et du carrefour aortique. Rev. de Chir., 227—245 (1946).

Sibille, A., et J. Sonnet: Les variations des globulines α_2 dans l'infarctus du myocarde. Leur valeur prognostique. Brux. méd. 34, 505 (1954).

Siegel, M. L., and G. F. Garvin: Thrombosis and embolism of the abdominal aorta. Ohio State Med. J. 37, 750 (1941).

Simpson, S. L.: Impotence. Brit. Med. J. 1, 692 (1950).

Sinapius, D.: Zur Ätiologie und Pathogenese der Atherosklerose. Dtsch. med. Wschr. 1954, 1135.

Smith, P. G., Th. W. Rush and A. T. Evans: An evaluation of translumbar arteriography J. of Urol. 65, 911 (1951).

— — — The interpretation of translumbar arteriograms. J. of Urol. 66, 145 (1951).

— A. T. Evans, E. C. Elsey and B. Felson: Translumbar arteriography: Its roentgenologic interpretation. Amer. J. Roentgenol. 67, 183 (1952).

— T. W. Rush and A. T. Evans: The technique of translumbar arteriography. J. Amer. Med. Assoc. 148, 255—258 (1952).

Soulier, J. P., et D. Alagille: Etude des lipoprotéines dans l'athérosclérose humaine et expérimentale par l'électrophorèse et les réactions non spécifiques des protéines. Effet de l'héparine. Semaine Hôp. 1953, 3171.

Sunder-Plassmann, P.: Endangitis obliterans des Gehirns. Dtsch. Z. Chir. 254, 467 (1941).

— Durchblutungsstörungen und ihre Behandlung. Stuttgart: Ferdinand Enke 1943.

— Durchblutungsschaden, Wehrdienstbeschädigung und Unfall. Münch. med. Wschr. 1944, 453.

— Sympathicus-Chirurgie. Stuttgart: Georg Thieme 1953.

Staehelin, R., u. A. Müller: Experimentelles zur Hydromechanik und Hämodynamik. IV. Mitteilung. Kritik der gewöhnlichen Blutdruck-Messungsmethoden. Die hämodynamischen Instrumente. Z. exper. Med. 46, 263 (1925).

Staemmler, M., u. P. Wilhelms: Thrombose und Embolie als Todesursachen. Die Medizinische 1953, 1639.

Stender, A.: Zit. nach H. Gesenius. (Schriftl. Mitteilung.)

Stewart, H. L., and S. Bellet: Coarctation of the aorta. Amer. Heart J. 9, 533 (1933).

Straus, R., R. Dominguez and R. Merliss: Slowly progressive occlusive thrombosis of the abdominal portion of the aorta. Amer. J. Med. Sci. 211, 421 (1946).

Tamchès, A.: Propriétés antiathéromateuses de l'héparine. Preuves objectives, cliniques et biologiques. Presse méd. 1953, 1382.

Teir, H., u. T. Granroth: Thrombosis aortae abdominalis. Nord. Med. 43, 549—552 (1950).

Thannhauser, S. J.: Zitiert nach G. Kahlau: Chronische obliterierende Arterienerkrankungen 1. Kongreß der Europäischen Gesellschaft für kardio-vasculäre Chirurgie. Straßburg, 5. u. 6. Okt. 1952.

Theis, F. V.: Thrombosis of the terminal aorta. Surg. etc. 95, 505—511 (1952).

Thomson, F. B.: Ischemic infarction of left colon. Canad. Med. Assoc. J. 58, 183 (1948).

Venet, L., and L. Friedfeld: Avulsion and embolization of a calcific arterial plaque; femoral embolectomy. Surgery (St. Louis) 32, 119 (1952).

Villemin, F., A. Rigaud et A. Gouazé: Le tronc de l'artère hypogastrique. Variations en fonction du sexe. Un cas d'absence de ce tronc. Intérêet chirurgical. Semaine Hôp. Suppl. 1952, 214—217.

Virchow, R.,: Zit. nach W. W. Meyer.

Vischer, W., u. H. Staub: Über den Wert der Oscillometrie zur Feststellung einer vasokonstriktorischen Komponente und zur Beurteilung des Therapieerfolges bei peripheren arteriellen Durchblutungsstörungen. Radiol. clin. (Basel) 22, 379 (1953).

Völpel, H. W.: Zur Indikation der Aortographie. Verh. dtsch. Ges. Kreislaufforsch. 17. Tagung, 1951.

Voigt, K.-D., u. E. A. Schrader: Papierelektrophoretische und arteriographische Untersuchungen bei arteriosklerotischen und endangitischen arteriellen Gefäßverschlüssen. Z. Kreislaufforsch. 43, 2—11 (1954).

Voigt, K.-D., u. E. A. Schrader: Untersuchungen über das Verhalten der Lipo- und Glykoproteide bei arteriographisch gesicherten Arteriosklerosen. Klin. Wschr. **1955**, 465—471.

Wagner, F. B., and A. H. Price: Fatality after abdominal arteriography. Surgery (St. Louis) **27**, 621 (1950).

Wagner, H.: Über rhythmische Strukturen und thrombotische Auflagerungen der Aortenintima. Ein Beitrag zur Morphogenese der diffusen Intimaverdickung und des arteriosklerotischen Polsters. Schweiz. Z. Path. 17, 258 (1954).

Wanke, R.: Arterielle Gefäßkrankheiten und Sympathicus-Chirurgie. Münch. med. Wschr. **1953**, 388.

Wartman, W. B.: Hemorrhage into the arterial wall as a cause of peripheral vascular disease. Amer. Heart J. **39** 79, (1950).

van Weel, M. W.: Transplantation of a formaldehydpreserved human aortic graft in a case of accidental injury of the abdominal aorta. Arch. Chir. neerl. **5**, 233 (1953).

Weidenmann: Zbl. Chir. **77,** 1 (1952); zit. nach F. Bandmann u. E. Sieber.

Weis, J.: Erfahrungen und Beobachtungen bei 400 Arteriographien. Fortschr. Röntgenstr. **75**, 145 (1951).

Welch, W. H.: Thrombosis and embolism of abdominal aorta. In Thomas C. Allbutt: System of Medicine. Vol. 7, S. 273. London: The Macmillan Co., Ltd. 1899.

West, J. P., Ch. F. Schetlin and F. J. Schilling: Thrombosis of the abdominal aorta treated by thromboendarterectomy. Ann. of Surg. **138**, 259 (1953).

Weyde, R.: Abdominal aortography in renal diseases. Brit. J. Radiol. **25**, 295, 353 (1952).

Wickbom: Zit. nach E. Lindgren.

Wiemers, K.: Über gefäßerweiternde Aralkyle der Adrenalin-Benzedrinreihe. Analyse der peripheren Kreislaufwirkungen. Arch. exper. Path. u. Pharmakol. **213**, 314 (1951).

— Über neue gefäßerweiternde Sympathikomimetika. Verh. dtsch. Ges. Kreislaufforsch. 17. Tagung, April 1951.

Wieting: Gefäßparalytische Kältegangrän. Zbl. Chir., **40**, 593 (1913).

Windus, H., u. H. G. Mertens: Oscillographische Funktionsprüfungen der Arterien bei peripheren Durchblutungsstörungen. Dtsch. med. Wschr. **1953**, 60.

Winkleman, N. W., and J. L. Eckel: Focal lesions of the spinal cord due to vascular disease. J. Amer. Med. Assoc. **99**, 1919 (1932).

Winslow: Expositions anatomiques de la structure du corps humain. 1732.

Wojta, H.: Ein Beitrag zur intestinalen Form der Thrombangitis obliterans Winiwarter-Bürger. Z. Chir. **77**, 757 (1952).

de Wolfe, V. G., F. A. LeFevre, A. W. Humphries, M. B. Shaw and G. S. Phalen: Intermittent claudication of the hip and the syndrome of chronic aorto-iliac thrombosis. Circulation **9**, 1 (1954).

Wunderly, Ch., u. S. Piller: Die Färbung der im Blutserum enthaltenen Protein, Lipoide und Kohlenhydrate nach Papierelektrophorese. Eine chemische Trias. Klin. Wschr. **1954**, 425.

Wylie, E. J.: Thromboendarterectomy for arteriosclerotic thrombosis of major arteries. Surgery (St. Louis) **32**, 275 (1952).

— and J. S. McGuinness: The recognition and treatment of arteriosclerotic stenostisis of major arteries. Surg. etc. **97**, 425—433 (1953).

— Thrombo-endarterectomy. A clinical appraisal. Unveröffentlichtes Manuskript. 1954.

Zollinger, H. U., u. N. Papacharalampous: Über das appositionelle proximale Wachstum der Coronarthromben. Schweiz. med. Wschr. **1953**, 864.